“顔”の美しさは“首”のマッサージが最大の近道だった!

ランクル夫人の美顔!

五十嵐康彦

青萠堂

はじめに

ご存じですか？「顔」を美しくするには、「首」が何より大切だったということを。

こういうとビックリなさる方が多いのではないでしょうか？

直接に顔にアプローチをしなくても、「顔」がきれいになる、魔法のような方法が、これから紹介するランクル夫人のリンパ・マッサージなのです。

あなたは毎日ＣＭやテレビ・ドラマで美人女優を見て、どう思いますか？

実物とお会いすればわかると思いますが、十中八九、ガッカリしますよ。

以前テレビ局でお会いした数々の美人女優やタレントさんが、楽屋でお会いしたときに別人のように思えてガッカリした経験が失礼ながらいく度もございます。

画面ではきれいに見えても化粧品は、皮膚呼吸を妨げ、多くの化学物質が体に悪影響を与えるものなのです。そして、どんどん皮ふの老化をひきよせ、年齢は若いのに、10歳も老けて見えるという人が多いのです。（一週間に一日必ずお肌の休養日を作って休ませるという女優さんもいました）。女優さんにとっては死活問題でしょう。

素顔のままのみずみずしいお肌とTV画面でも大きく見えないスッキリ小顔を、ランクル夫人のリンパ・マッサージがお約束します。この方法は、誰でも素顔美人になる近道なのです。

よく、顔を美しくすると言うと「顔」の化粧品や、単純なマッサージを考えるのは当然のことですが、本質論から言えば、これは10％ぐらいの意味しかありません。

もう黙ってはいられません。顔のたるみやむくみをとってスッキリ小顔にしたい、シワやシミのないツルツル美肌に生まれ変わりたい……そう考えて、エステ・サロンに通ったり、高価な化粧品やパックに頼ったり、いろいろと新しいものに挑戦した結果、「変わらない」、「すぐ効果がでない」と嘆く方があまりに多いからです。

前著『足と手のリンパ・ツボ――世界一やさしい速効デトックス』で体の毒出しについて詳しくご紹介したときに、美顔・美肌について、ぜひリンパ・マッサージの本を出版してほしいという声を多くお寄せいただきました。

実際試してみるといかに効果があらわれるか実感できると思います。

いままでの皮膚の表面だけを考えたマッサージでは、同じマッサージでも、この〝顔の内側にアプローチする〟リンパ・マッサージとは雲泥の差があるのです。

あなたが本当に美顔・美肌を手に入れたければ、本書のランクル夫人のリンパ・マッサージをおすすめします。

また、顔は全身のバロメーターです。そして「健康美」こそ、すべて顔にあらわれ、輝く素肌で人を惹きつけるのです。

逆に言うと、不調はすべて顔にあらわれて、いくら化粧でカモフラージュしても覆《おお》い隠せません。

本書は反射帯（リフレクソロジー）を日本に初めて紹介した私が、満《まん》を持して発表した、顔の美しさを追求した決定版なのです。

五十嵐　康彦

プロローグ

永遠の若さを維持したランクル夫人の速効！ 美肌・小顔マッサージ…………11

1章 小顔・美肌の〈裏ワザ〉リンパ・マッサージ……27

2章

深層的に顔を美しくする〝健康美〟リンパ・マッサージ……53

3章 顔に出る体の不調を解消！美人を創《つく》るリンパ・マッサージ……95

プロローグ

永遠の若さを維持したランクル夫人の速効！　美肌・小顔マッサージ

1 速効！ ランクル夫人が発見した秘技、首マッサージ

朝、鏡をのぞくと、はれぼったい顔……。

「また、今日も午前中はオブスの私か」

と気分も滅入ってきます。でも、心配ご無用！　飲み過ぎ、遊び過ぎ、仕事のし過ぎ、理由は何であれ、はれぼったい顔を速効でスッキリさせる方法があります。それは、リンパの流れを活性化させるランクル夫人の首マッサージ。活発になったリンパの流れが作用し、**驚くほど瞬時に顔のむくみを解消させます。**これから詳しく紹介しますが、実際やってみればその真価が分かりますよ。

また、このリンパの裏ワザともいえるランクル夫人のマッサージは老廃物の除去もしてくれるので、肌細胞そのものをいきいきさせ、肌荒れやシミ、シワになりにくい美肌をもたらしてくれるのです。

“美顔”をつくる裏ワザ・首リンパの重要ポイント

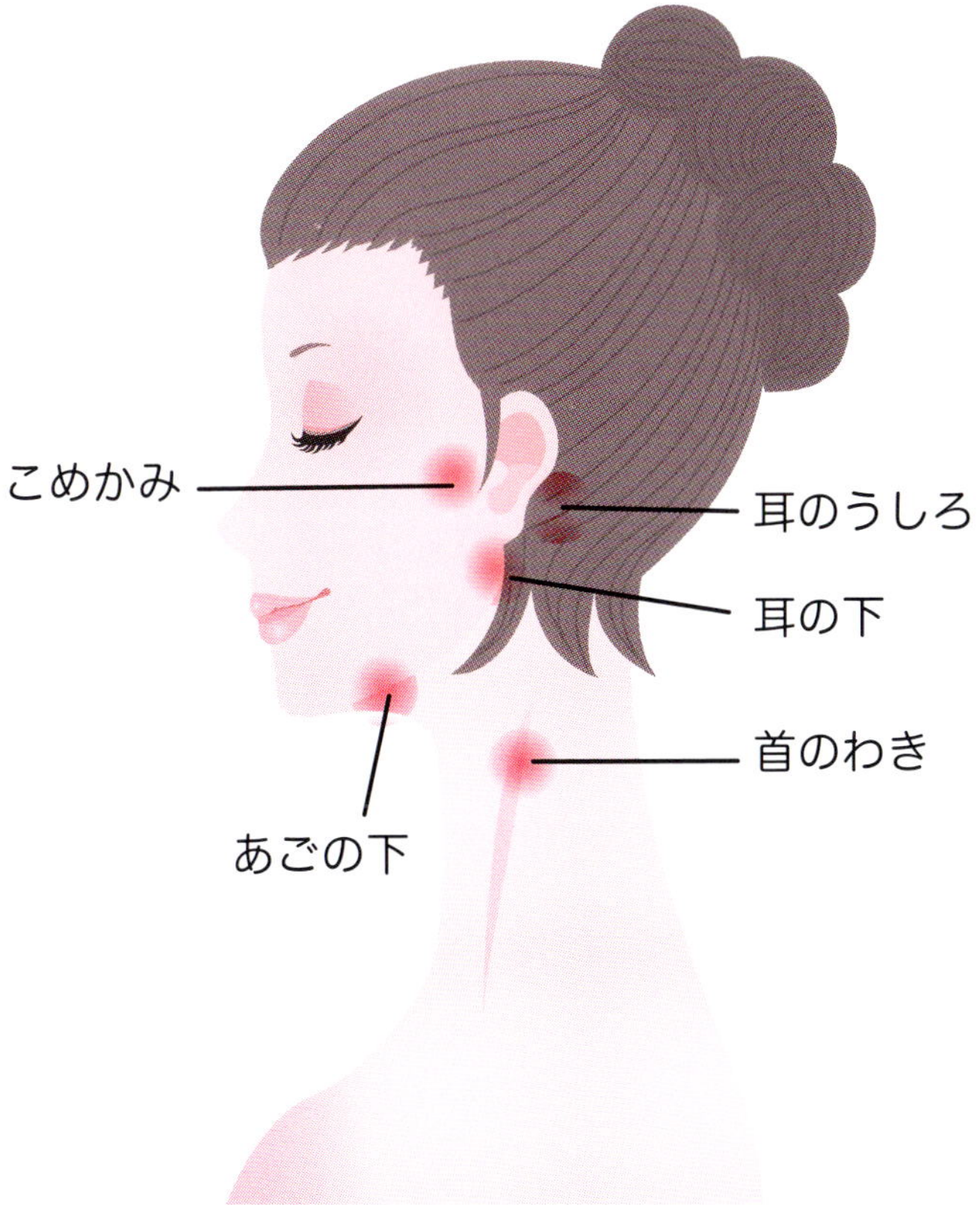

小顔と美肌の大事なポイントは首リンパと顔リンパで、さらに上図のように分かれます。

2 〝フランスの奇蹟〟と呼ばれた ニノン・ド・ランクル夫人の美容法

ニノン・ド・ランクル夫人は1706年、90歳で亡くなりましたが、驚くべきことに、70歳のときに、どう見ても30歳ぐらいにしか見えないとまわりから言われていました。つややかな素肌と年齢を感じさせない若々しい顔に、誰もが目をみはったというのです。

当時のフランスの国王、ルイ14世が彼女の噂を聞きつけて宮廷に招待しました。国王が、どうしてそんなに若いのかとたずねると、彼女は自分のシンプルな美容法を説明したのです。それが現在のエステの起源ともいわれていますが、その若さと美貌に驚嘆した国王に賞賛された彼女はフランス中の注目の的となったというのです。

この〝フランスの奇蹟〟と呼ばれたランクル夫人の美容法こそ、リンパ・マッサージの極致だったのです。

それは、まさに**〝顔〟という概念を超えた画期的なマッサージ**だったのです。顔のリンパの特に重要なポイントを13ページの図に示しましたが、**顔の真っ正面よりも、首すじから耳にかけた部分にリンパは集まっている**のです。一方、17〜18ページに彼女のマッサージ法を示しましたが、まだ**リンパのことが解明されていないこの時代に奇蹟の符合**をしていたのがおわかりいただけると思います。

そして、このランクル夫人の若さの秘密を研究したのが、アメリカの実業家ベネット氏でした。この二人のことは、有名な「サンフランシスコ・クロニクル」の記事で詳しく報じられました。病弱で悩んでいたベネット氏（当時50）は、ヨガやヨーロッパの民間療法などの健康法を研究していく中で、ランクル夫人に注目したというのです。そこから考案した結果生まれたのが、のちほど紹介する「ベネット法」という若返り健康法なのです。

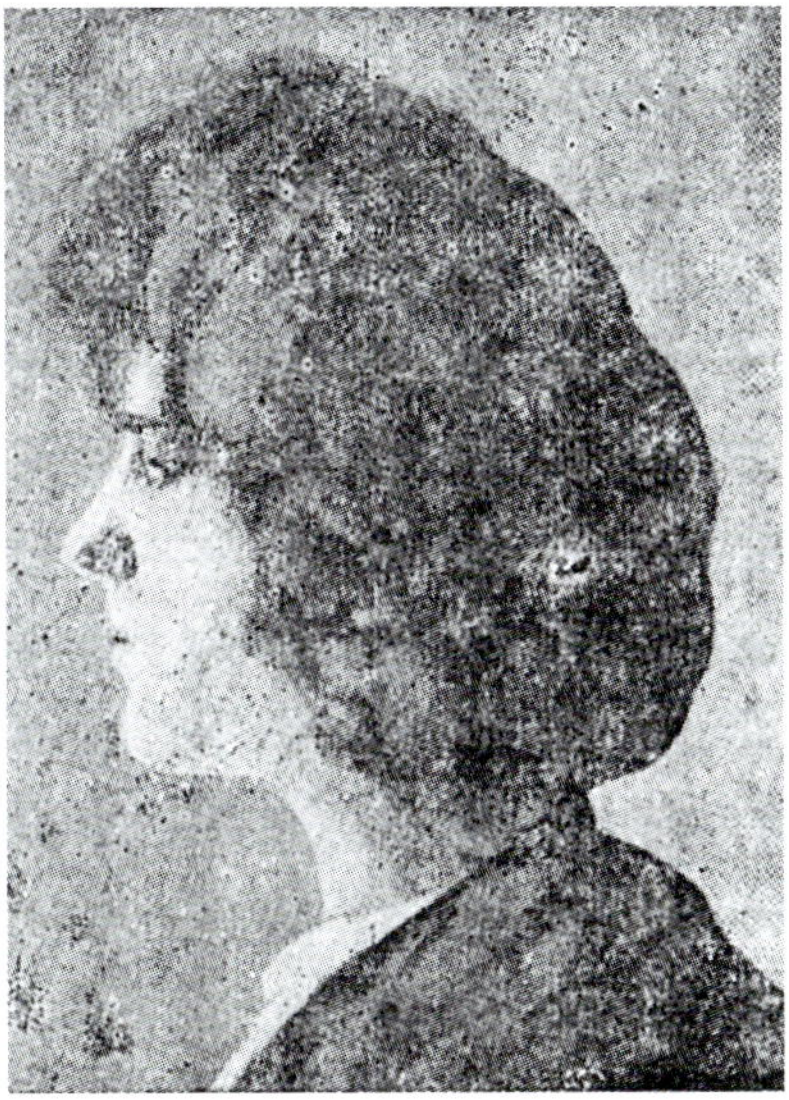
70歳の時に30歳の信じられない若さ、ニノン・ド・ランクル夫人

ベネット氏によれば、ランクル夫

人はきわめてシンプルな顔のマッサージを、毎日欠かさず、やっていただけでした。

その方法はというと、まず両手をしっかり20回くらいこすり合わせて、顔を10回ほど全体にこするのを一日3回繰り返すだけでした。

これが顔のシワ防止と、皮膚を若く保つ最少の動きで最大の効果を得るリンパ刺激なのです。

手をこすり合わせる理由は、手のひらから、マイナスイオンが出てきて、さらに温熱効果を上げることで、体全体の循環がよくなり、同時に全身のリンパも活性化するためです。

さらに注目すべきは首のマッサージです。

ノドの両脇から、ゆっくり首の後ろまで、こすり上げます。これは首のシワをとるという表面的な意味だけでなく、リンパの刺激にかなっている点が重要なのです。

ランクル夫人の
秘技マッサージ　1

手のひらを20回ほど
こすり合わせる。

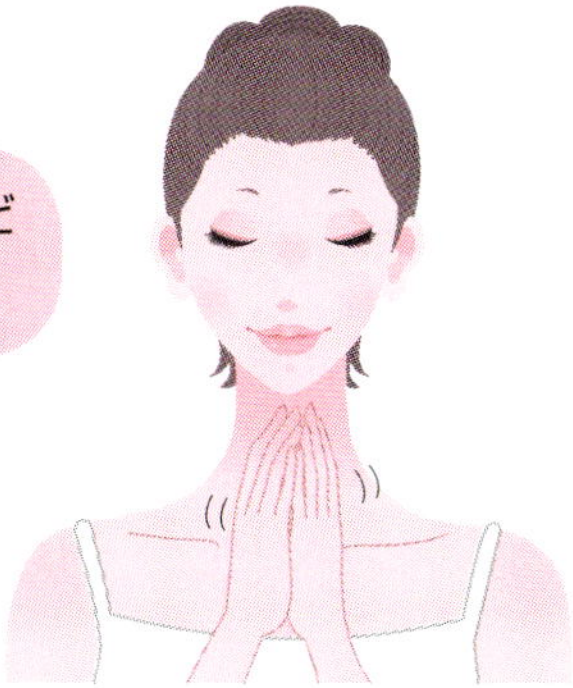

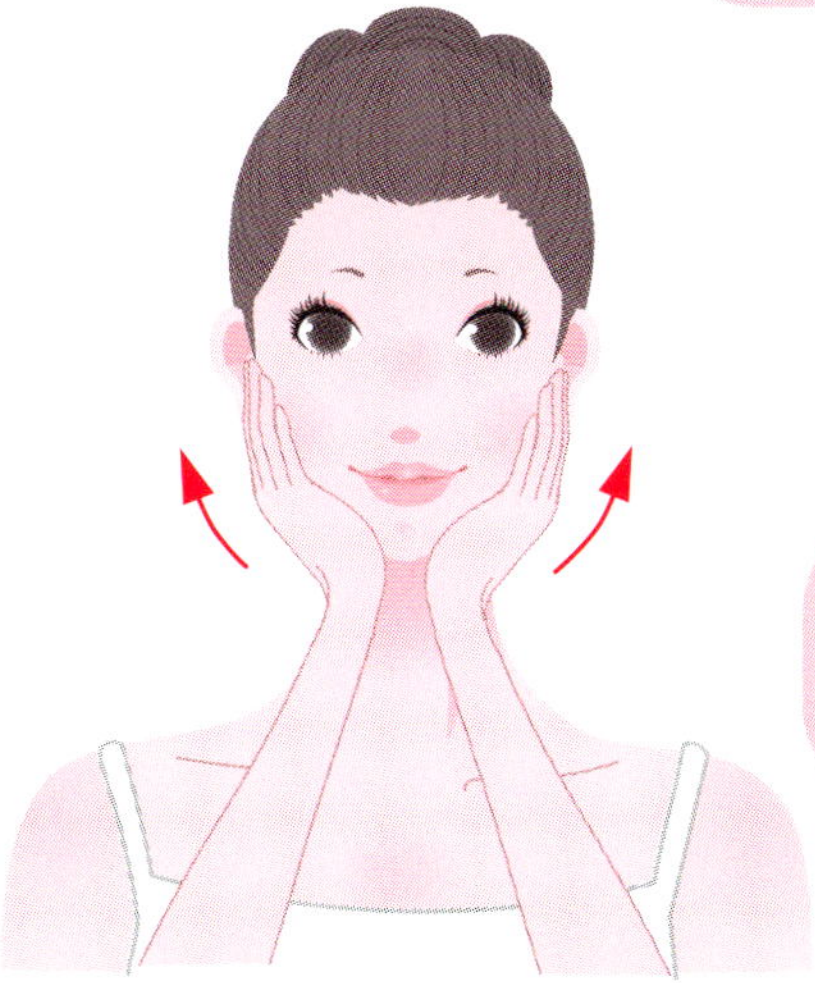

その手のひらを両あごに密着させ、
そのままゆっくりこめかみに向かって手のひら全体でこすり上げる。

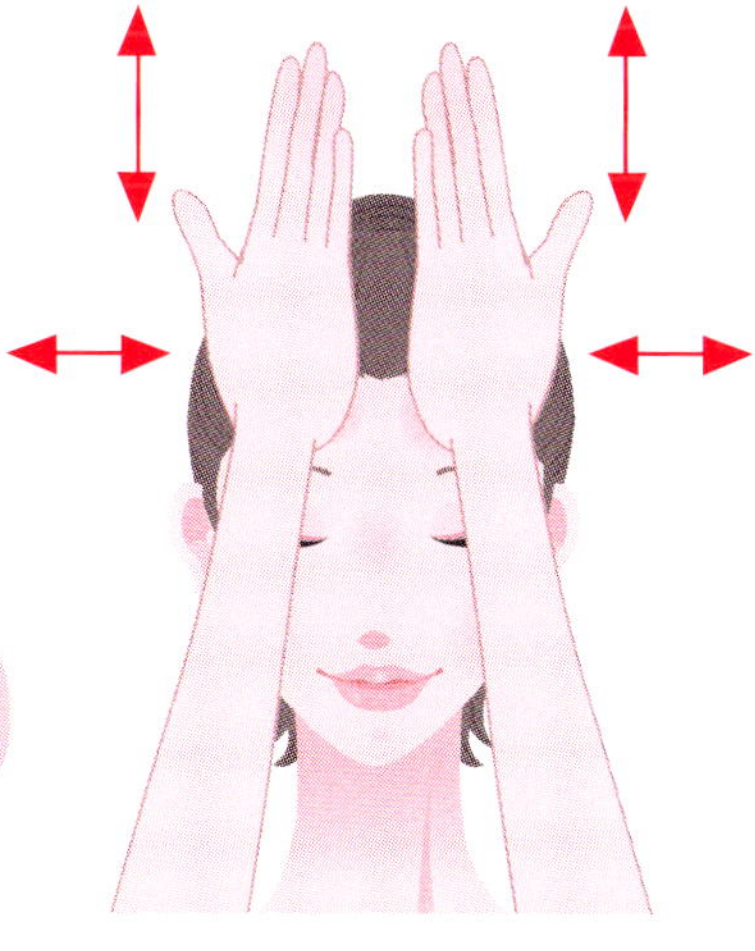

両手の手のひらをおでこに密着させ、
横にこすり、次に上にこする。

ランクル夫人の
秘技マッサージ　2

手のひらを20回ほど
こすり合わせる。

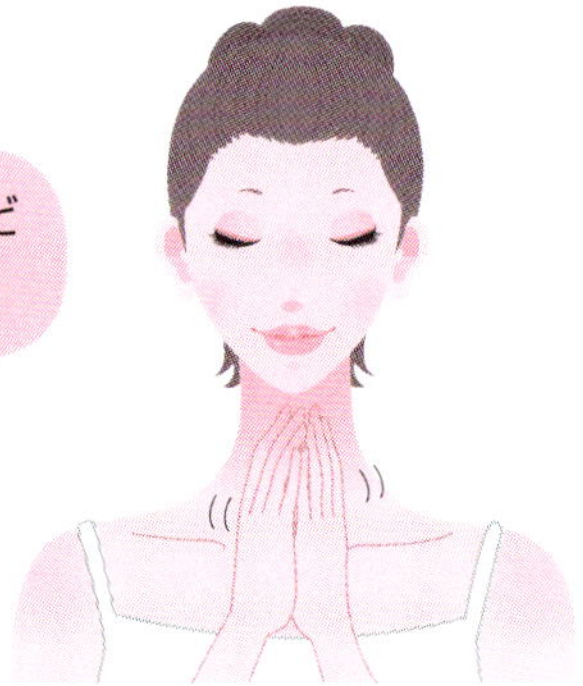

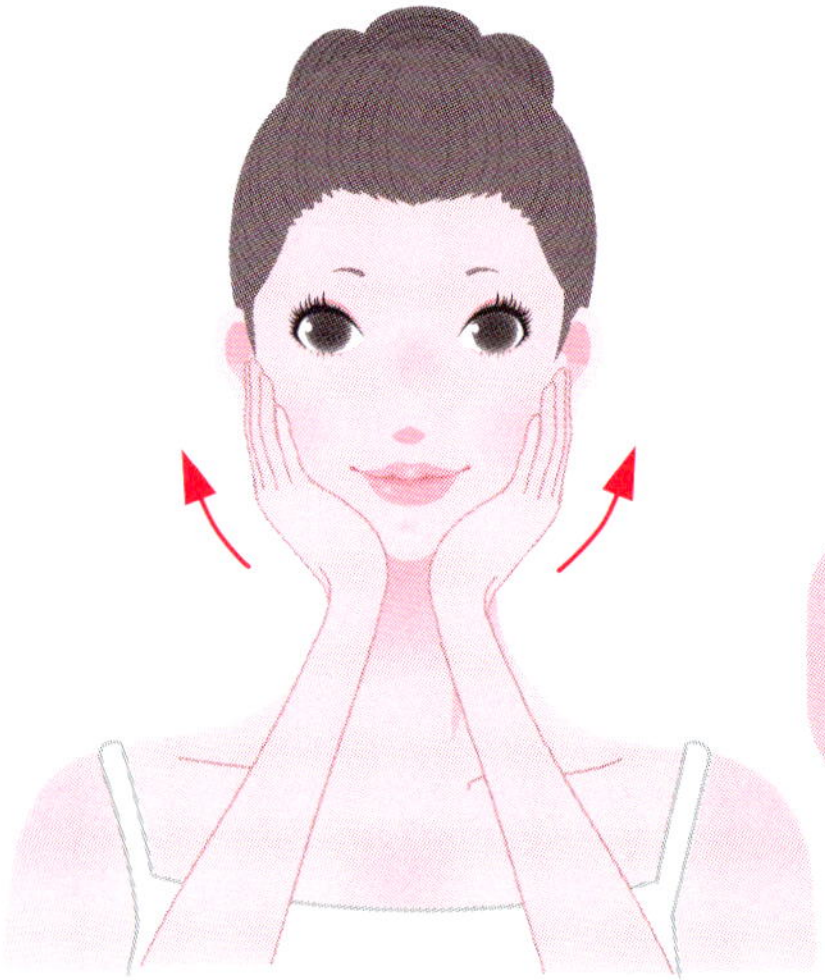

その手のひらをのどの両側に密着させ、あごにそって、首の後ろまでこすり上げる。

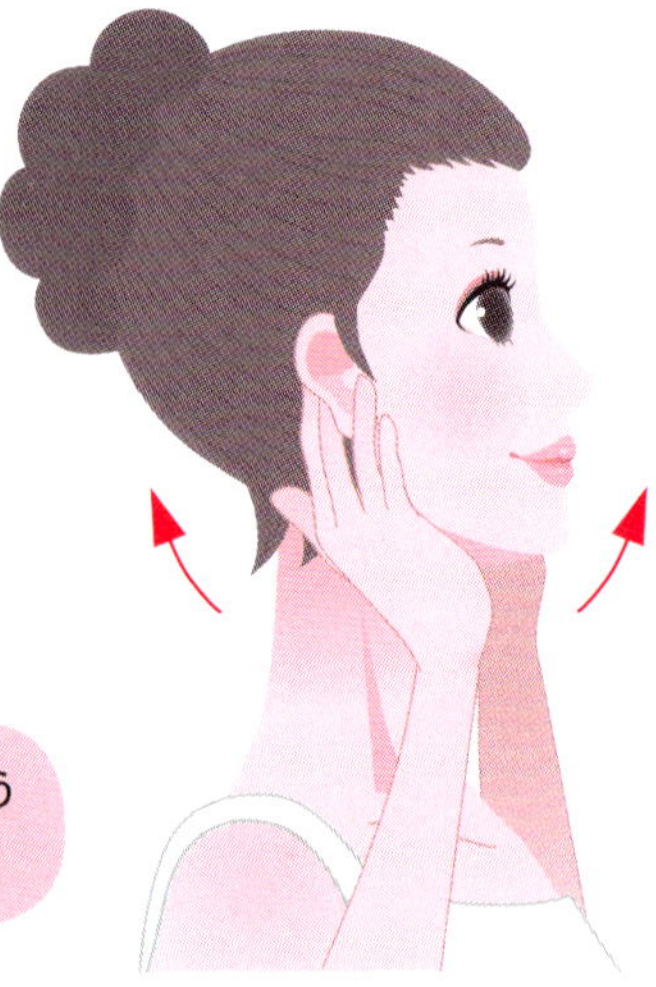

こすり上げる動作を横に見るとこうなります。

3 ランクル法から生まれた効果倍増の若返りベネット法

ベネット氏はランクル夫人のマッサージ法に首の運動をとり入れて、みるみる若さと健康を取り戻したといいます（ちなみに、彼は**70歳の時にサンフランシスコの大会で1マイル〈約1・6キロ〉を7分55秒で走って優勝**したとき、新聞の全紙大のビッグニュースとして話題になりました）。

次ページで示したような首の運動によって血液循環をよくし、肩こりを解消してリンパの流れをスムーズにしようとしたのだと思います。こんなに簡単で楽な方法はありません。

このベネット法は、できるだけゆっくりやること。ゆっくり動かすことが若返りの秘訣です。ほんの2、3分間、一度に10回程度でいいと思います。ぜひ試してみてください。

ベネット法の若返り運動

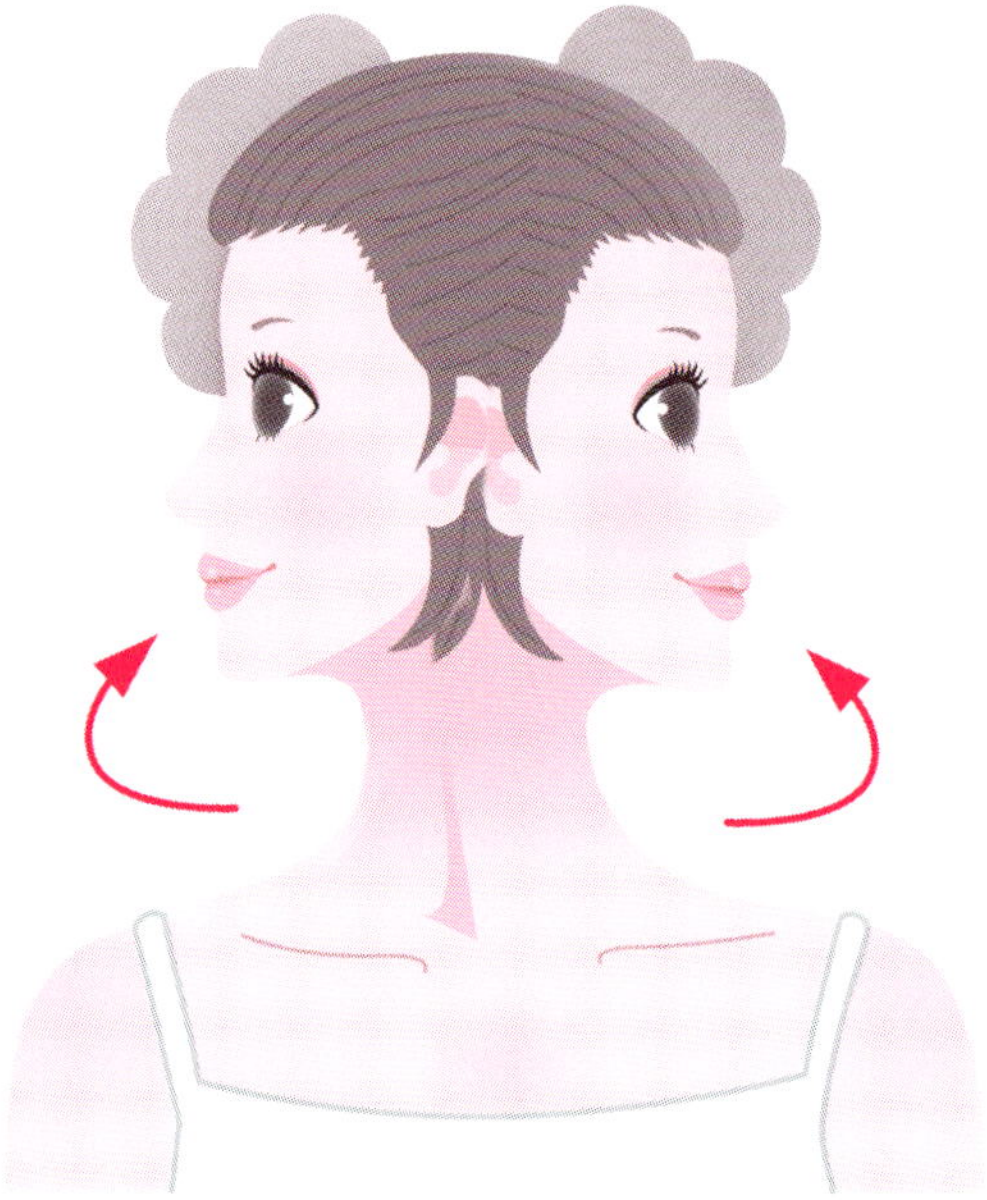

1

顔を左右に向ける。からだは正面を向き、首だけをゆっくりと左右の肩方向に向ける

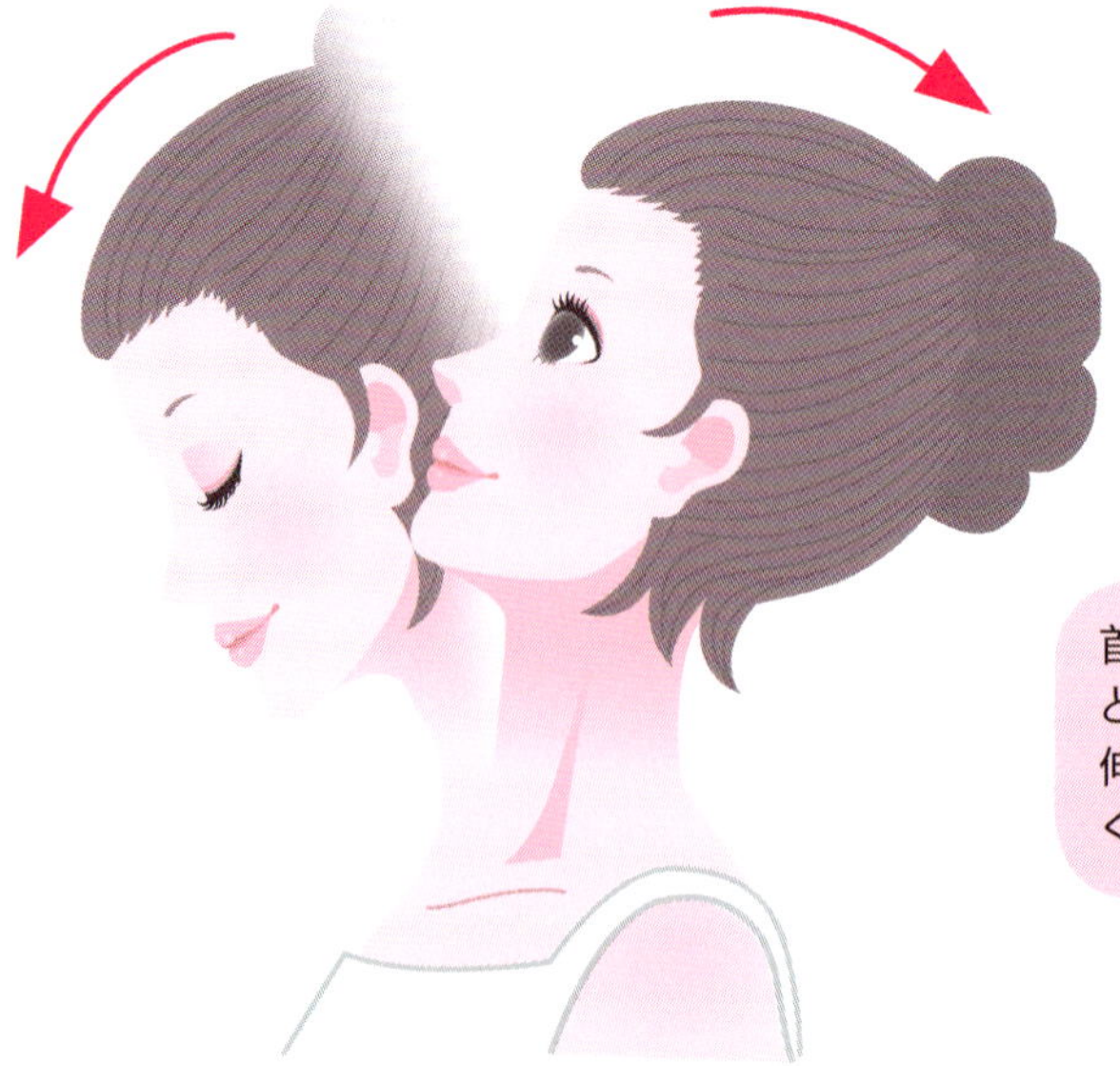

2

首を前後に倒す。のどと首のうしろ側が伸び切るように大きく倒す

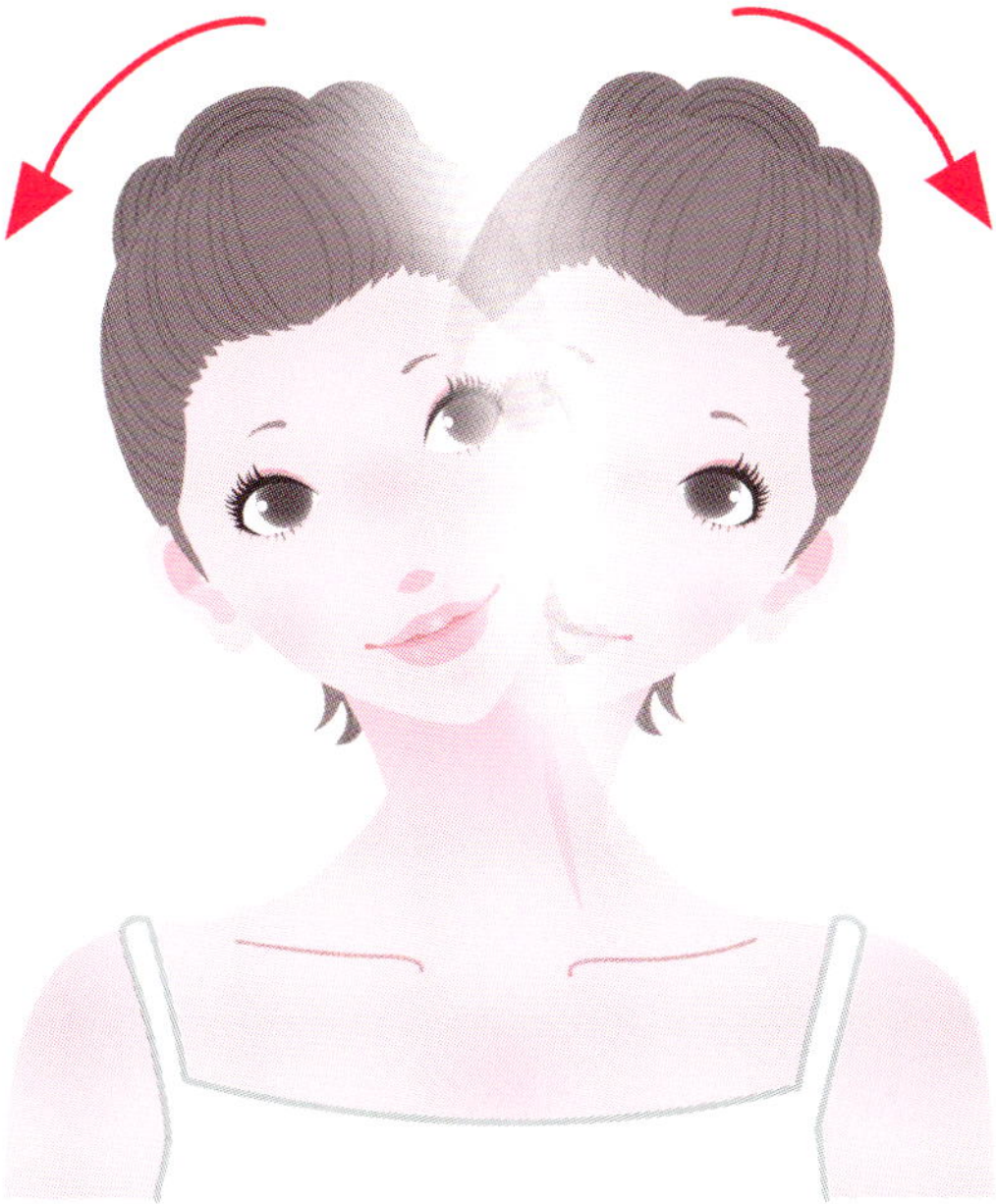

3

首を左右に倒す。首の左右が完全に伸びるまで大きく倒す

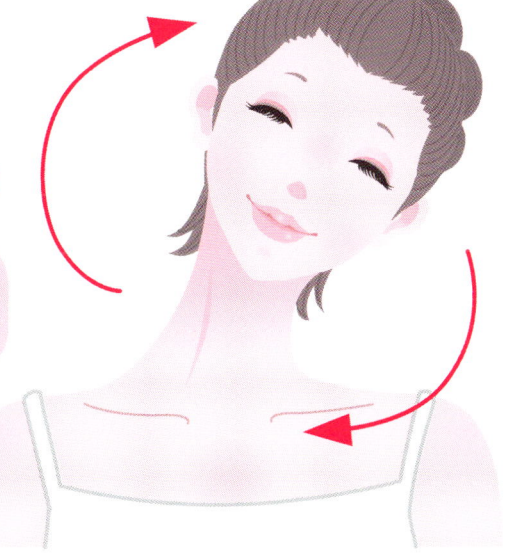

4

首を左右に回す。なるべく大きく、ゆっくりと回転させる

ランクル夫人のマッサージ法と合わせて行うといいですよ。

4 小顔になるための近道、ランクル法とのコンビネーション

すっきりした小顔になるためには、先程も言ったように〝顔〟という概念を変えることが肝心です。つまり顔のリンパ・ポイントの刺激は、実は頭全体と首まで、トータルにアプローチするということです。**頭部全体を「顔」と考えて、リンパを刺激する**ことが小顔になる近道なのです。その意味でランクル夫人の美容法はすっきりと小顔になる方法でもあるのです。

たとえば、両手で圧迫して顔をはさんで、ハーッと息を吐くだけでいいのです。これだけで代謝がよくなり、頭と顔が締まります。ついでに左右の手のひらを上下を逆にして顎を押さえつけてマッサージすると、さらに効果がアップします。

さらに、重要な**小顔のポイントとしてはあごを動かすこと。**あご関節のバランスをとるマッサージをおすすめします。24ページに示した**「口で8の字を書く体操」と「首で8の字を書く体操」です。**手を使わなくても、これだ

スッキリ小顔になる リンパ刺激の一例

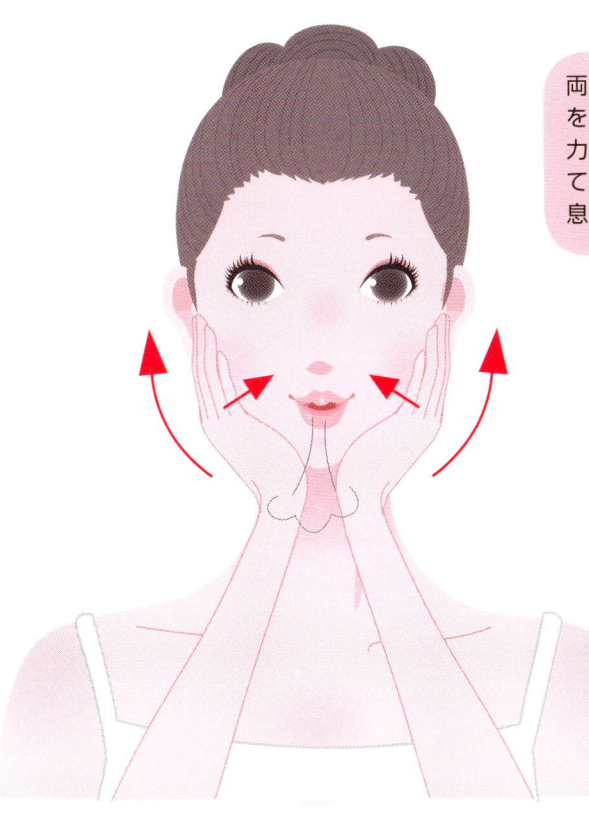

顔の表面でなく、トータルに顔を頭部の一部と考えてリンパ刺激すると、みるみる効果があらわれます

あごと首の８の字体操

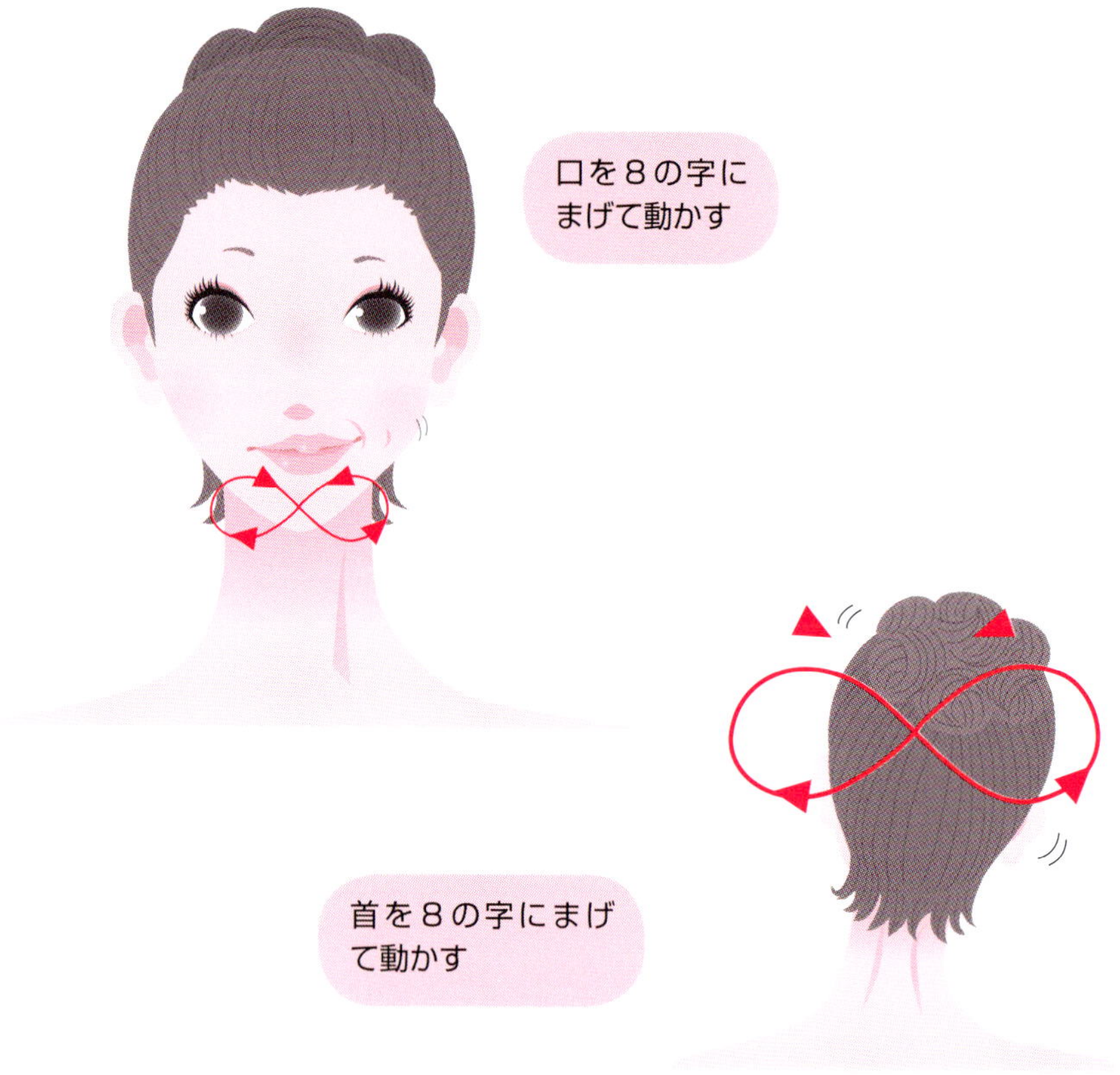
口を８の字に
まげて動かす
首を８の字にまげ
て動かす

けで効果があります。

　また、顔を引き締めたければ、リンパを活性化させるとっておきの裏ワザとして、朝、足を水とお湯に交互につけることをおすすめします。

　何回かやってるうちにお湯がぬるくなるので熱湯を足すのを忘れずに。

　もちろん青竹ふみや足のウラ刺激も、体の末端を刺激してリンパの循環をよくしていくので、とてもいいですよ。

5 〈裏ワザ〉リンパ・マッサージのコツをつかもう！

では、マッサージのし方についてお教えしましょう。

第一に、息を吐きながら圧迫するのがマッサージの基本となるコツです。ただし、強く圧迫しすぎるのは逆効果を招きます。

マッサージには「結合組織」マッサージやスウェーデン・マッサージなど筋肉のコリをほぐす方法がありますが、この場合は、意識的にかなり強いマッサージをします。

しかし、ランクル夫人がやっていたリンパ・マッサージは、いわば**皮膚細胞を〝おだてる〟ようなマッサージ**です。痛みを取るものではなく、リンパの流れをよくすることが最大の目的ですから、より効果を高めるには、痛くせず適度な強さでマッサージすることが重要になってきます。

肌に適度な刺激を与えるために、ときにはゲンコツで軽く叩く方法もおすすめです。こうすると、皮膚細胞に蓄積された老廃物を排出しやすくなります。また、タオルなどの布を使って、叩いたりこすったりする方法もあります。

第二に、各ポイントは場所によっては例外もありますが、できるだけ**「下から上に」マッサージすることが重要**なのです。人間の体の中の組織は引力の関係で下にたれ下がってくる宿命があります。よくヨガのポーズでも、体を逆さまにする形が多いのはそのせいです。

第三に、顔のマッサージをする前に、先に紹介したベネット法とランクル夫人の「のど」のマッサージをすることです。あごの線に沿って耳まで両手のひらで入念にマッサージすることをお忘れなく。またリンパ・マッサージを行うときは、原則として肌にやさしい天然の素材のクリームやベビーオイル、ローション等を使用することです。これは指がスムーズに動き、マッサージしやすいからで、脂性の人はクリームが逆効果になる場合もありますから、自分に合ったものを選んでください。皮膚をつまむマッサージのようなすべりやすいときは、もちろん塗らなくてもかまいませんよ。

リンパ・マッサージの基本の基

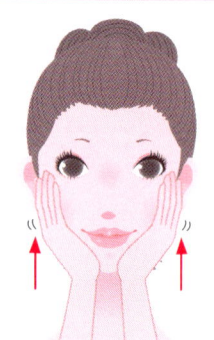

手のひらで下から上にこすり上げる

1章

小顔・美肌の〈裏ワザ〉リンパ・マッサージ

1 小顔・美肌のための〈裏ワザ〉顔リンパマッサージ

顔にシワができたり、筋肉がたるんで下がってくるのは、年齢とともに顔の筋肉が衰えているからです。でも、心配はいりません。鍛えることによって体の筋肉が若さを保てるように、**顔の筋肉も「下から上に」マッサージをして刺激を与えれば、シワや衰えを予防することができる**のです。

顔のおでこ、ほほ、口のまわりをやさしく上に上げるようにマッサージします。**皮ふの下に流れているリンパ液の循環をよくするイメージ**を心がけてください。

基本コースの3つのマッサージをマスターしたら、次に11の応用コースをワンセットとしてやってください（8～11は一つだけでかまいません）。

マッサージの回数ですが、これは例外を除くと一日に3～5回、3～5分間するだけで十分です。わずか十分から二十分程度で顔が引き締まり、美しい肌を手に入れることができるはずですから、ぜひ今日からはじめましょう。

小顔・美肌のための〈裏ワザ〉
顔リンパマッサージ 基本コース

❶

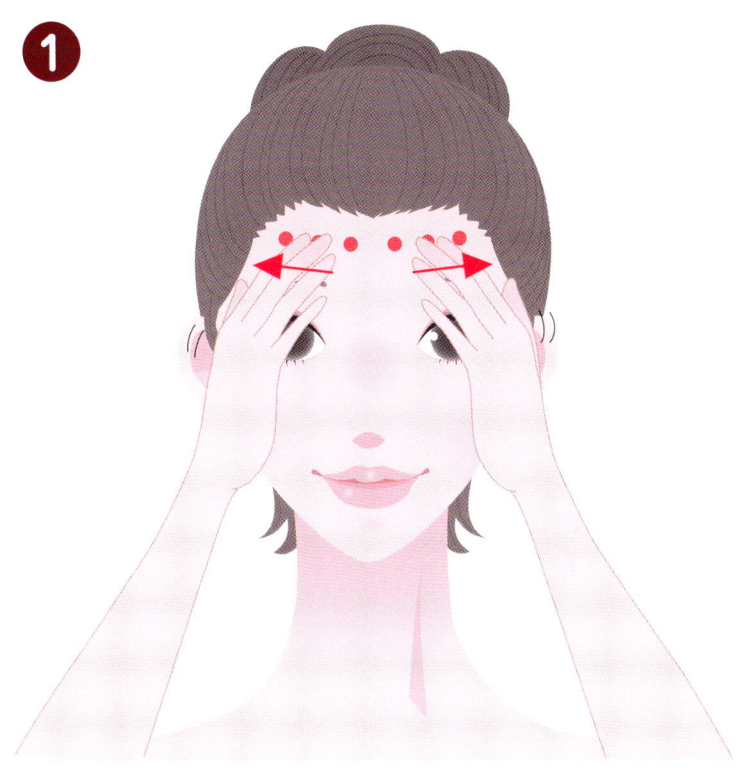

左右の眉がしらから端まで中心から外へこする（目の疲れにもいい）

❷

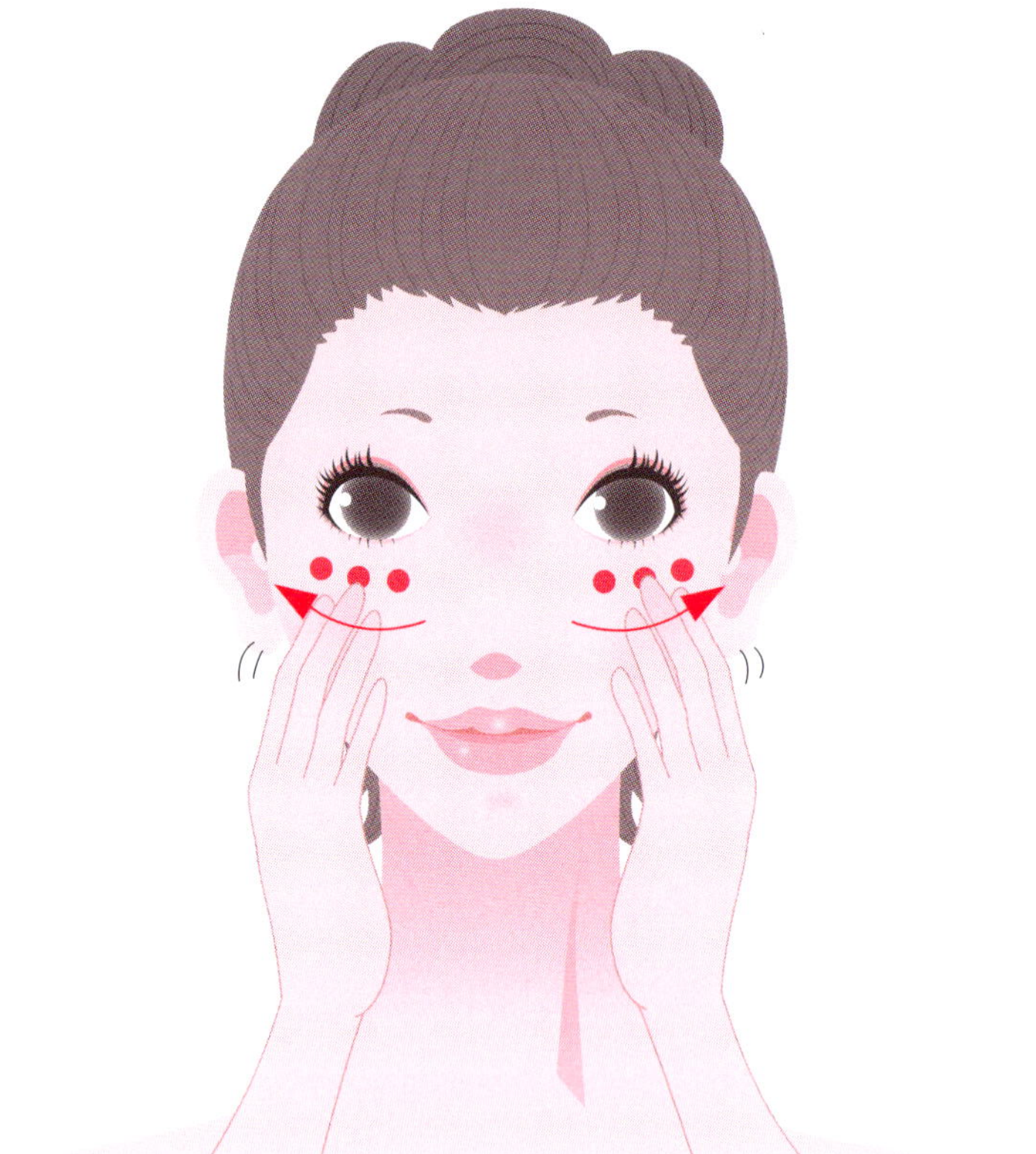

ほほカーブにそって３本指で外へこする。ぐっと指で上げるようにして行う

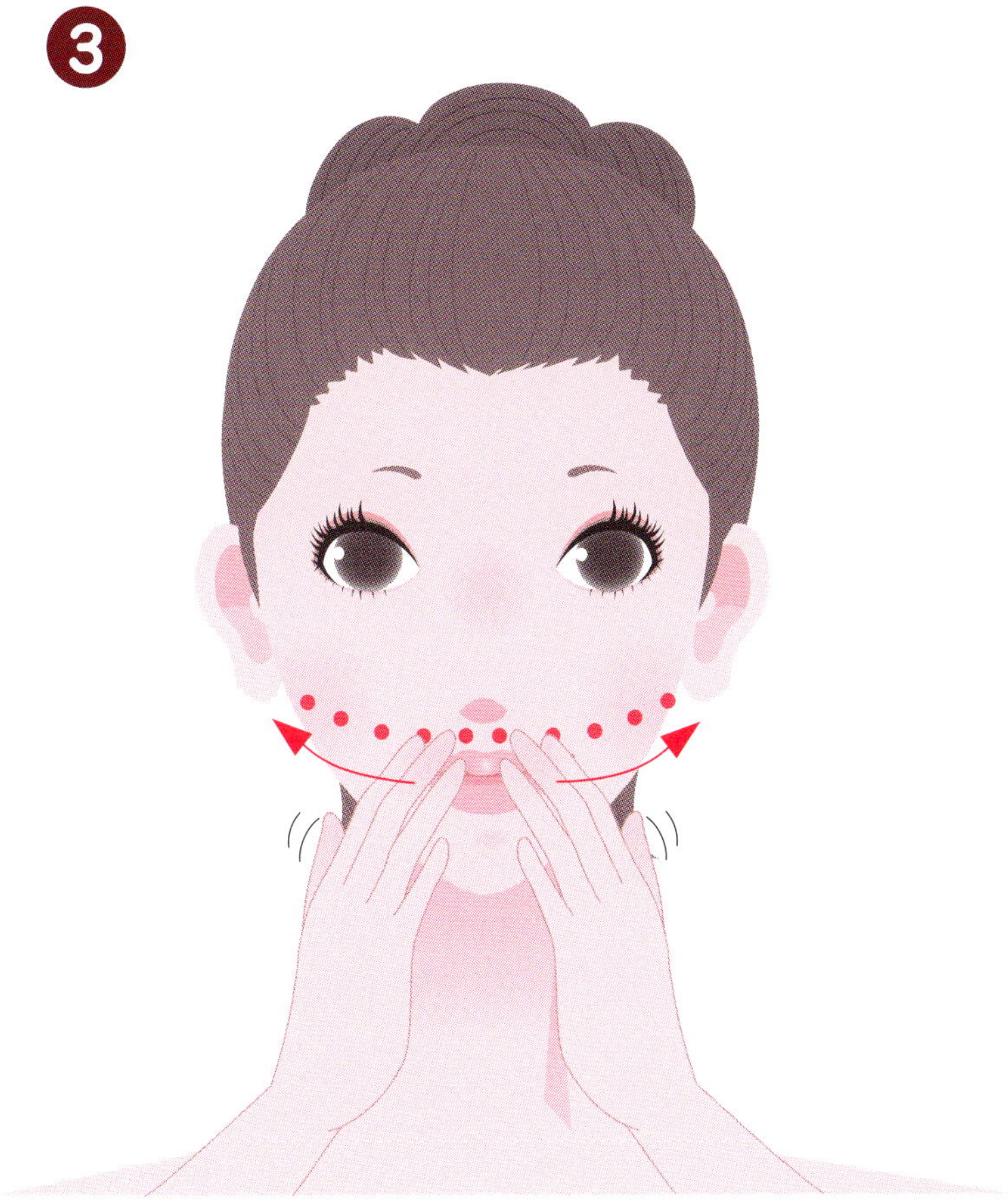

鼻の脇から耳の脇まで指の腹でほほのカーブにそってこする（手のひらの親指と人さし指のつけ根でこすってもいい）

小顔・美肌のための〈裏ワザ〉
顔リンパマッサージ　応用コース

1

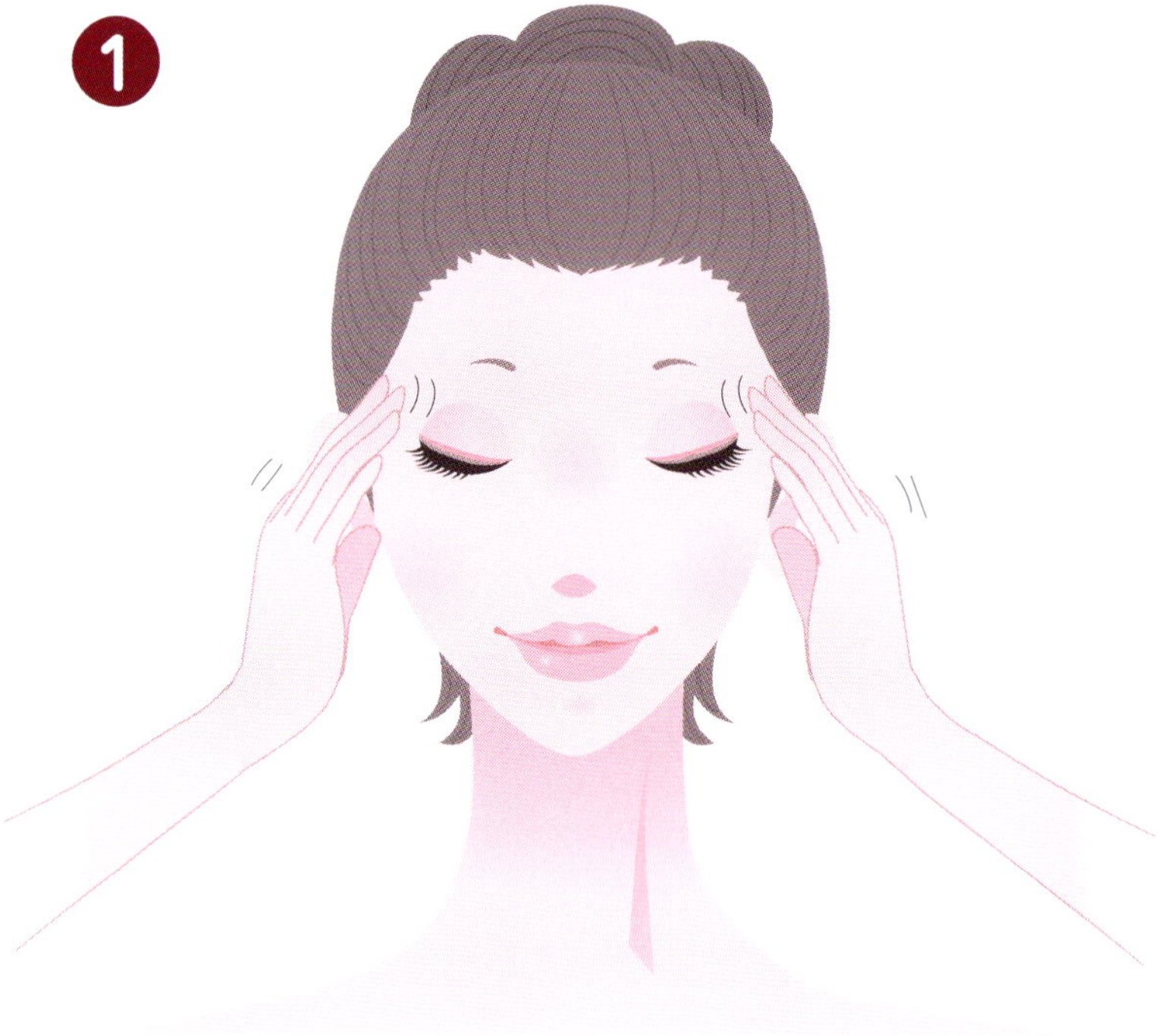

こめかみに指先をあててぐるぐる回す。3本の指でこめかみを軽くたたいてもよい（顔の柔軟体操になる）

❷

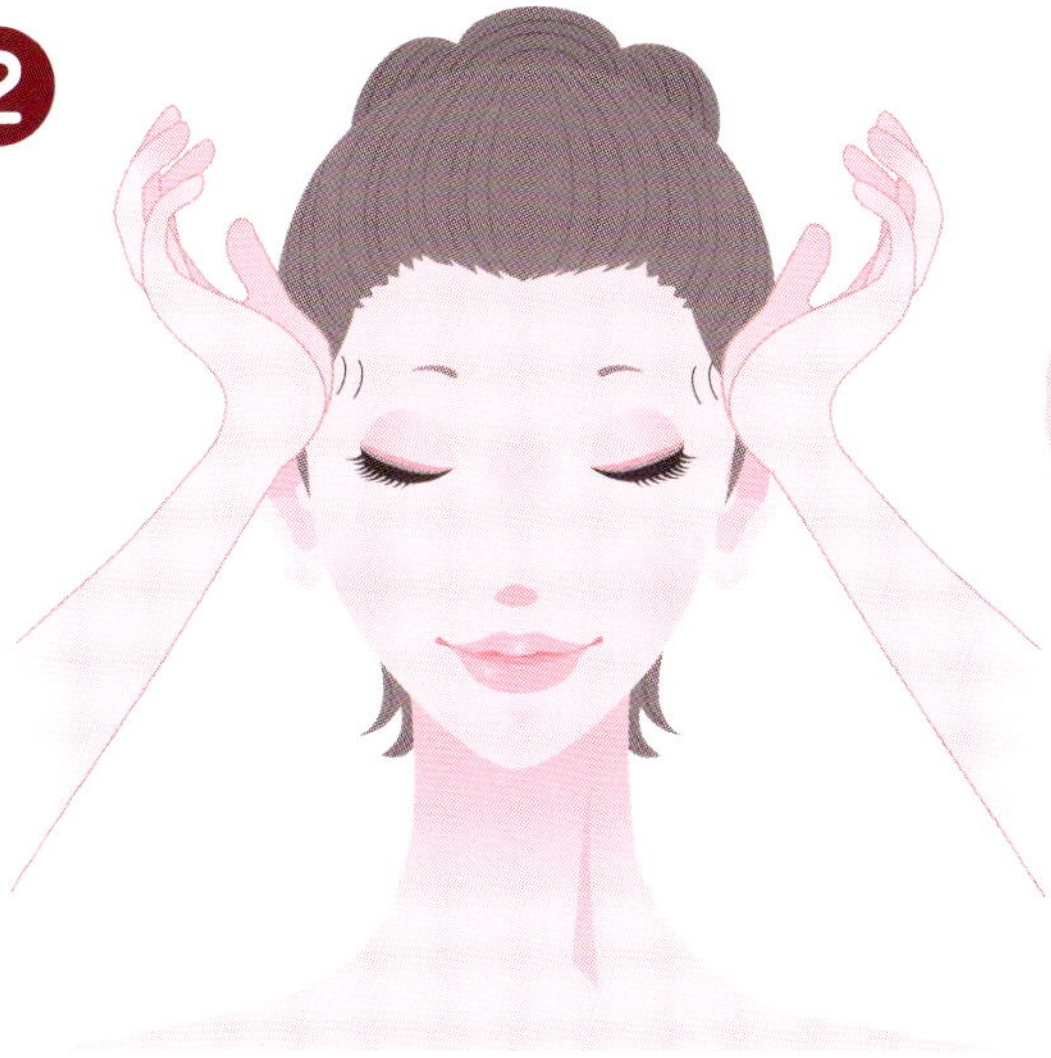

こめかみを手の付け根で叩く

❸

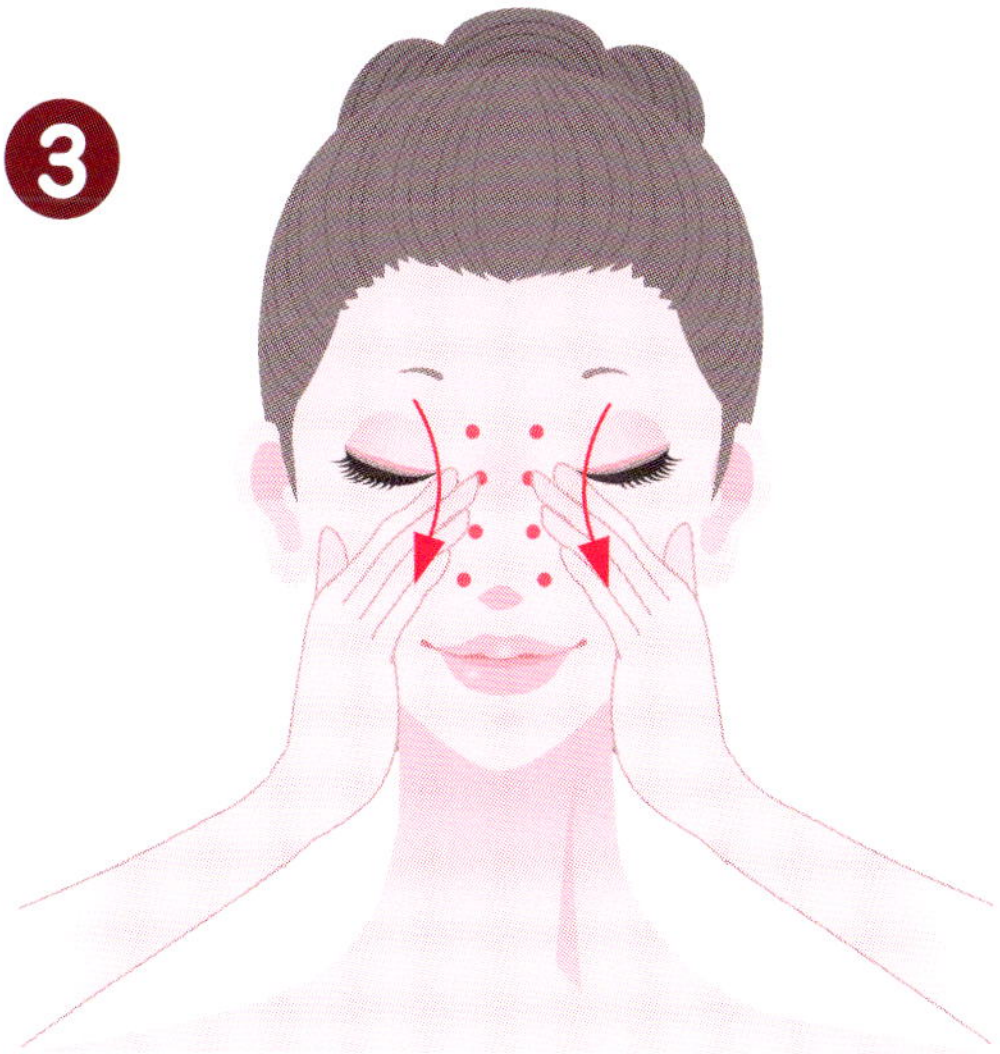

鼻の両脇に指の腹をあてほほのカーブにそって指３本でこする

❹

耳を人さし指と中指で挟み込み上下に両側部分をこする

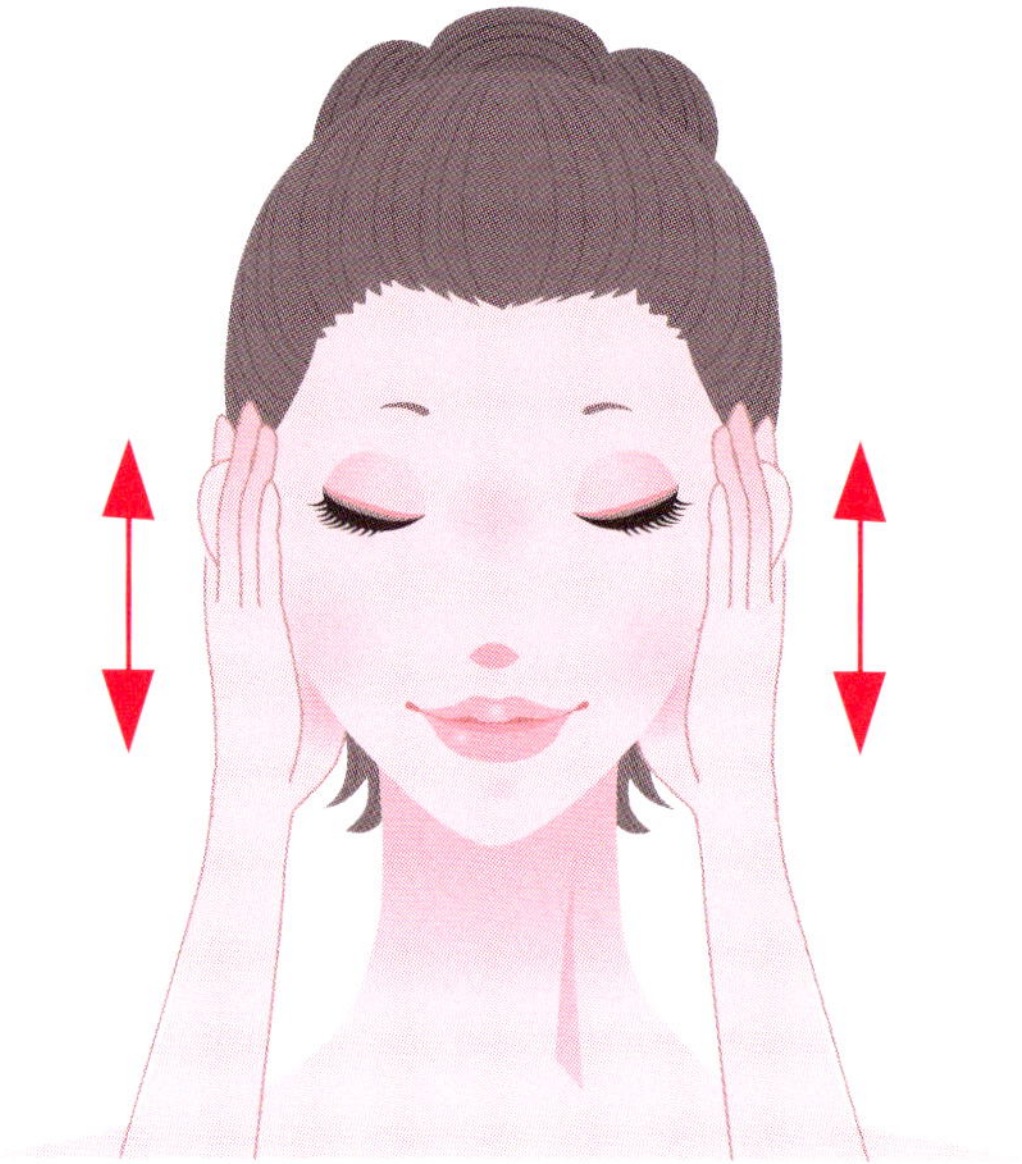

横からの図

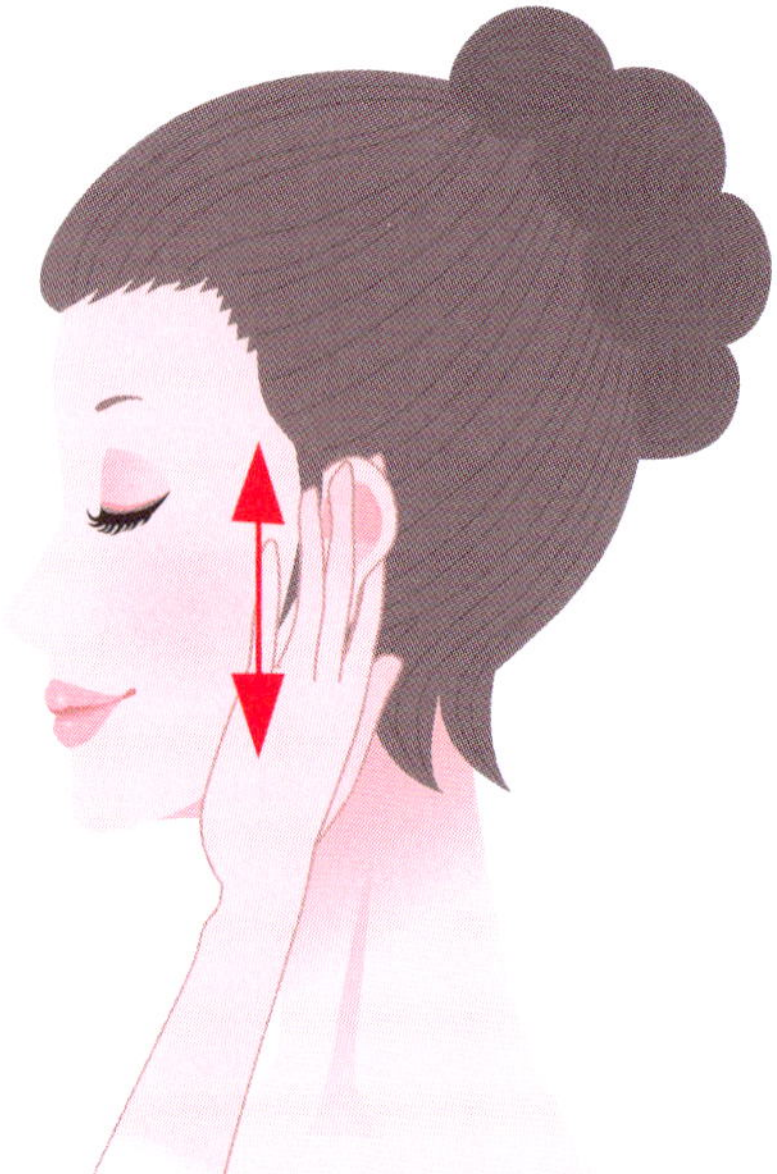

❺

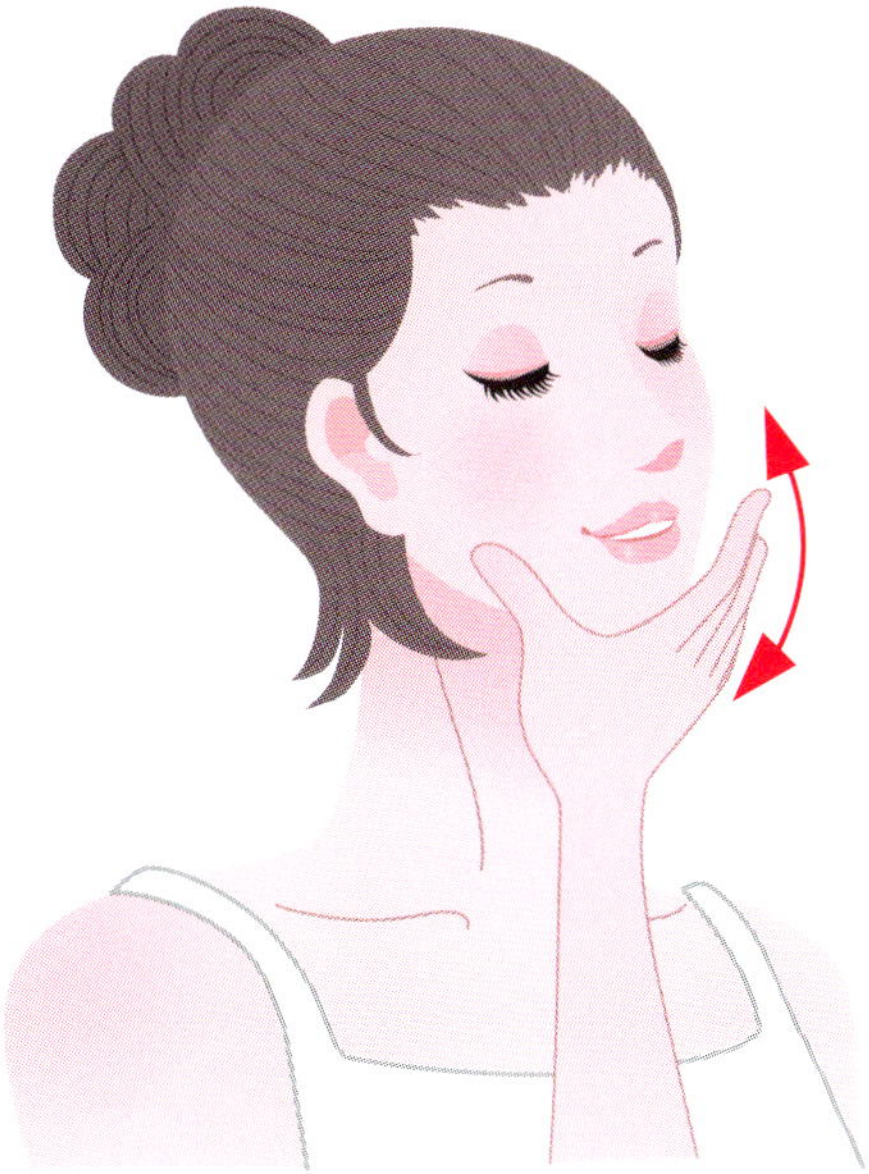

あごの骨の下にそってあごの先までなぞるようにこする（親指・手のひらでやる）

（首の脇のリンパをさする。左右やる）

（あごの下まで手のひら全体で）

❻

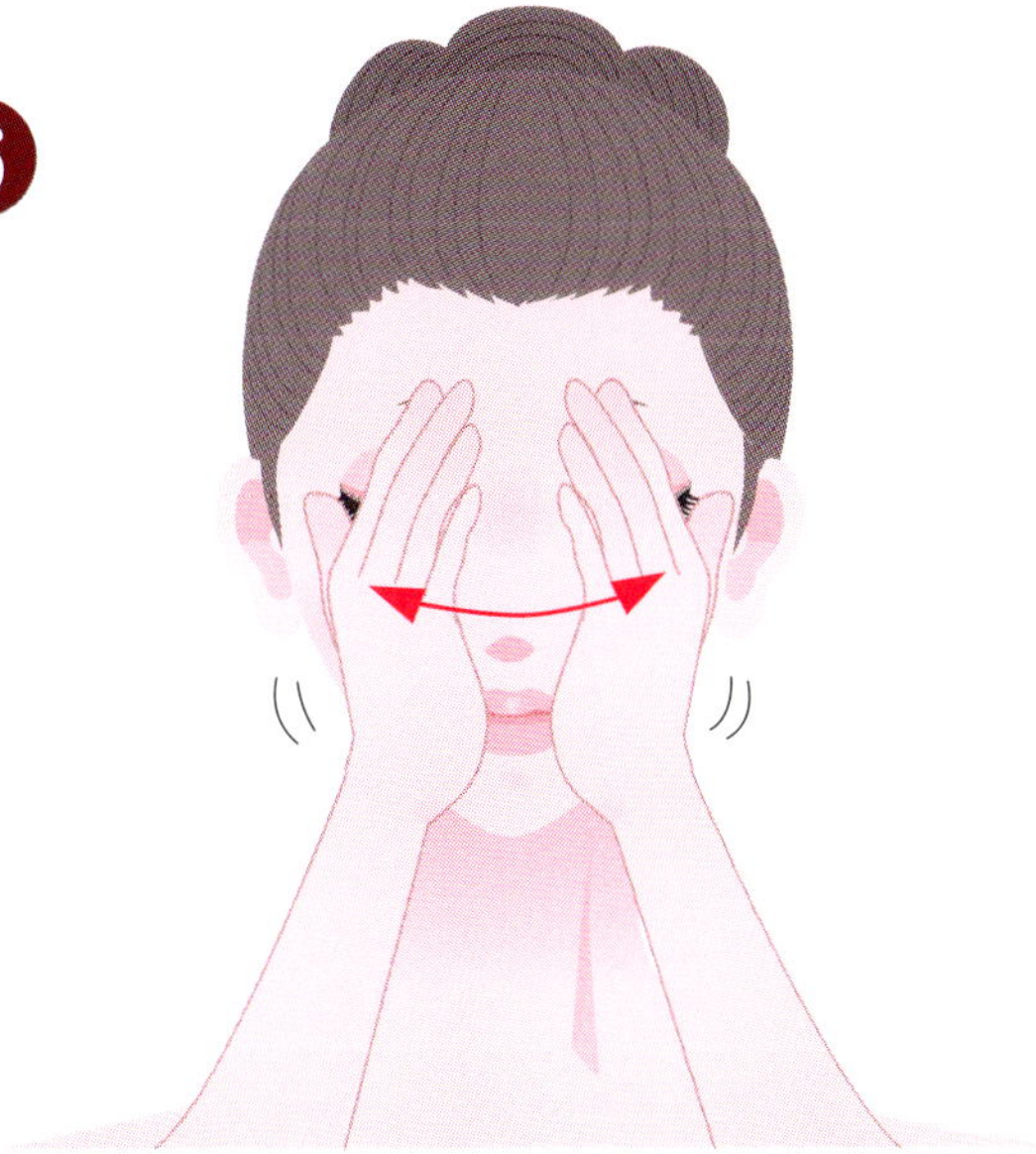

手のひらのつけ根で顔全体を動かすように、外に半回転させる（いわば顔の柔軟体操）

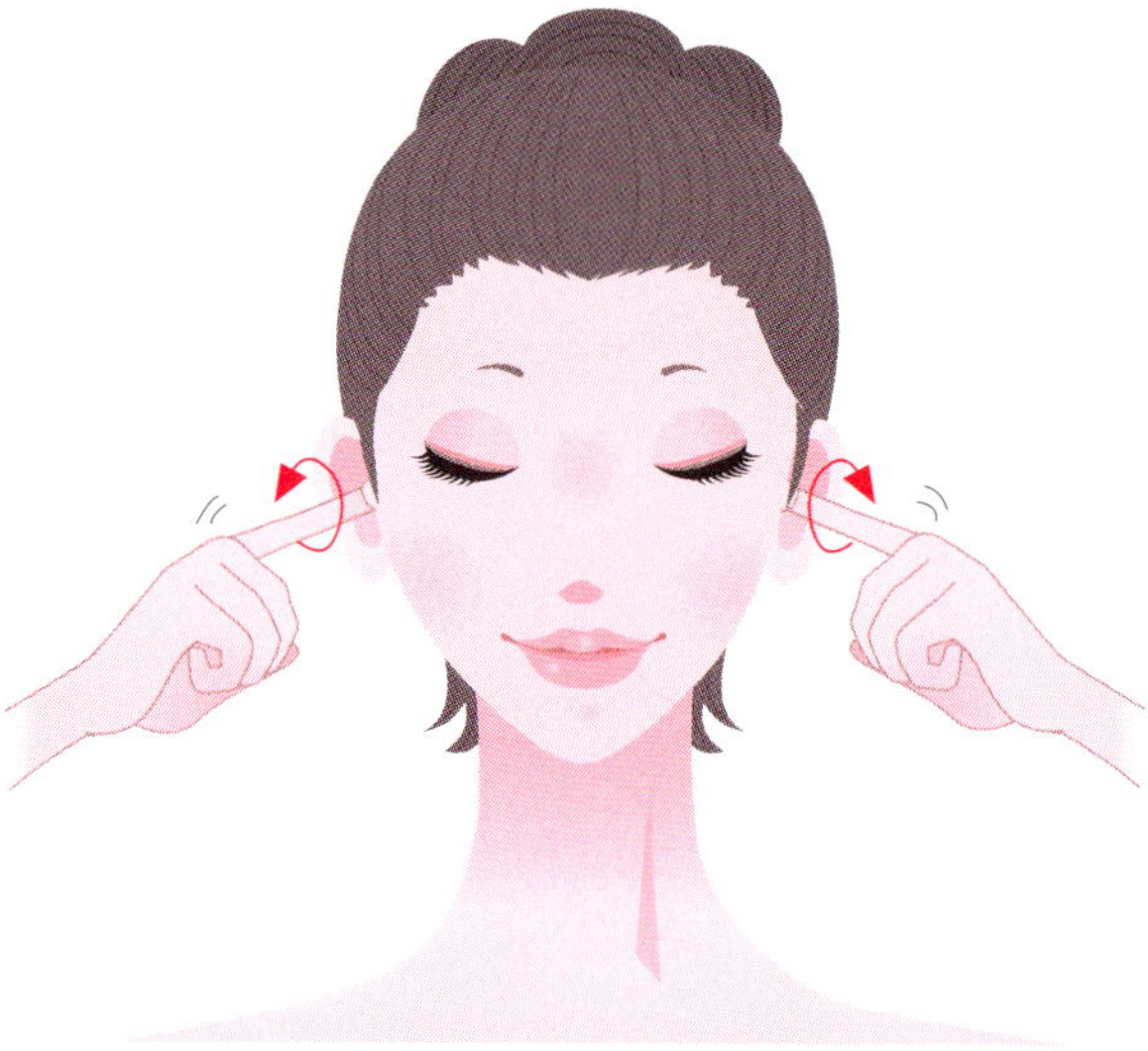

7

耳の穴に人さし指を入れ中で軽く回す。指をポンと抜くといい（真空にすること）
頭のリフレッシュにもいい。聴力も上がる
（指を入れっぱなしにするのもヨガにあって精神の安定にいい）

8

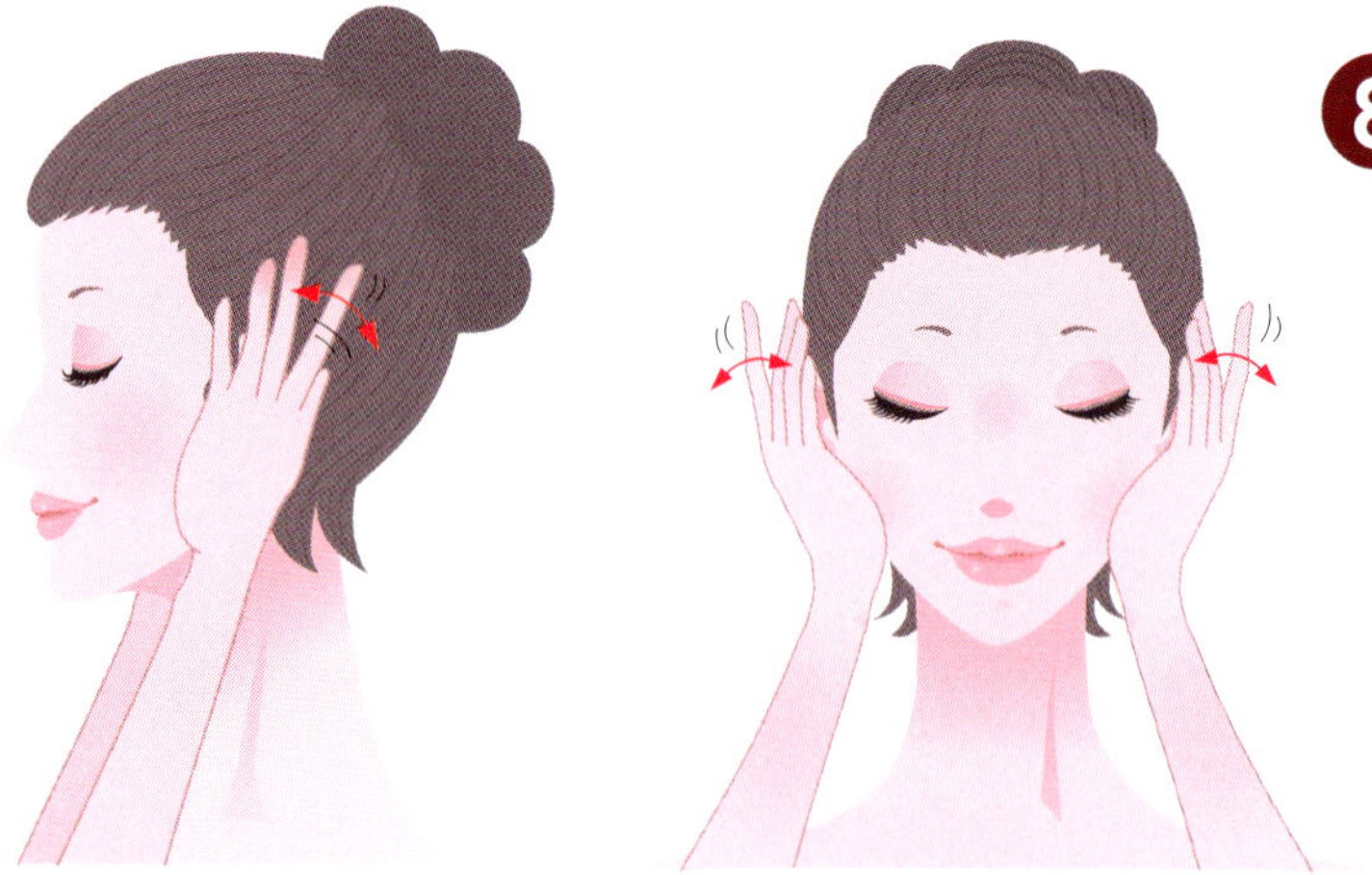

耳たぶを手のひらで押さえて耳をふさぎ指をはじく（キーンという金属音のような音がする）

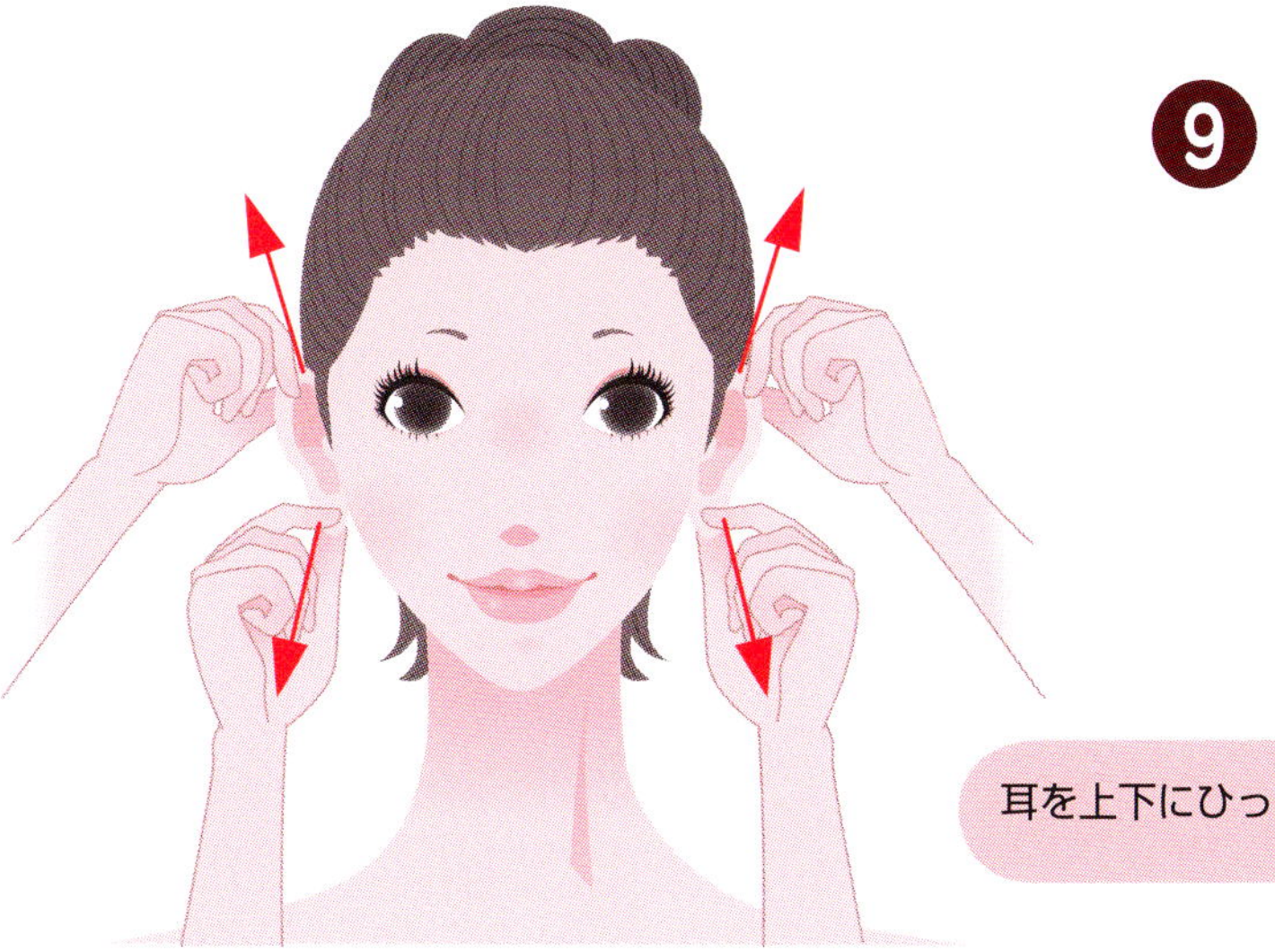

耳を上下にひっぱる

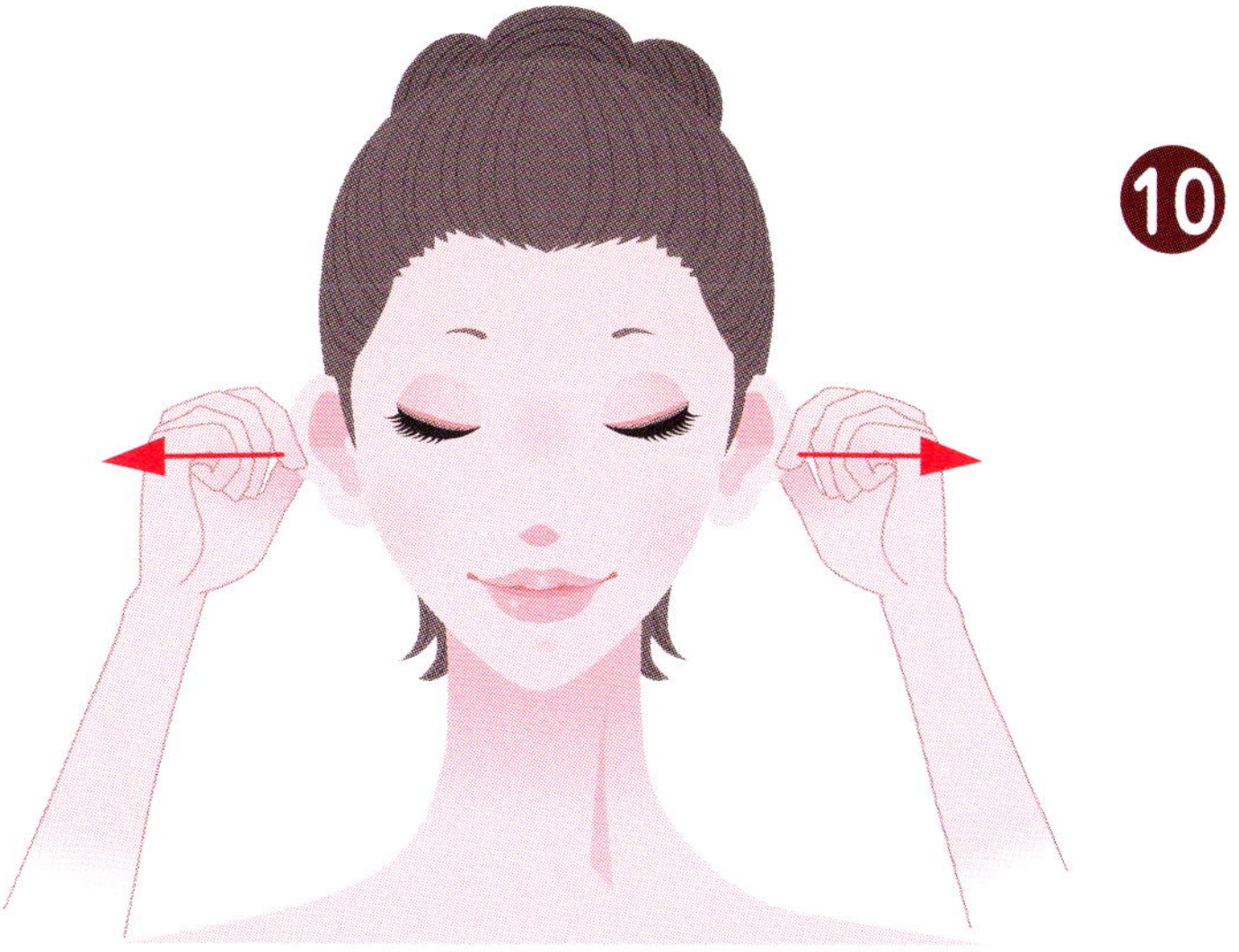

耳を横にひっぱる。目がはっきりして、目の疲れもとれる

2 小顔・美肌のための〈裏ワザ〉首・肩リンパマッサージ

首はランクル夫人の方法でも、一番大切なポイントであるように、リンパの循環をよくするかなめです。**首すじをやさしく上下になぜるようにし**てください。

また左右にやさしく振り子のようにゆすってあげるのもいいです。また、頭のうしろのぼんのくぼ（後頭部のえり足の中心）と、**左右の首すじもツボでいう風池《ふうち》、亜門《あもん》といって重要なところ**です。

さらに、**肩や鎖骨のところは、首のリンパ液をスムーズに全身にまわるようにするために大切**です。ですから首のつけ根はリンパを流してあげるようにやさしく手をすべらせるようにマッサージしてください。軽く叩いたり、もんだりするのも有効です。肩のこっている人は力を入れすぎる傾向がありますが強くやっても逆効果です。やさしくとり組みましょう。

小顔・美肌のための〈裏ワザ〉首リンパマッサージ

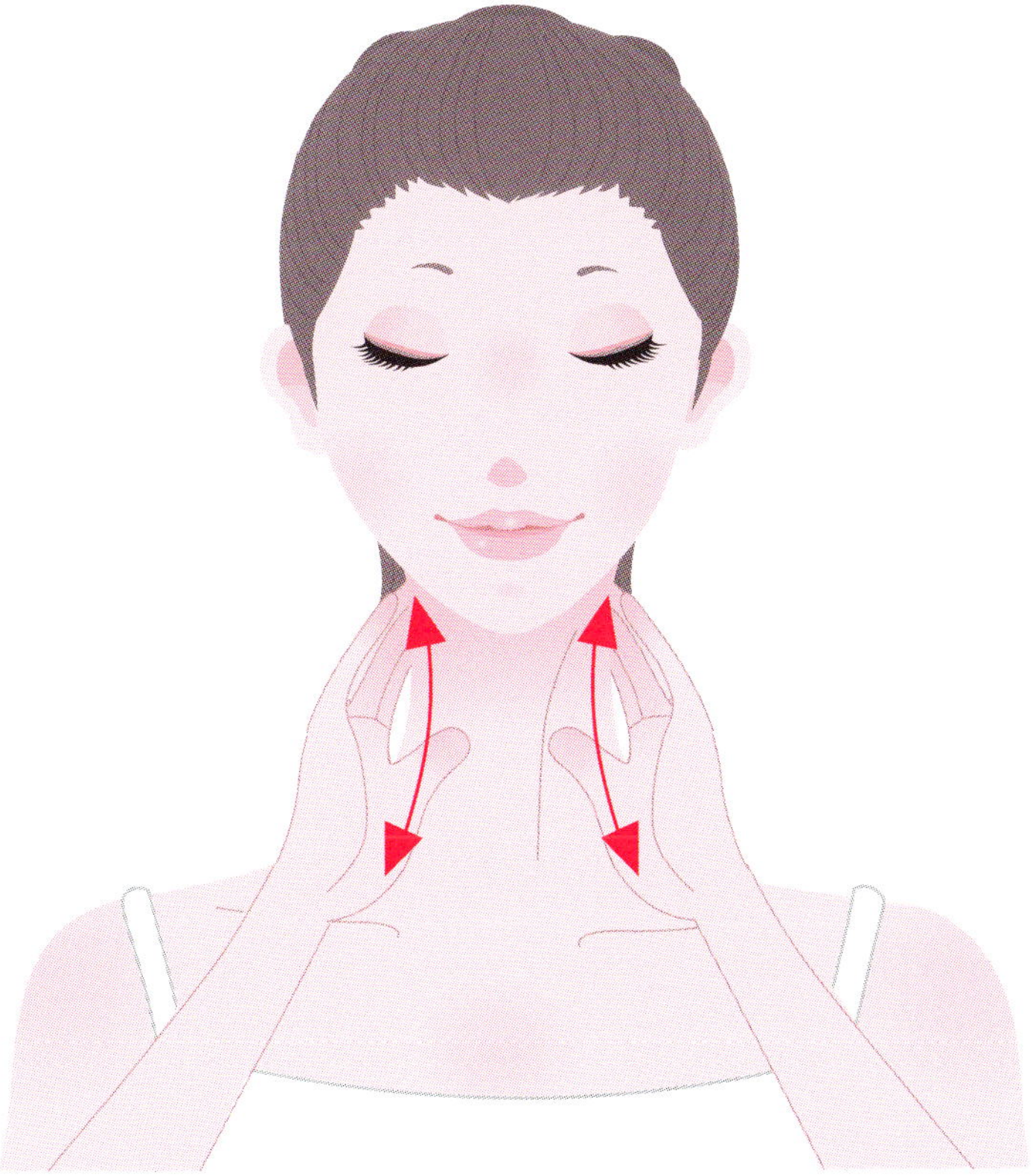

首筋からつけ根へと手のひらであごの下から耳の方へなで上げる

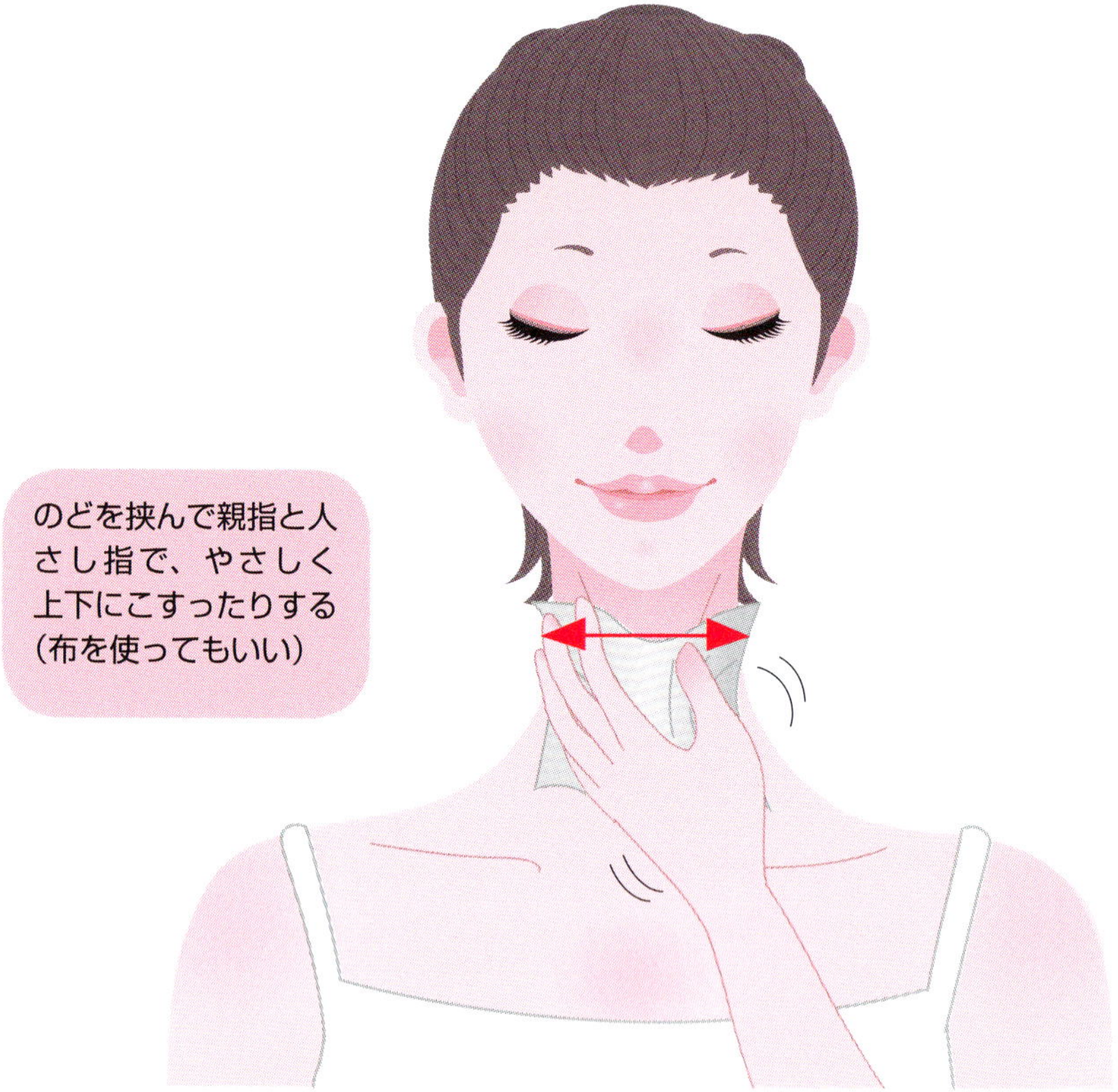

のどを挟んで親指と人
さし指で、やさしく
上下にこすったりする
（布を使ってもいい）

甲状腺のバランスがとれ血圧異常にも効果がある

ぼんのくぼ（亜門）に指の腹をあてじっくり押しもみする。すなわち後頭部の中心を押す

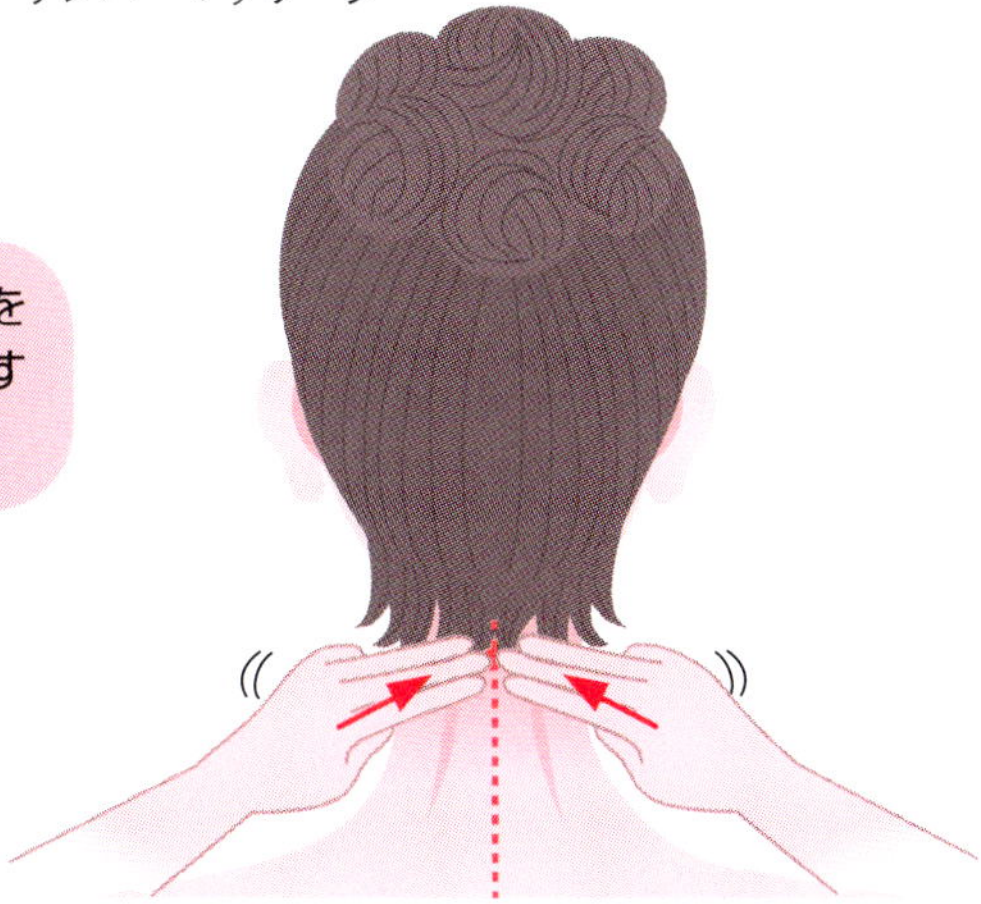

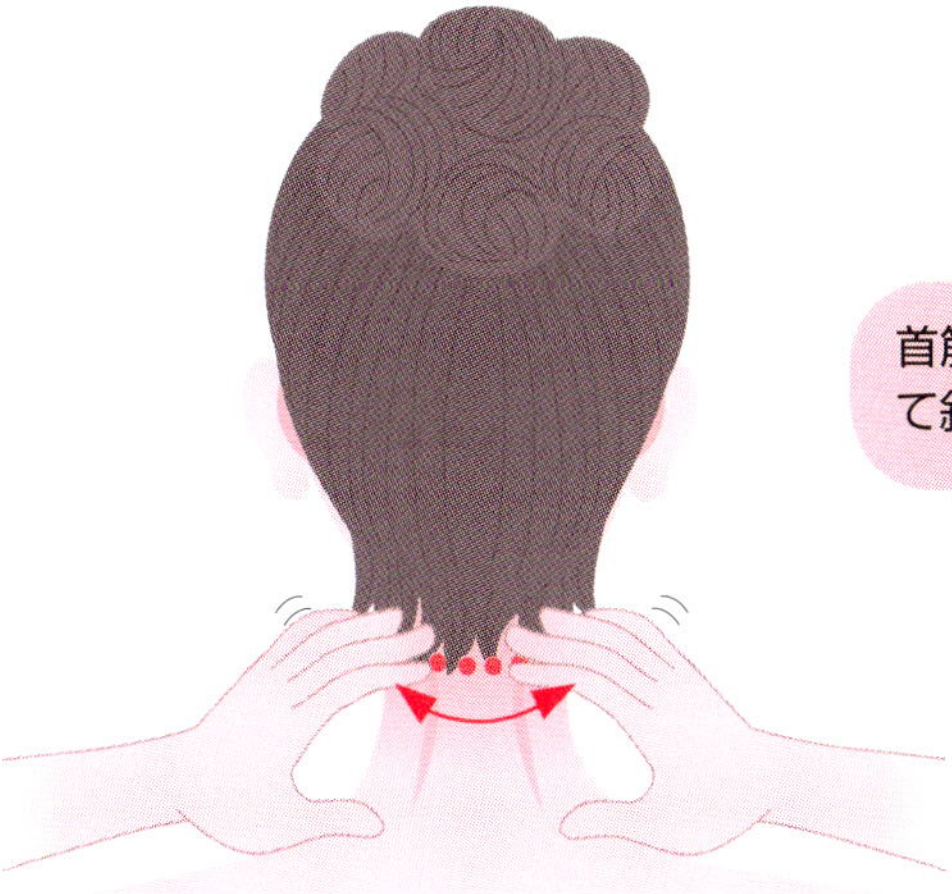

首筋のところに指をあて斜めに上へこする

耳のうしろのへこんだ部分を、左右の人さし指・中指・薬指をあてて押しもむ

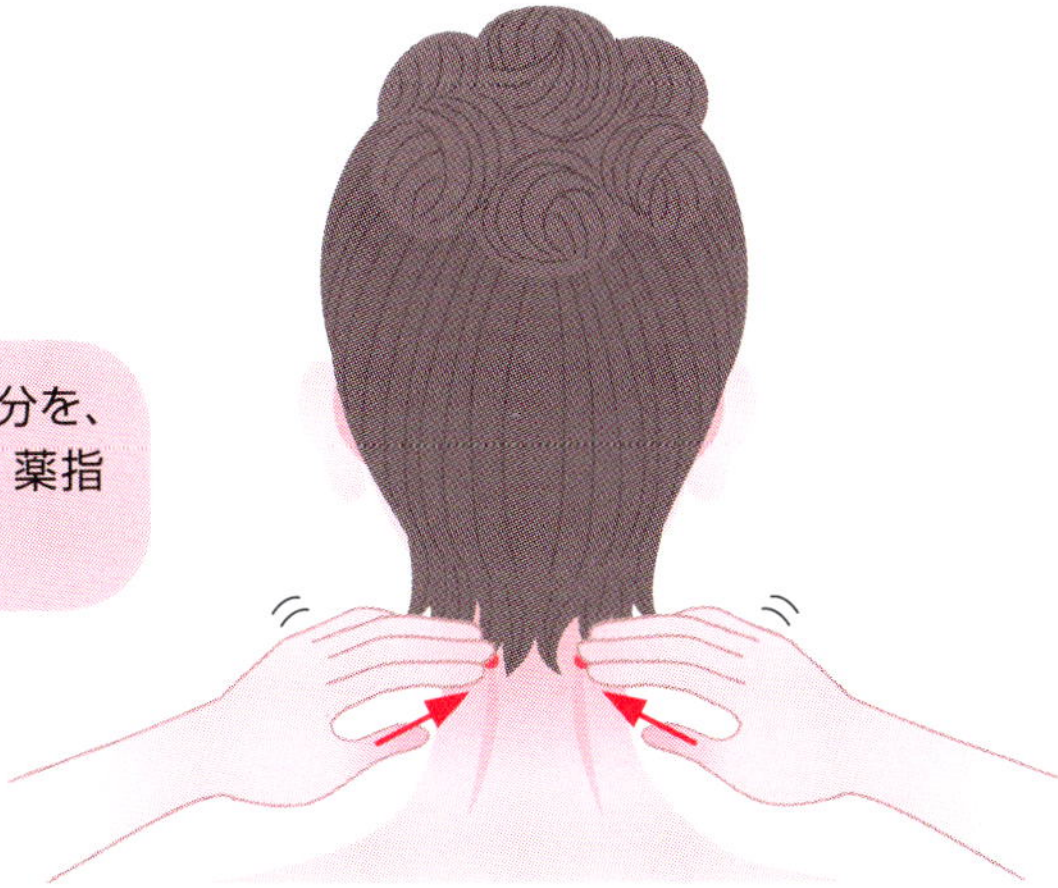

小顔・美肌のための
〈裏ワザ〉**肩リンパ**マッサージ

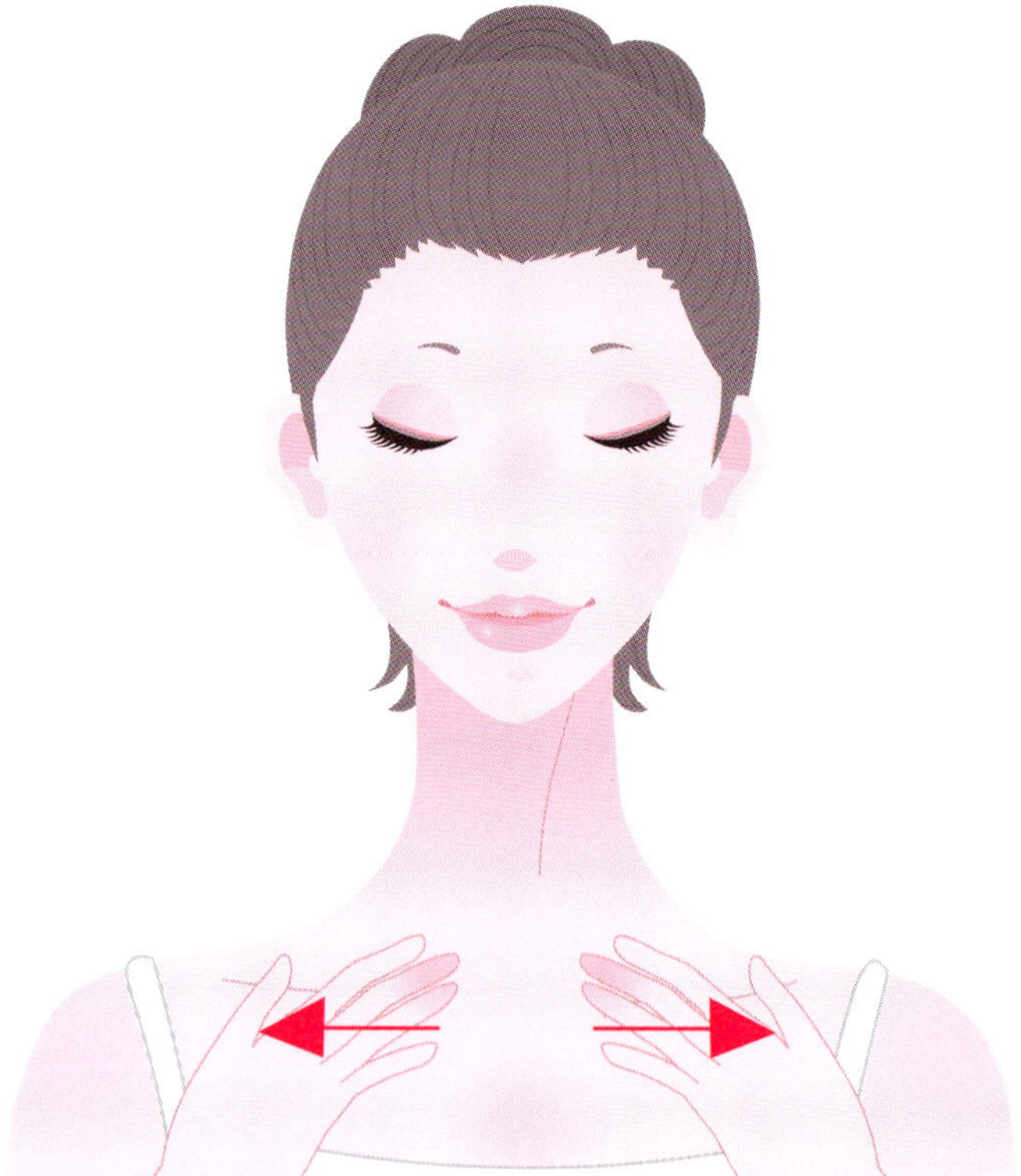

鎖骨のくぼみにそって中央から端にこする

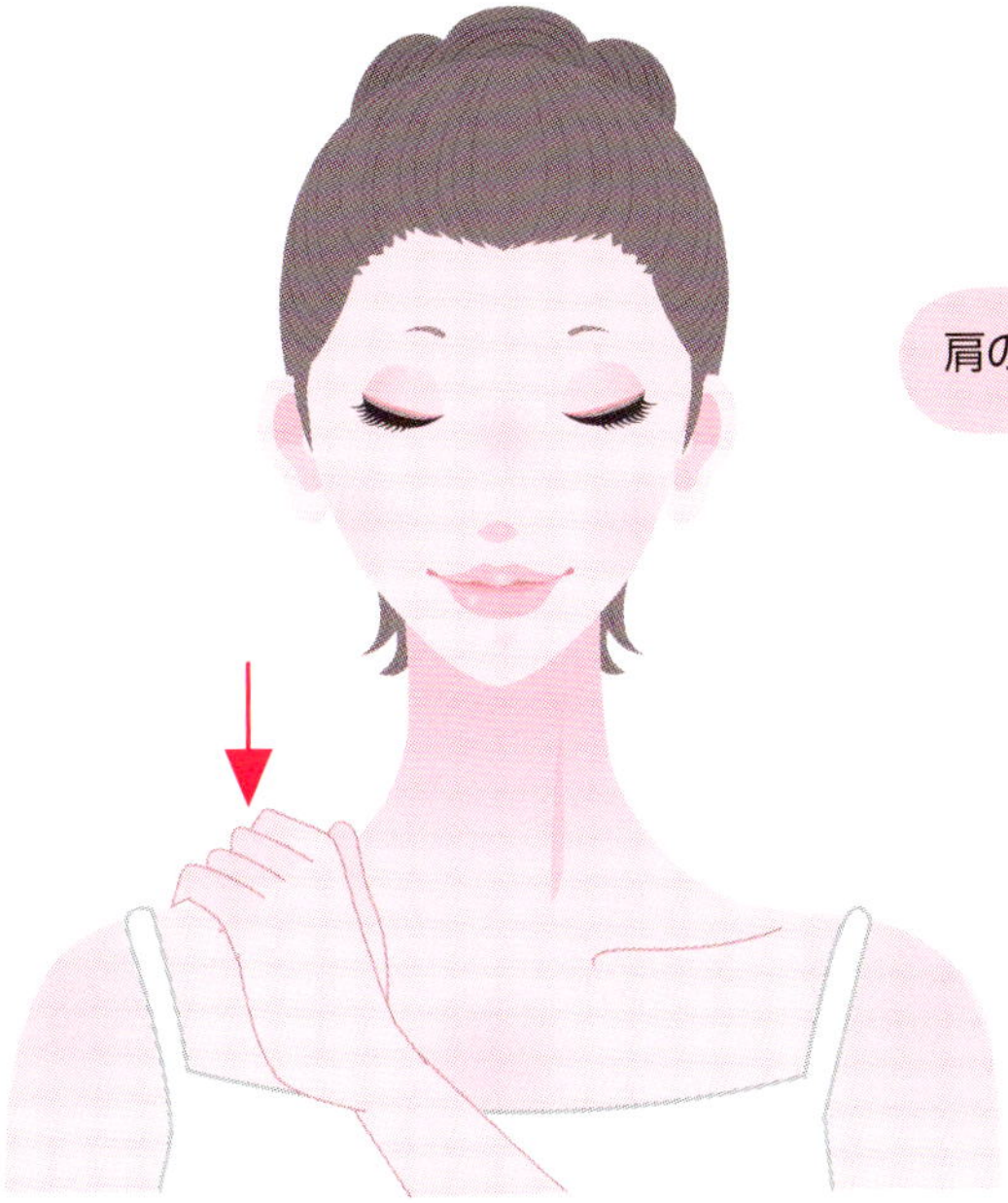

肩の中心をたたく

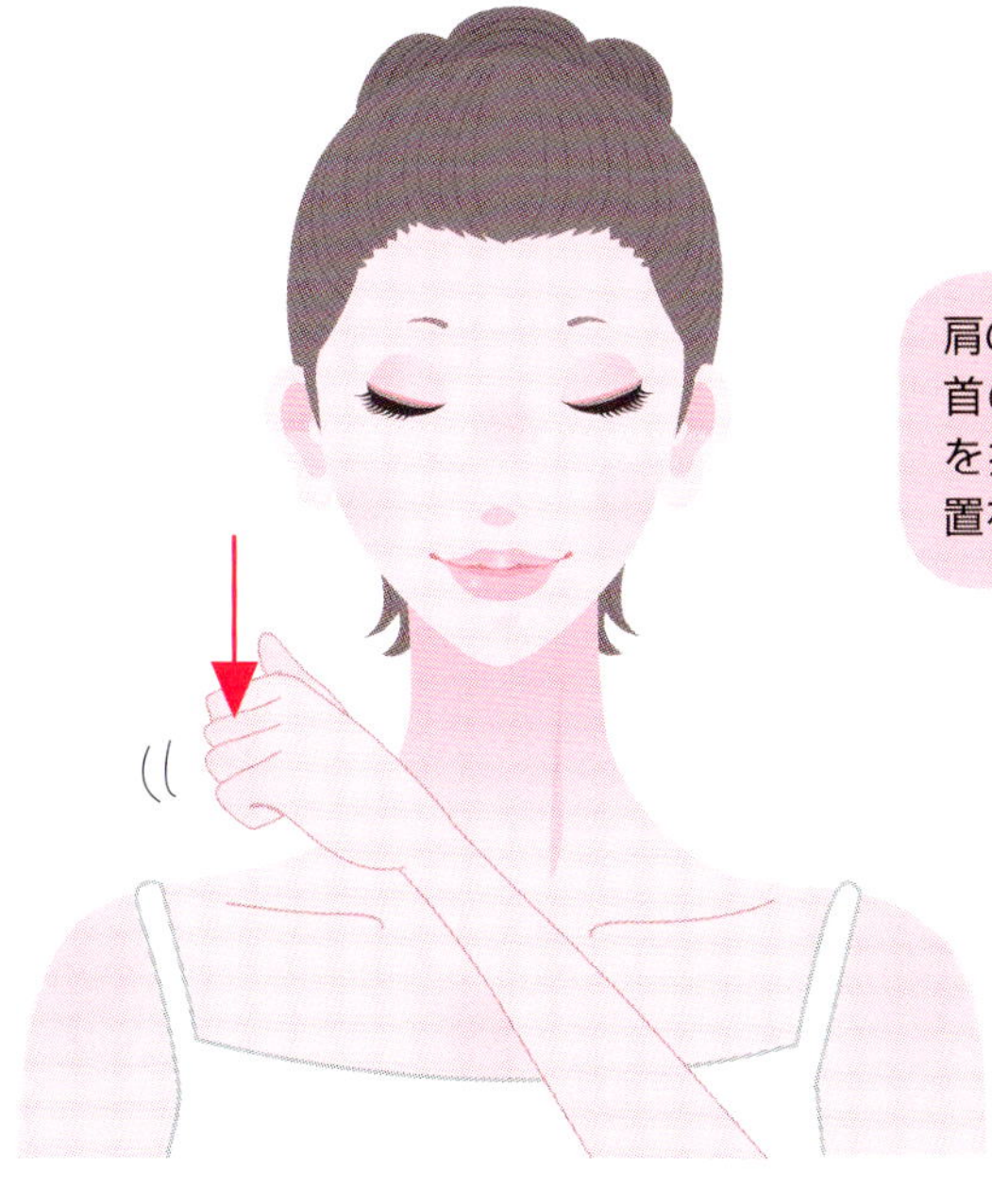

肩の中心（肩先と首のつけ根の間）を押す。（この位置を肩井《けんせい》という）

3 小顔・美肌のための〈裏ワザ〉頭リンパマッサージ

先ほども言ったように、小顔になるためには「顔」でなく**「顔も含めた頭部全体へのアプローチが大切**です。特に頭部の活性化を促すポイントの刺激が引きしめ効果を発揮します。**リンパと関係が深くチャップマン反射とも言います。**

頭は生まれたての赤ちゃんをみればわかりますが、頭のてっぺんで頭がい骨が四方から集まってまとまっています。ですから頭のてっぺんがやわらかく、もっともデリケートに扱う必要があるところなのです。そして、人間にとってここが体の中心点として重要です。これを中国のツボの考え方では、百会といい、全身の循環がよくなり、体の万病に効くポイントでもあります。

小顔になるには、この頭の刺激は欠かせません。ぜひ試してみてください。

小顔・美肌のための〈裏ワザ〉**頭リンパ**マッサージ

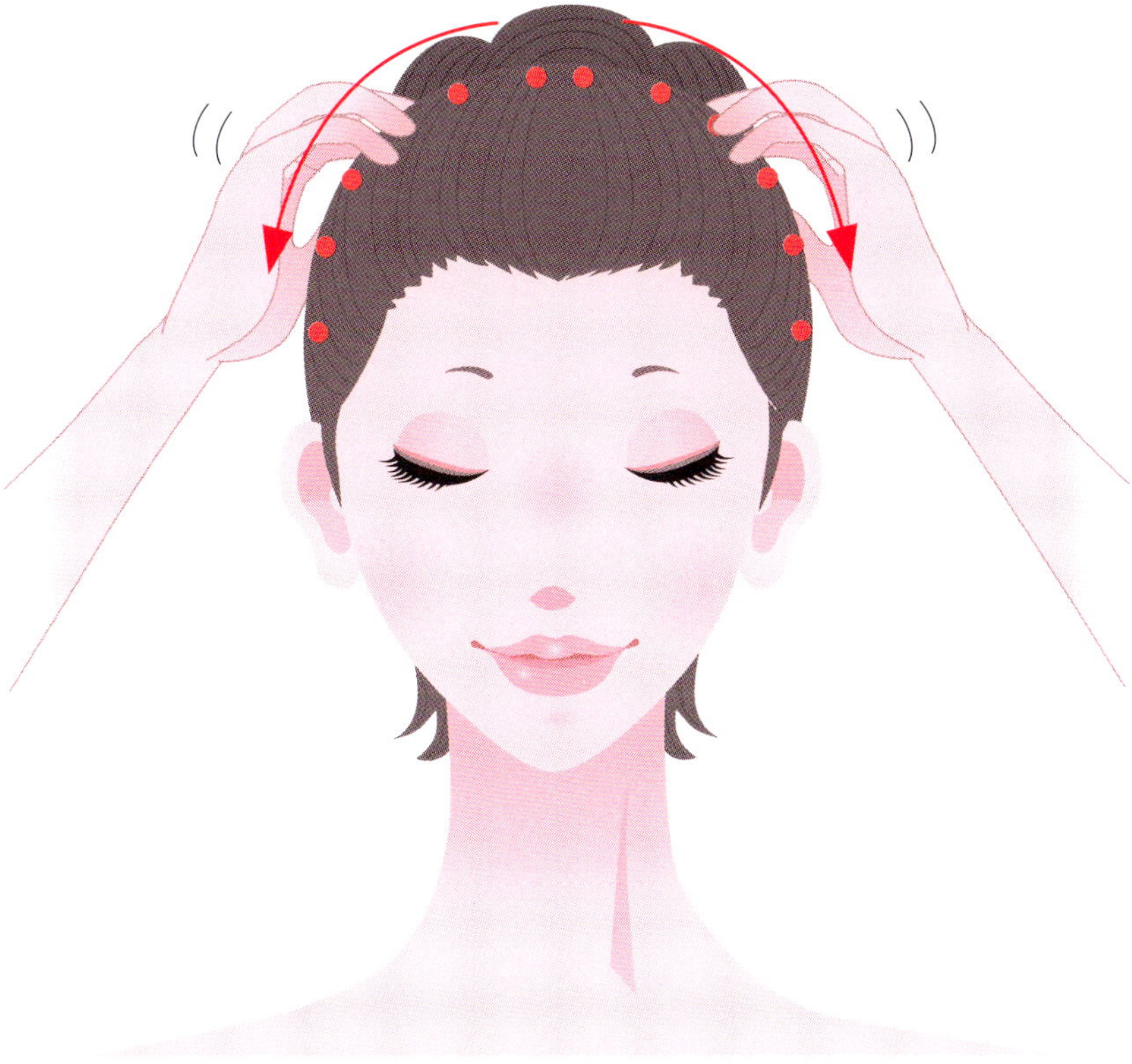

頭がい骨全体を指でたたく

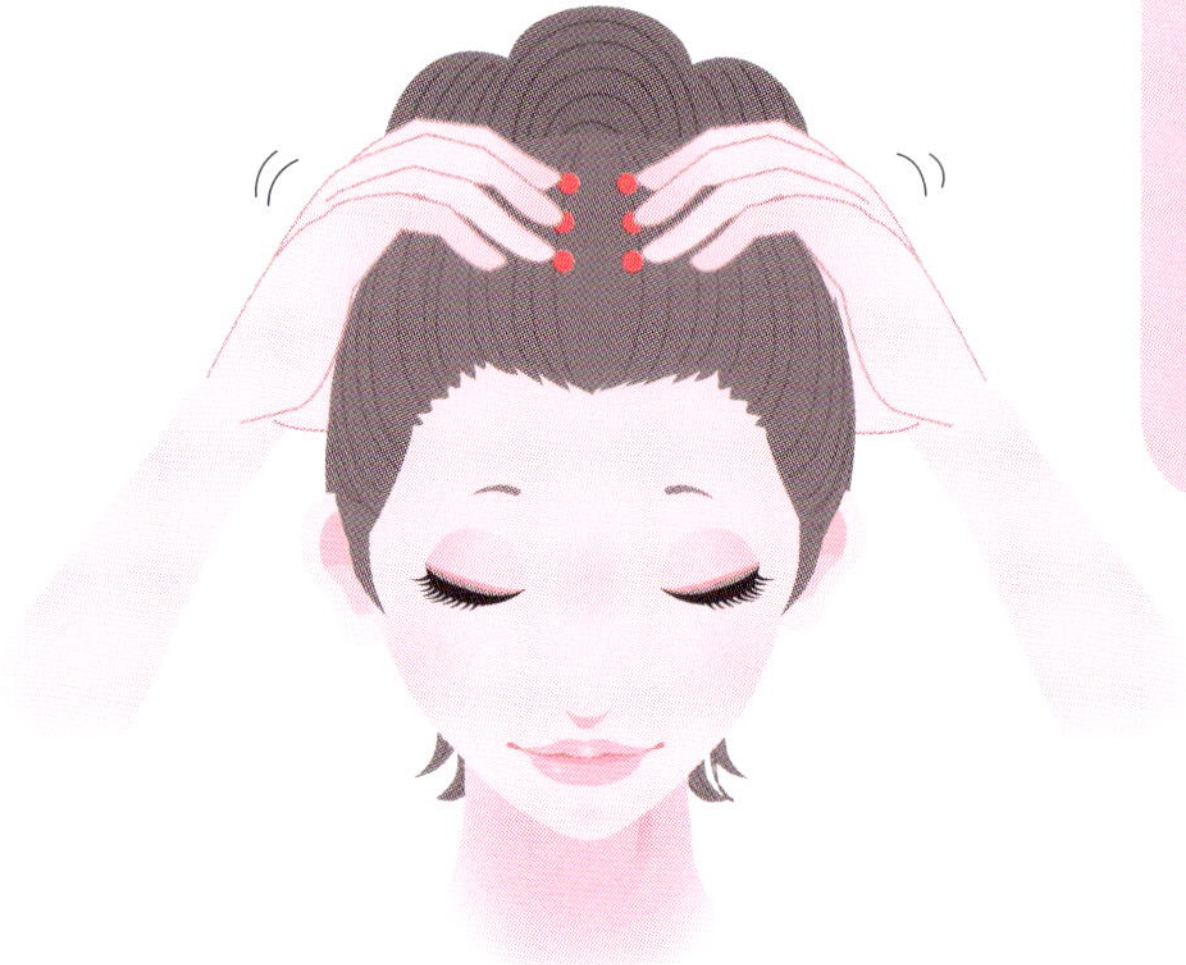

頭の上の百会のツボ中心に指先をつけてやるのもいい。３本指で軽く押したり、両手の指先で四方へ軽く下へ向かって、軽くたたく

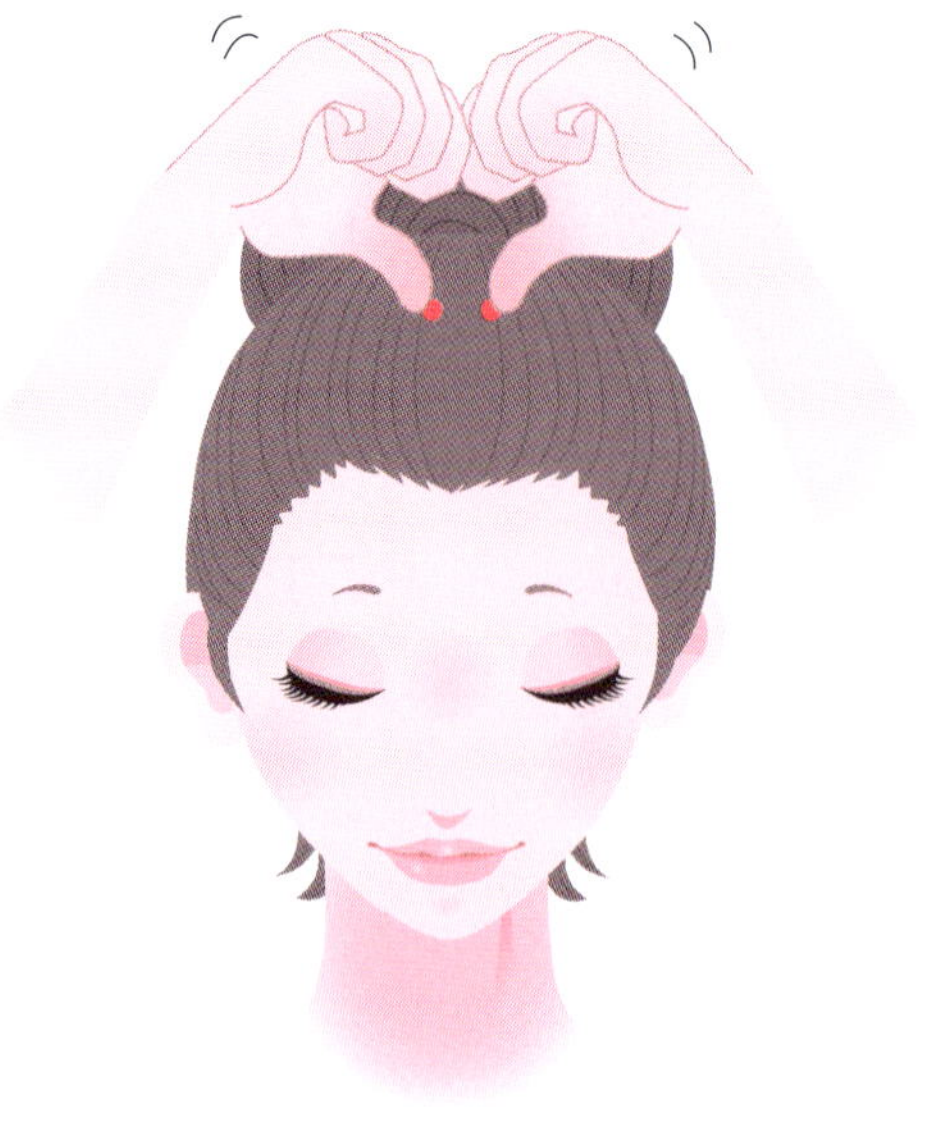

頭の上の百会のツボを親指２本で押す。片手で中心を押してもいい

コンビネーションワザ　コラム1

顔のシワが消える「肩立ちのポーズ」

古代インドの時代から伝わるヨガのこのポーズは〝美容に最高によいポーズ〟といわれています。このポーズは、あごをのどに密着させるので、甲状腺が刺激されて甲状腺ホルモンの分泌が促進されます。その結果、若々しい素肌をつくることができるのです。同時に顔の血行もよくなるので、あごのたるみやシワを取り去り、美しいあごや首のラインをつくります。さらに顔全体のシワもなくなっていくはずです。

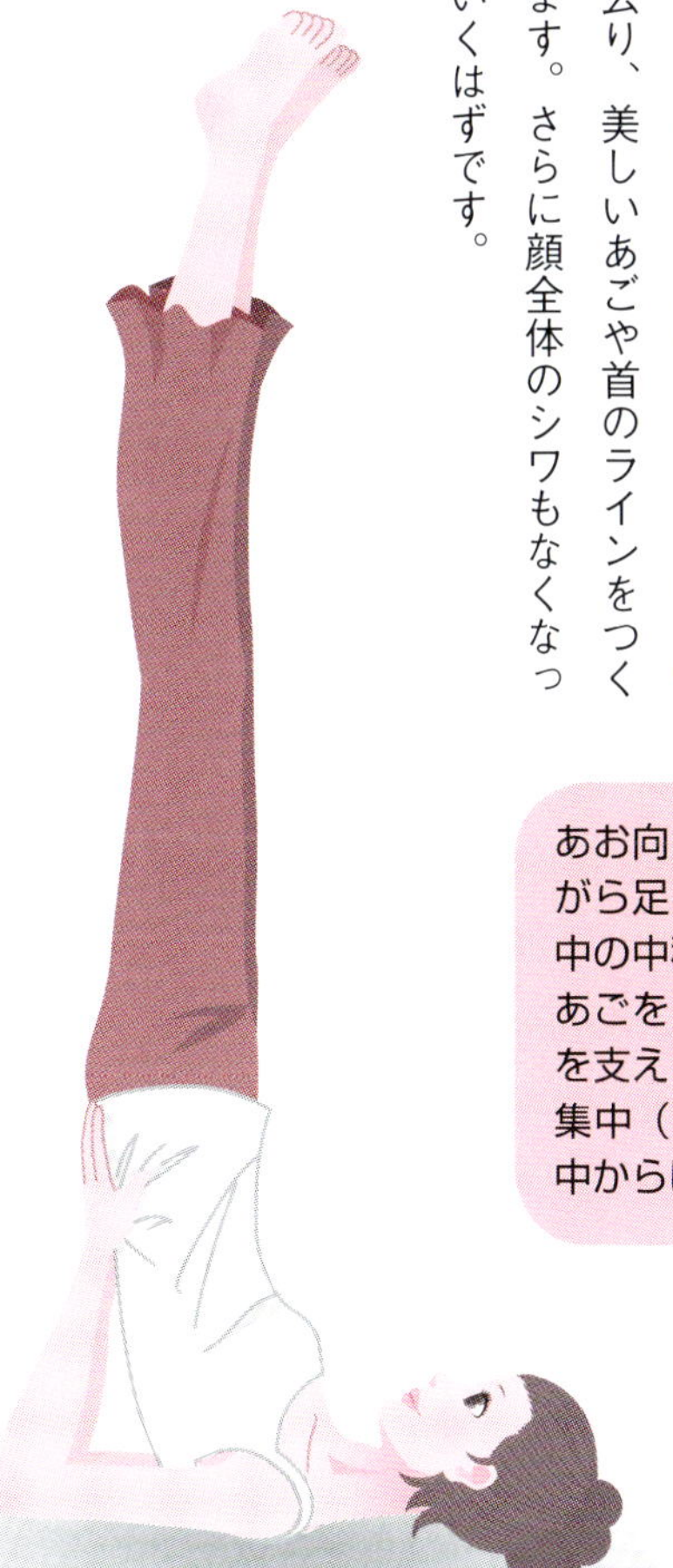

あお向けに寝て、息をゆっくり吸いながら足を上げ、両足を前に。両手を背中の中程にあて、真っ直ぐ上に伸ばす。あごをノド元に押しつけ、両肩で全身を支える。深呼吸して、ノドに意識を集中（1～2分、無理をしない）。背中からゆっくり足を下ろす。

4 小顔・美肌のための〈裏ワザ〉シルクを使ったマッサージ

リンパマッサージの第三のポイントとして、ぜひシルクの布を使うことをおすすめします。100％天然のシルクはマッサージにとても素晴らしい力を発揮します。

シルクで肌をこすると、肌の細胞が活性化され、同時に古い角質層も落としてくれて、つるつるの美肌になります。昔からシルクが珍重されたのは美しいだけでなく、こんなに皮膚によい影響を与えるからなのです。また皮膚にはマイナス・イオンを発生するものがいいので、ゲルマニウムや、オーラストーンなどで顔をこするのもとてもいいと思います。でもシンプルなシルクは安価で、安全で、効果的で、いち押しです。

マッサージ用のシルクとしては、私の経験から、ちょうどメガネ拭きの布くらいの大きさで結構です。

これを固くつぼみのようにまとめて、指先でしっかりつかんでやってみて

リンパを正しく刺激する シルクの使い方

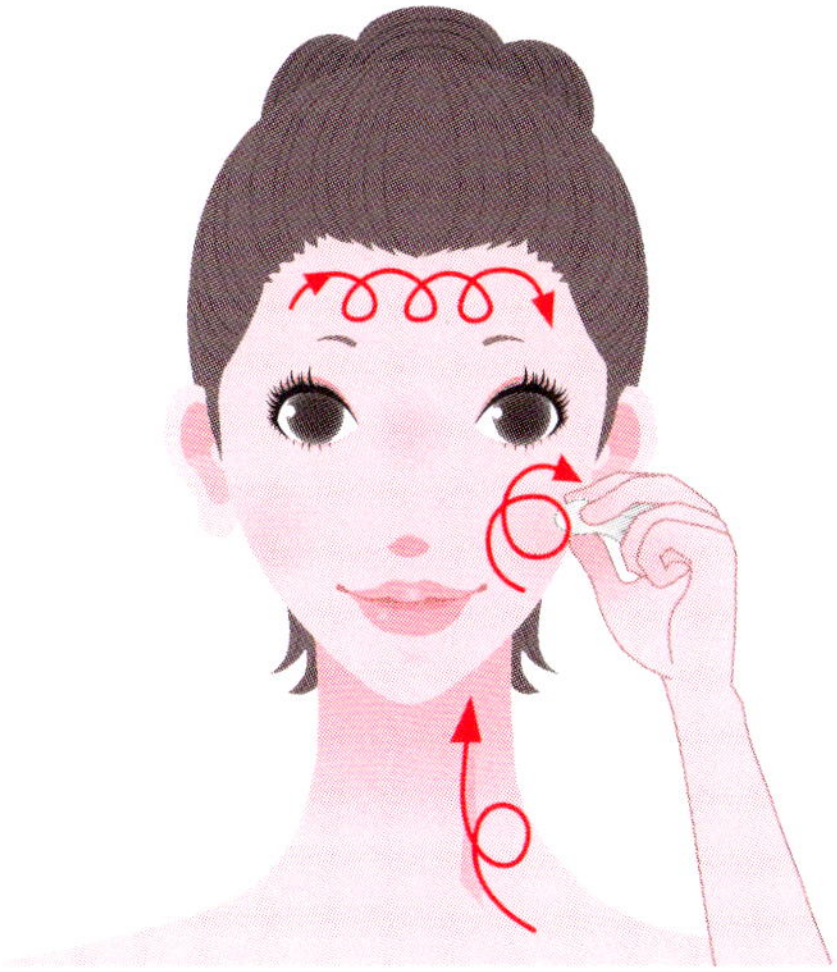

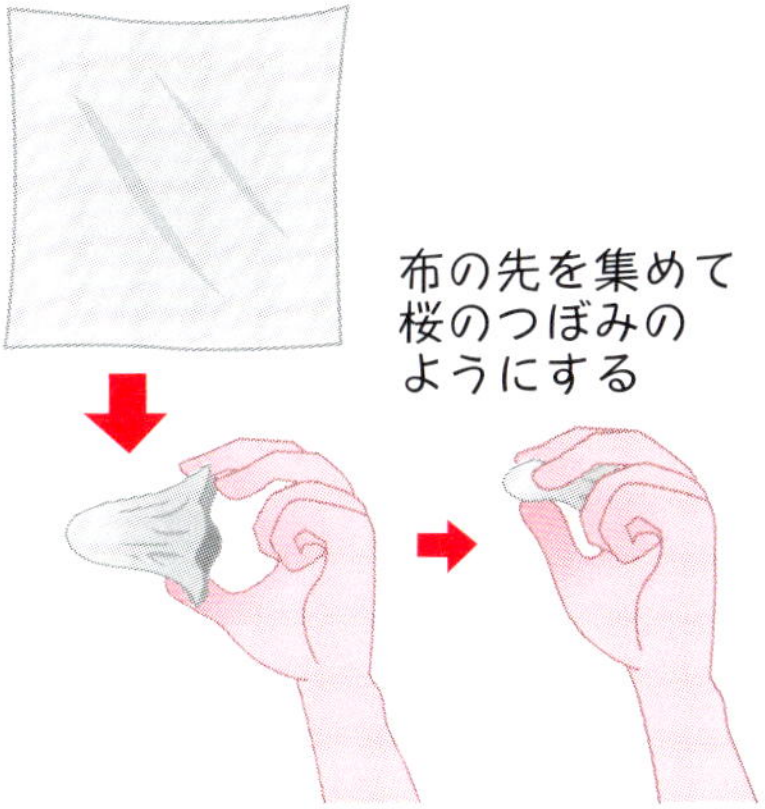
シルク
布の先を集めて
桜のつぼみの
ようにする

シルクの布を使って顔全体をこする
（手は右でも左でも自分のやりやすい方で）

ください。肌のうるおいと輝きが格段に上がりますよ。

ぜひ、試してくださいね。直接、手や指でこすったり、叩いたりする方法と併用して活用しましょう。

こするときは、必ずローションやクリームなどをつけて、やさしくなでてください。強くやらないことが、効果を上げるのです。

小顔・美肌のための〈裏ワザ〉**シルク**・マッサージ

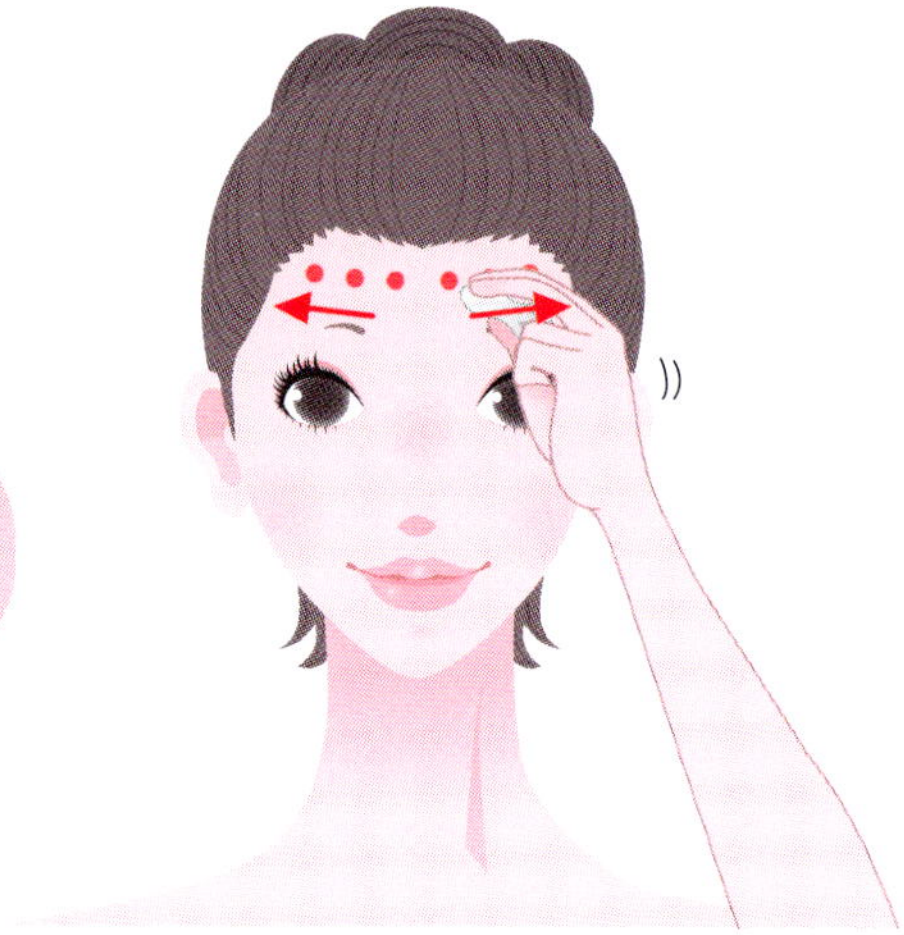

眉がしらから端まで

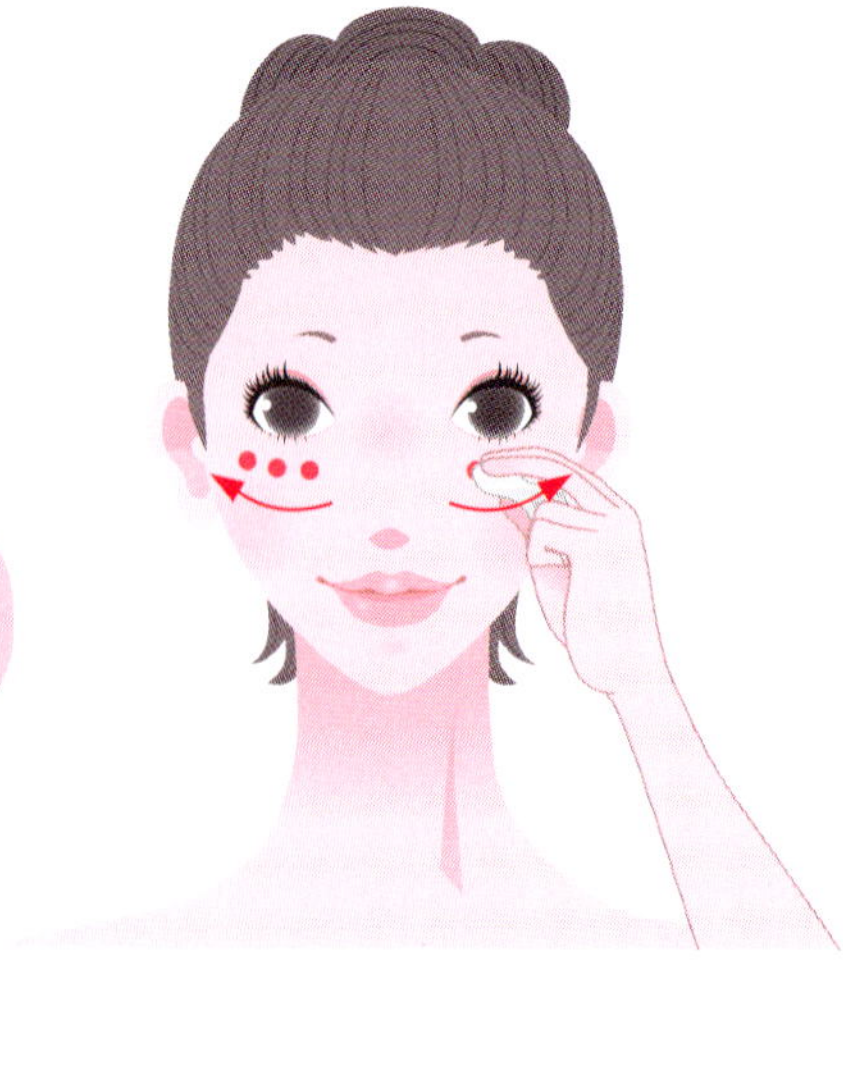

ほほのカーブにそって

鼻の両脇をシルクでこする

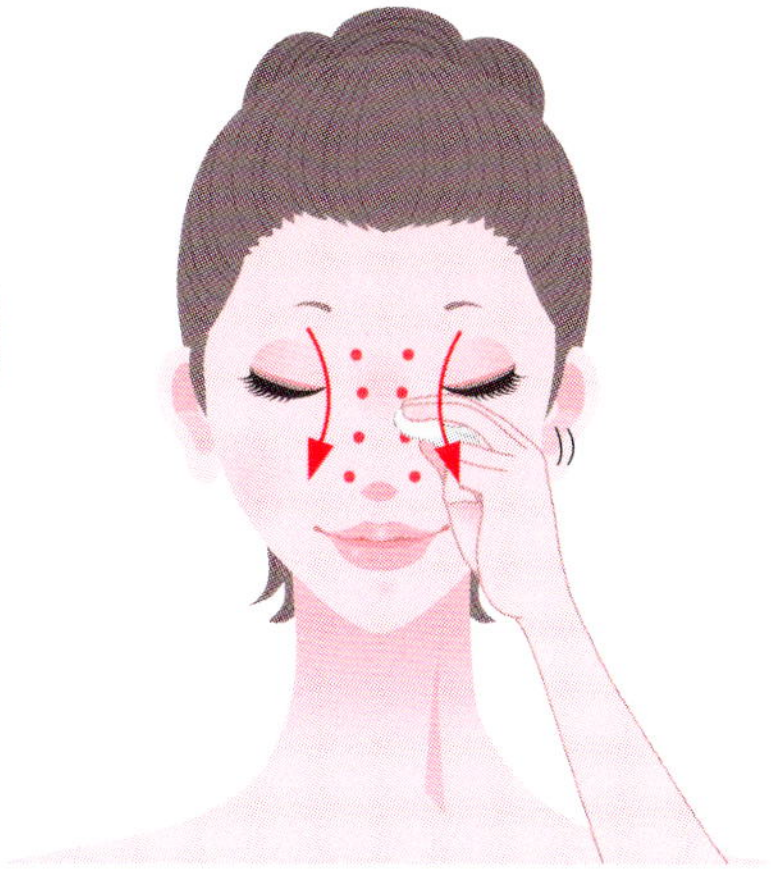

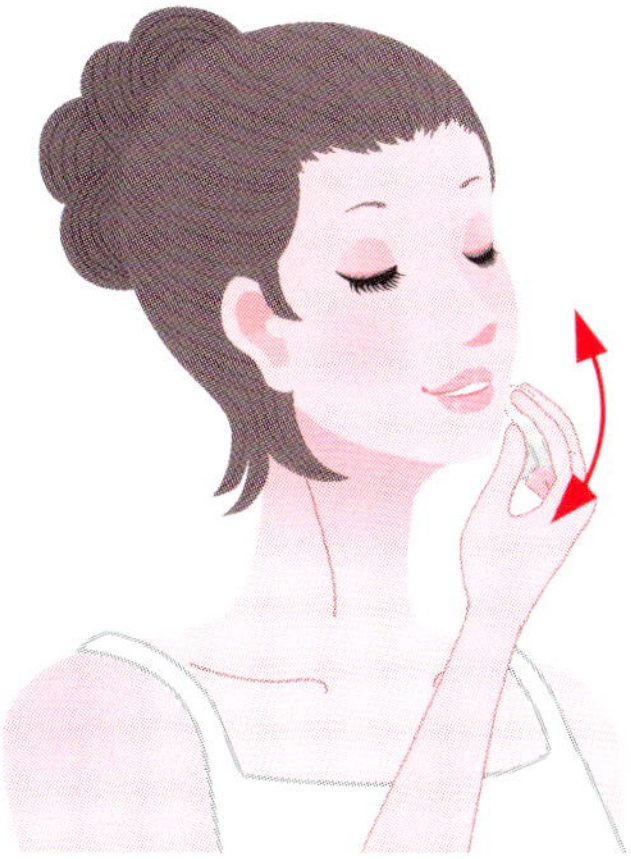

右手シルクで左の顔面をこする

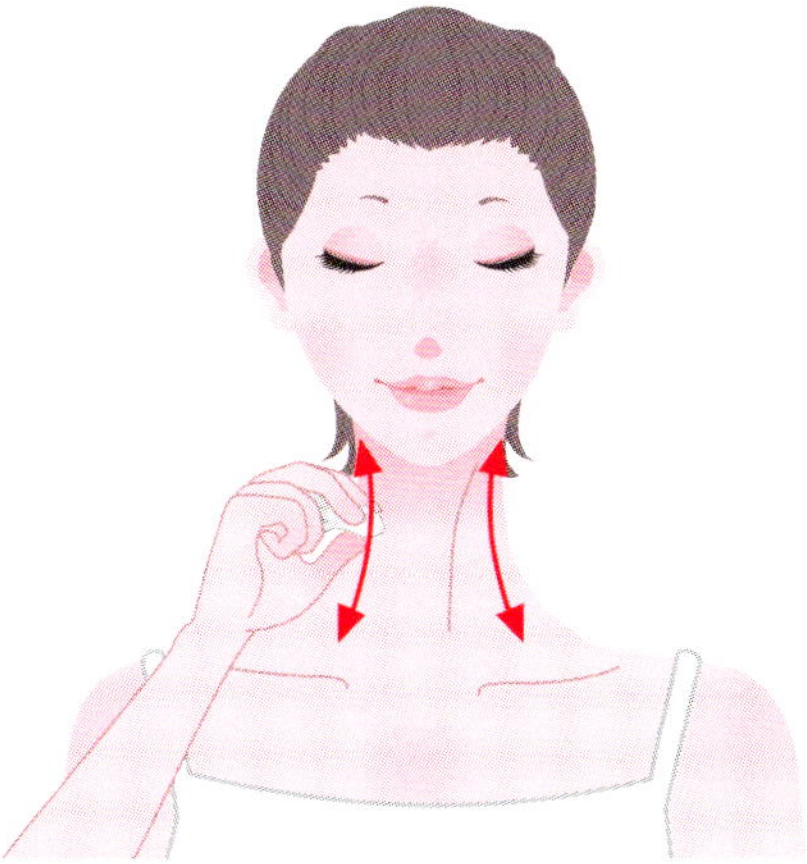

首筋からつけ根へとなで下ろすなで上げる

シルク効果について

オーラストーンでできた布や本物のシルクの布で、顔・首すじのリンパのポイントをこすると顔がしまり、美しく輝いてくる。

アーユルヴェーダの
ユニークな顔マッサージ

ヨーガと密接な関係にあるアーユルヴェーダはサンスクリット語で、生命（アーユル）経典（ヴェーダ）という意味で、民族伝承の経典から来ています。ヨーガの行者が実践していて、声を出すことで内臓の働きを活性化して、健康に導くのです。

赤ちゃんがオギャーと泣くのも心臓を守っている、といわれています。

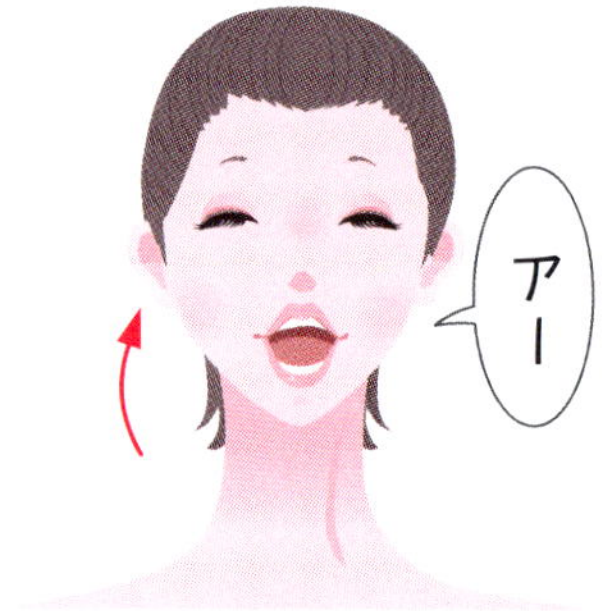

動悸・息切れに「アー」の発声法
椅子に座って上を向き、背筋を伸ばして

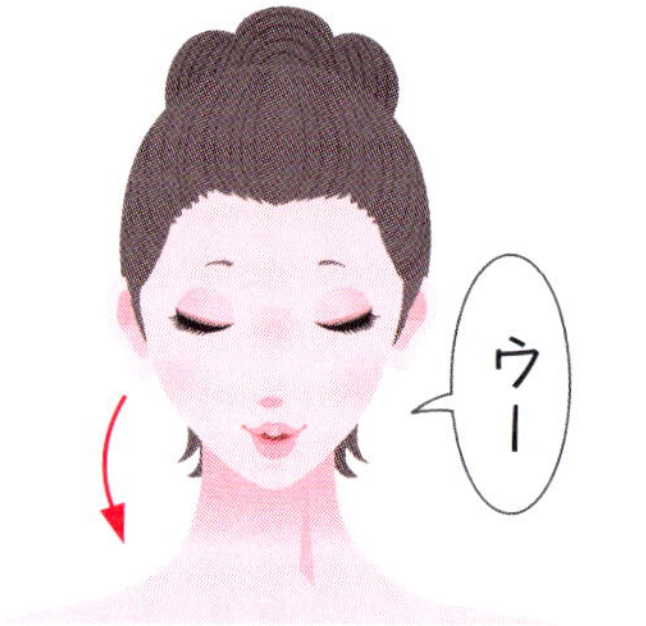

腎臓を活性化させる「ウー」の発声法
正座をし、両手をひざに置いて前かがみで

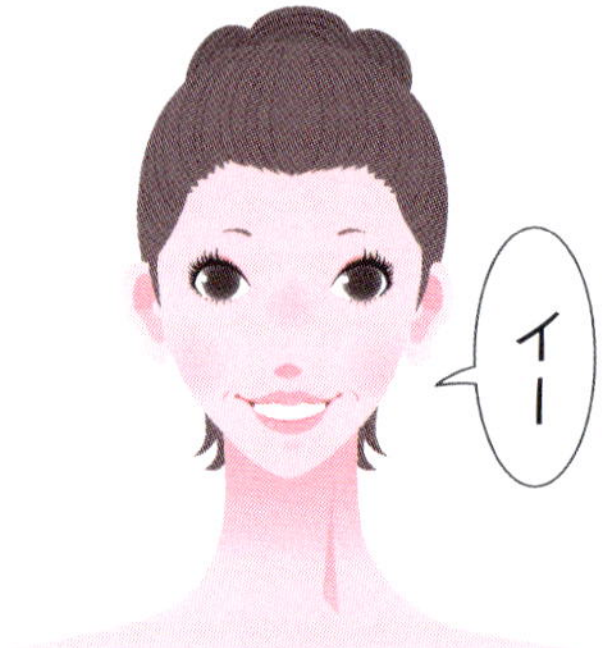

胃の不快感・疲れ目に「イー」の発声法
つま先を立ててひざをつき、背筋を伸ばして

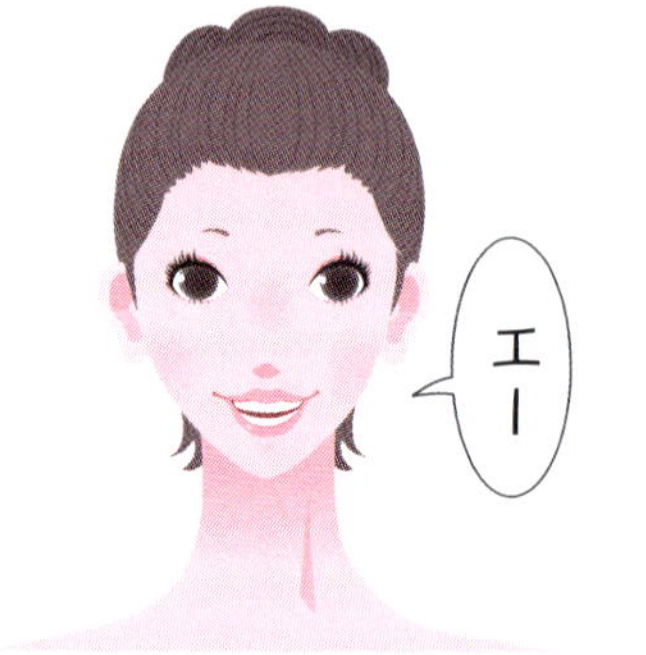

疲労回復・二日酔いに「エー」の発声法
あお向けに寝て腰に枕を置き、そり返ったポーズで

2章

深層的に顔を美しくする
〝健康美〟リンパ・マッサージ

むくみも消え、全身から美が蘇《よみがえ》る顔のリンパ刺激法

冷え症の女性に美人はなし、その理由がわかった

顔を美しくするポイントは全身に分布しています。つまり、内臓やホルモン器官（脳下垂体、甲状腺、副腎のホルモンを分泌する器官）などの働きを助け、それによって体の内側から美貌を手に入れるのが私のすすめる美容法なのです。それが〝ランクル夫人の裏マッサージ〟です。

これは美と健康を一気に求めようとする欲張りな試みですが、両方の目的が叶うのは当然で、美しさを手に入れる上で健康は不可欠で、健康な体があるからこそ、本物の美肌が誕生し、保てるのです。

顔を美しくするマッサージを第一に、そして顔にある内臓や内分泌を健康にするポイントを刺激する方法を紹介します。

"美顔"づくり・全身のリンパ重要ポイント

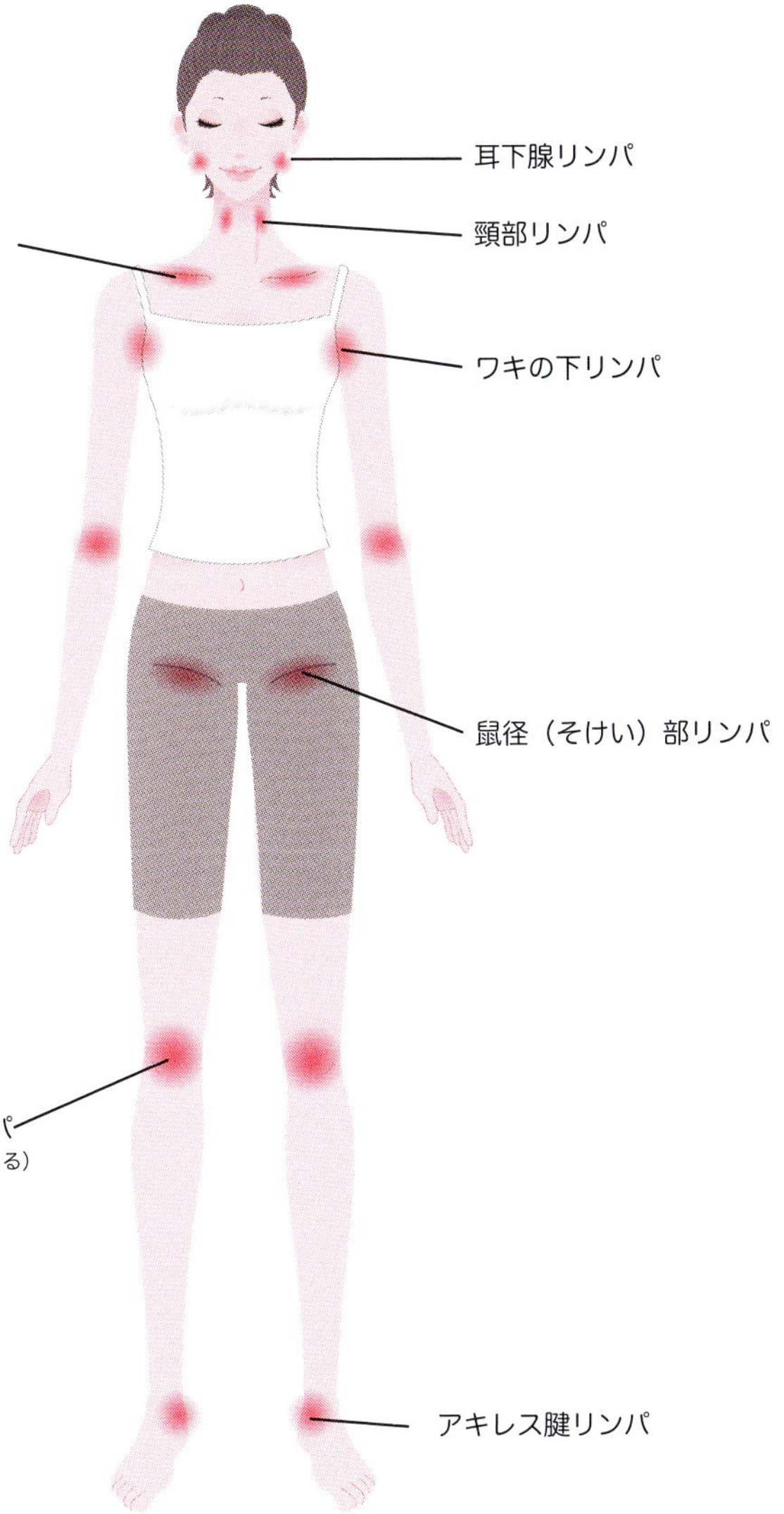

体全体のリンパの大事なポイントは、首リンパ、腋（ワキ）の下リンパ、鼠径《そけい》部リンパの3つです。

私たちの**皮膚のあらゆる部分は内臓などの諸器官と関係**しています。ですから皮膚を刺激することによって、内臓の器官を調整することができるのです。これこそが「経絡」にも深く関わり、発展した細胞をみずみずしく若返らせる全身美容法なのです。

リンパも経絡の流れと相互関係があります。

特に最近の女性の方のために言っておきたいのはリンパの流れをよくする注意ポイントは、なにより体の末端でもある足と手をもみ、全身の循環をよくし、体を冷やさないこと。

冷えは女性の大敵です。**小顔になるには体の循環をよくしてあげる**こと。ヨガのポーズもリンパ刺激にかなっているのは体をあたためるからです。覚えておいてくださいね。

小顔の大敵、むくみ解消マッサージ

リンパを刺激するのは、体の不調を解消することにつながります。

私たちの顔に出た症状は、往々にして内臓や内分泌器官の異常や機能低下が原因になっていることを知っているでしょうか？

たとえば、小顔の大敵、顔のむくみは重要な病気のシグナルになることがあります。具体的に上まぶたがむくむ場合は腎臓の機能低下のサインといえます。顔の左側だけがむくむのは、心臓に危険信号が点滅している合図です。もし、いつまでもむくみが消えなかったら、医師の診察を受けるべきでしょう。ここでは、「むくみ」についてのリンパ・マッサージの方法を特に、ひと足早くご紹介します。

顔にある「腎臓」のポイントをマッサージすれば、腎臓の機能が改善する手助けになり、顔のむくみも解消していきます（マッサージのテクニックについては、このあとに基本を詳しく紹介しますので読んでくださいね）。

顔のむくみ解消の
リンパ・マッサージ

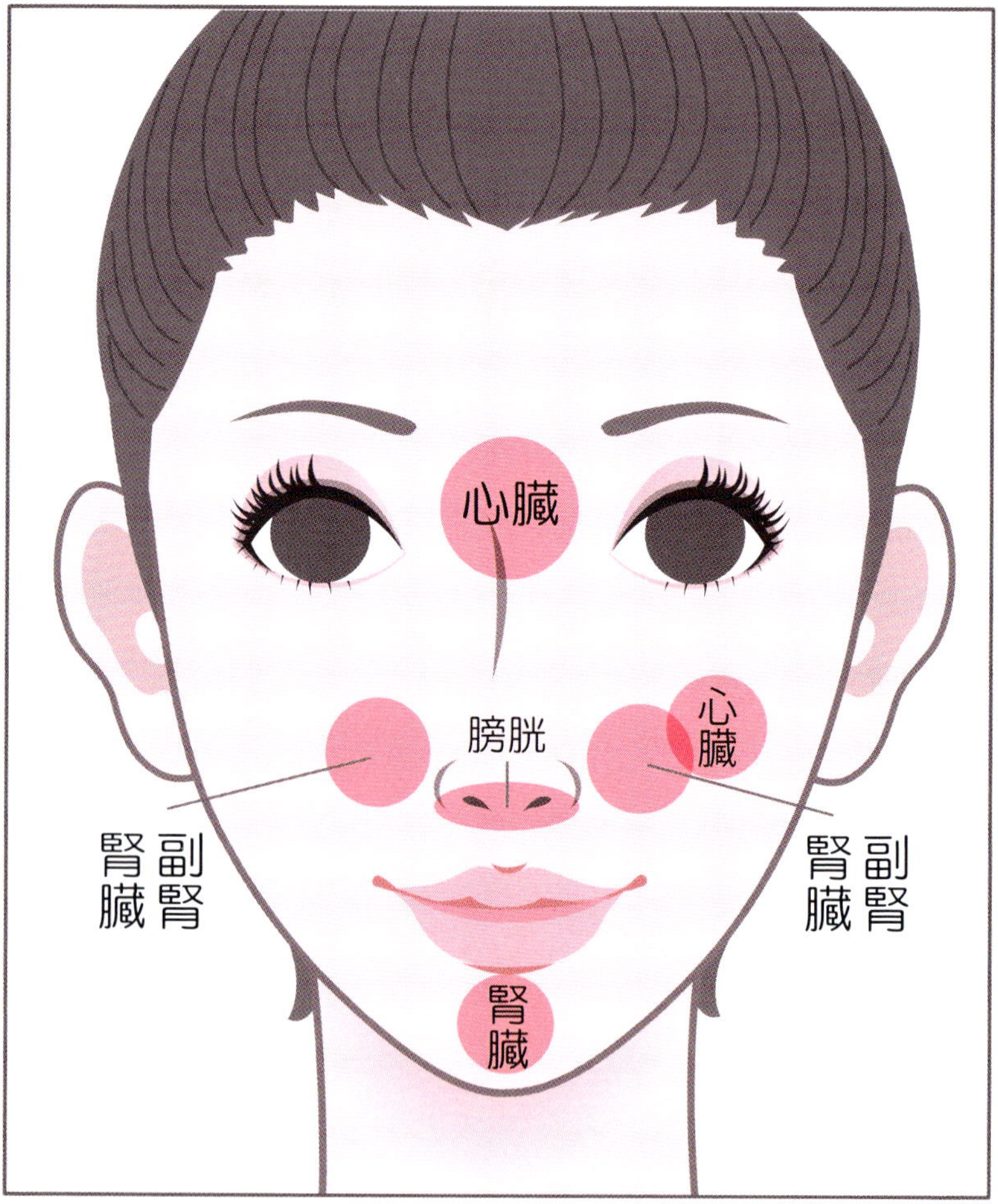

Point

眉間の下側とほほの「心臓」（左のみ）、ほほの「副腎・腎臓」鼻の頭「膀胱」を。

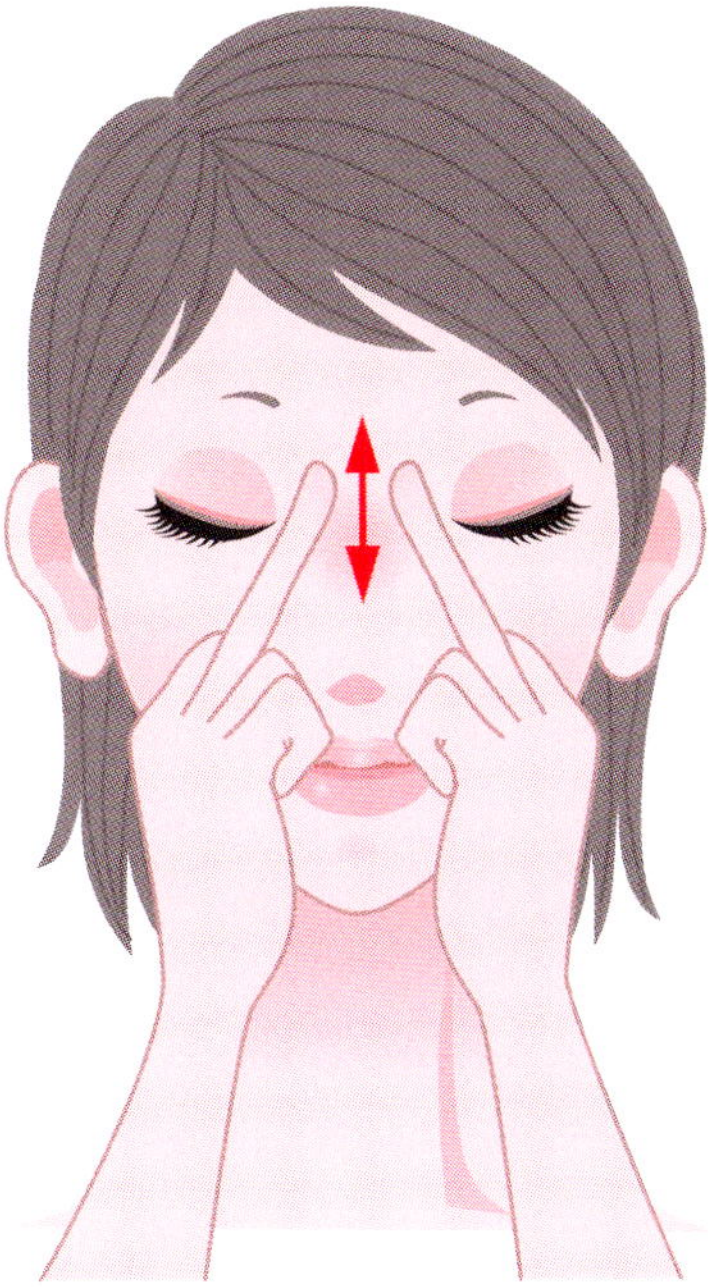

1

目と目の間を両手の中指で五分ほど上下に軽くマッサージ。

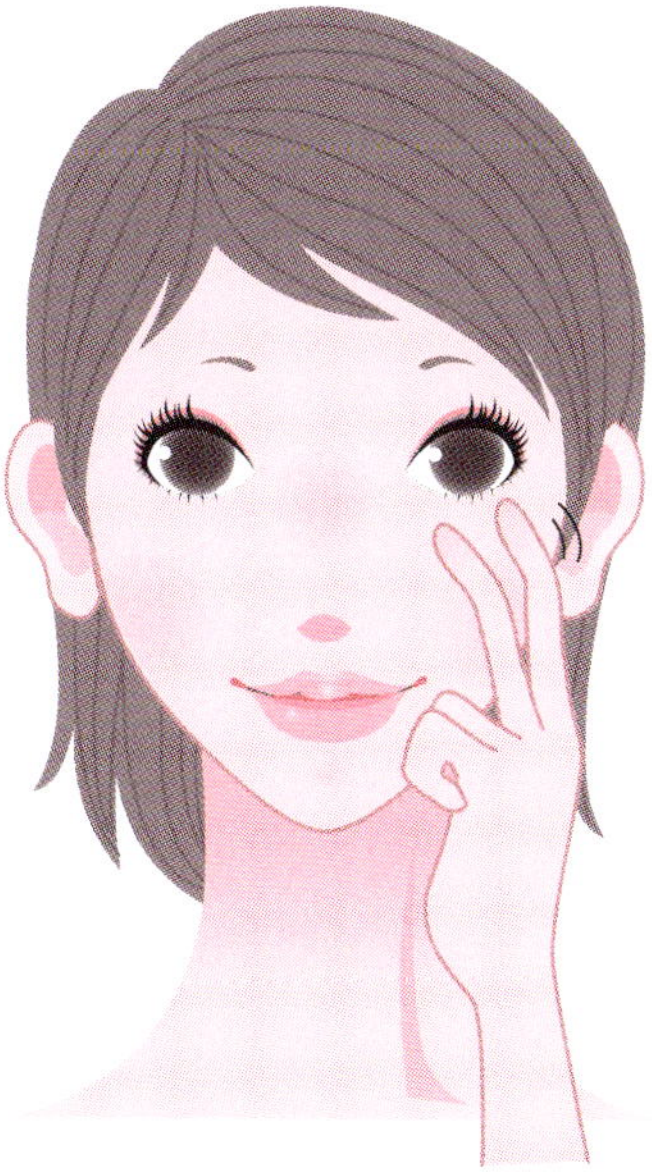

2

左の目の下の「心臓」を人差し指と中指で軽くたたく。五分ほど。

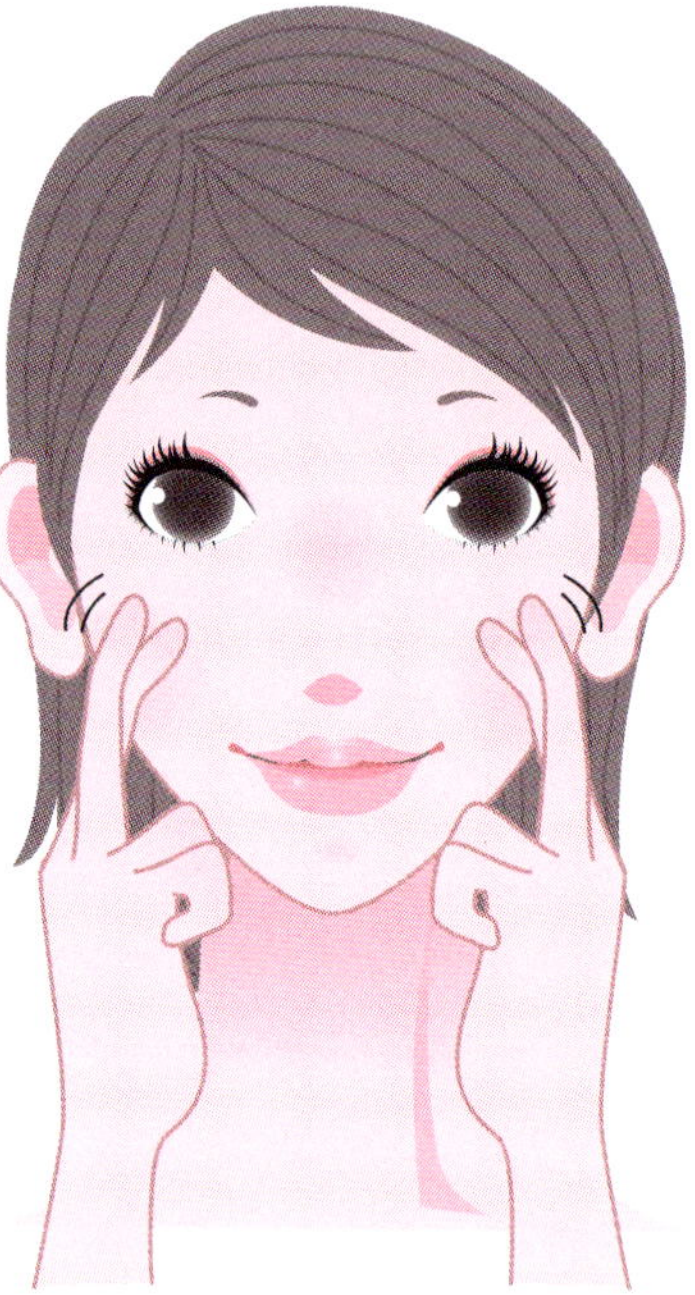

3

両側のほほを人差し指と中指で軽くたたく。軽くこすってもいい。

補助療法として、心臓の場合は左目の下と、目と目の間の2カ所。腎臓は両頬と口の下にポイントがあります。ここを1回に約5分、丹念にマッサージします。また、むくみは尿の排泄と関係していますから、排泄機能を促進させる意味で鼻の頭にある膀胱のポイントをマッサージしましょう。

要は、**顔に現れた体内の症状を解消すれば、美しい肌や顔を取り戻しますよ**、といいたいのです。

またむくみをとるには、ヨガでも最高のポーズといわれる逆立ちがとてもいいのですが首に負荷をかけるので肩立ちのポーズで十分です。むくみをとると同時にホルモンも出るといわれます。リンパ刺激のポイントとして、**頭の中心〈百会〉を押す**のもよいでしょう。

さらに、むくみには、接骨木（にわとこ）を煎じて飲むと効果的です。利尿及び解毒作用があるのです。また、トウモロコシの毛、スイカ、キュウリなどが「利尿剤」の一つとして使われてきましたが、ドクダミもいいです。昔からの伝統的な生活の知恵で、小豆や黒豆を煎じてむくみを取っていたのは〝おばあちゃんの知恵〟でした。

また、**足の裏のリンパ・マッサージ**（『世界一やさしい速効デトックス』〈小社刊〉）**も内臓に作用し、便秘を解消させる働き**があります。**その上、顔のむくみを取り、小顔になる効果**もありますから合わせてやってみてください。

顔のリンパ・マッサージ6つの基本テクニック

顔のリンパ・マッサージでは、次の6つの手法を用います。これらは主に指使いの基本で、顔のリンパ・マッサージをする際には、これらの方法がもっともやりやすい方法です。

もみ方の原則は前で述べたように「下から上」が原則ですが、実際にマッサージをしてみて、自分なりにやりやすい方法が見つかったら、それを優先させてください。自分で工夫し、自分に合ったマッサージをすることが大切なのです。

テクニック1　人差し指、中指、薬指の三本の指を使います。各指は伸ばしたまま、小さく回転させるように肌を刺激します。基本的に顔全体をマッサージする場合は両手で、特定の場所をマッサージする場合は片手を使います。

テクニック2　手のひらや指全体でこすります。これはエステなどで使用さ

基本テクニック1・2・3

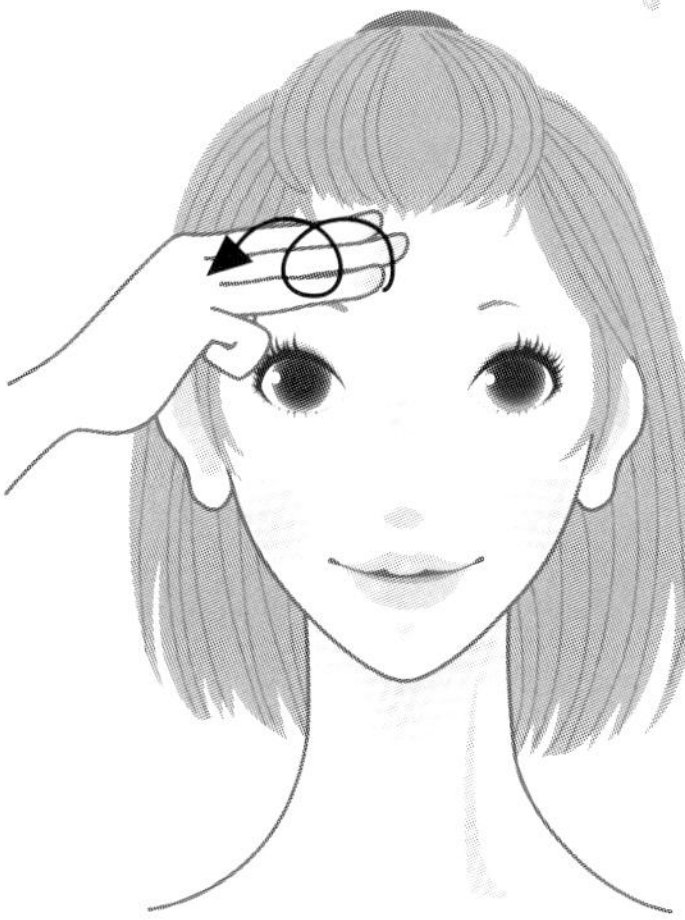

テクニック1
この方法は額や頬などをマッサージするのに適しています。眉間をこする場合は両中指だけを使うと、やりやすくなります。

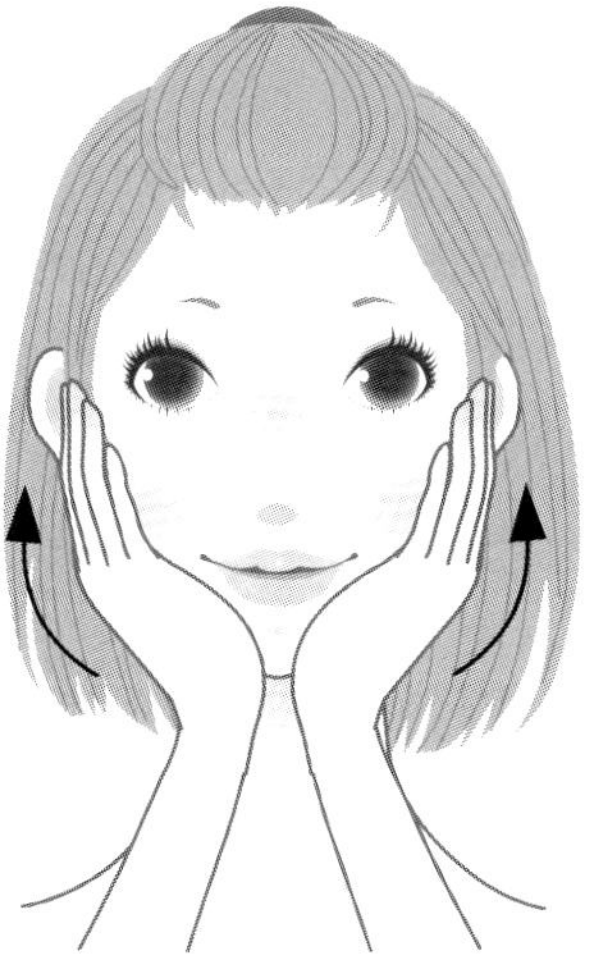

テクニック2
これは額や頬、のど、首筋などをマッサージするのに適しています。

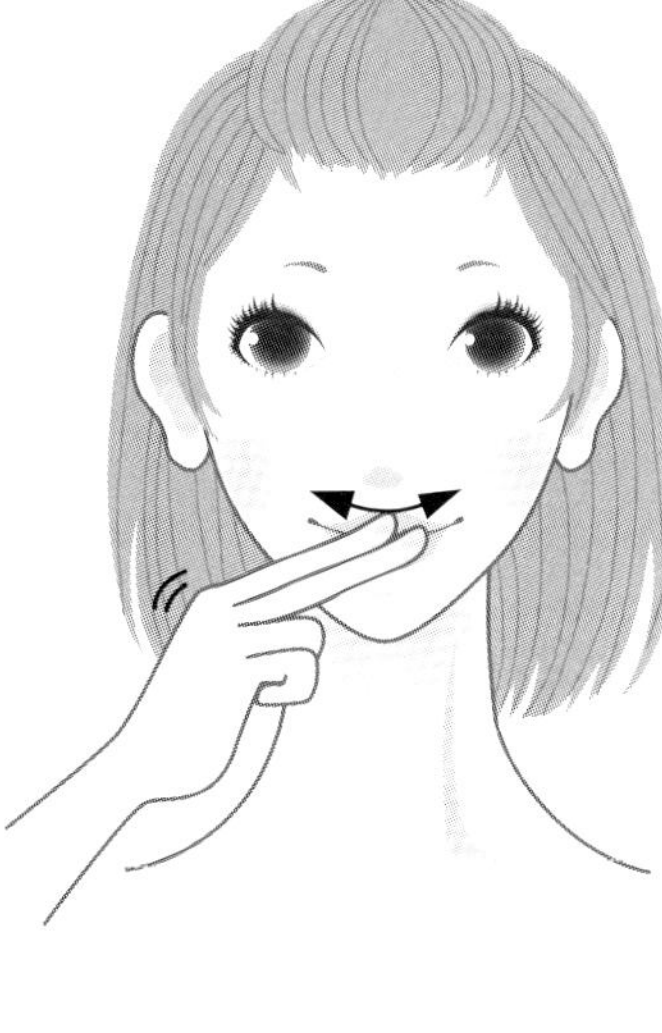

テクニック3
額や鼻の下などのマッサージに適しています。

れている方法で、たとえば顔のたるみには、ほうれい線をとるために丸く顔を引き上げるように、指先を使ってマッサージするといいですよ。

テクニック3 中指と薬指を中心に揃え、横にさすります。

テクニック4 中指と薬指で交互に軽くたたきます。リズミカルに軽くたたいてください。

テクニック5 親指と人差し指で、皮膚を軽くつまみます。

テクニック6 人差し指一本で軽くこする方法です。

この2章以降では、症状別、項目別に使用する指づかいを具体的に紹介していますが、これも自分でやりやすい方法がわかったら、その方法でマッサージしてかまいません。ただし、注意していただきたいのは強すぎないようにすることです。あくまでも軽く行うのがコツだということを、あらかじめお伝えしておきます。

また、リンパ・マッサージで説明するときの指の使い方は、原則として「二本指は人差し指と中指」、「三本は人差し指・中指・薬指」、「四本は親指以外の全部」と考えてください。

基本テクニック4・5・6

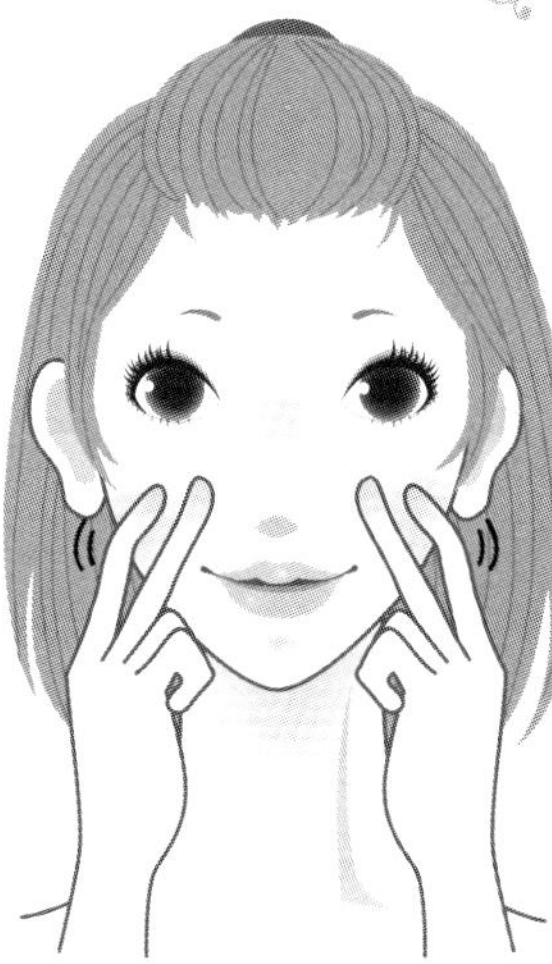

テクニック4
これは頬をはじめ、顔全体をマッサージするときに向いています。

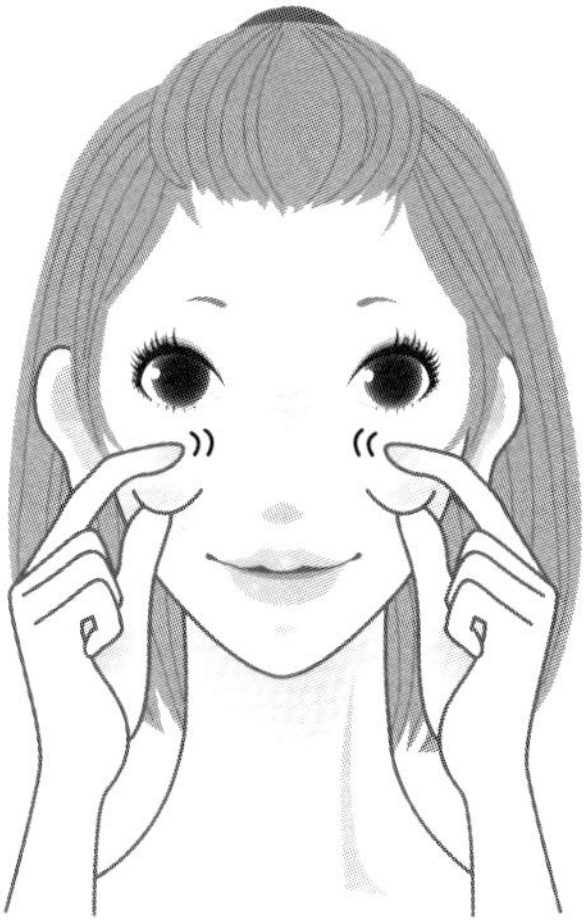

テクニック5
これは顔全体をはじめ、どの部分をマッサージするのにも使えます。

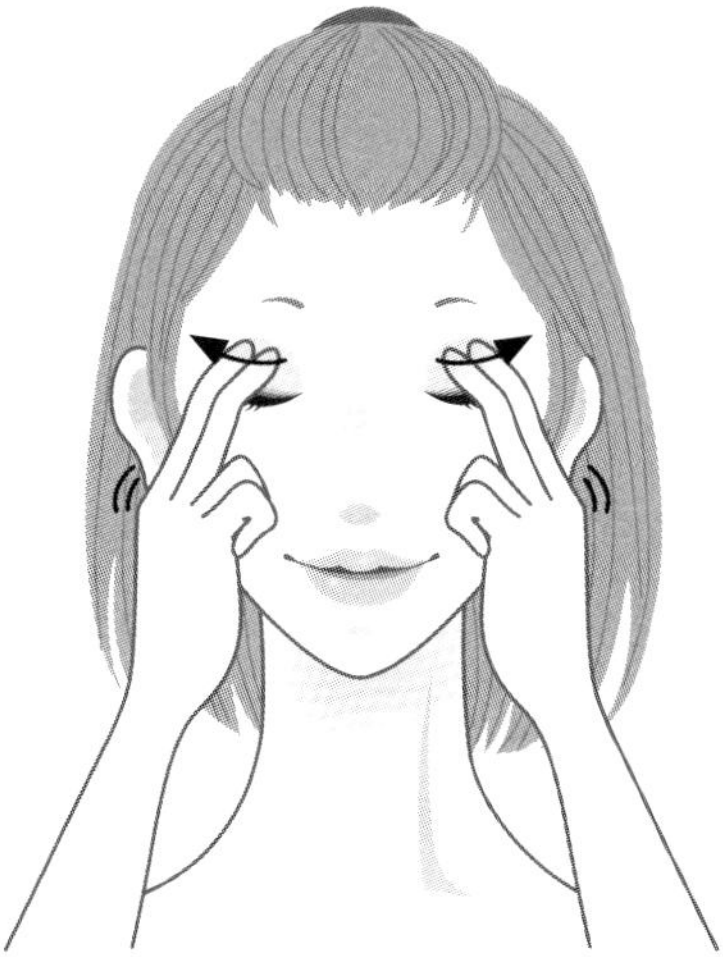

テクニック6
とくにまぶたや眉毛、唇などの部分に適しています。

1 オトナのニキビ対策には、このリンパを刺激する

成人になってもニキビに悩む人が増えています。ニキビは〝青春のシンボル〟といわれ、10代半ばに発症することが多かったのですが、最近は食生活の変化やストレスの増大で20代以降でも増えているのです。特に女性にとっては、誤って治療すると跡が残ってしまうという美顔上のやっかいな敵だけに、予防・治療には十分注意が必要になります。

ニキビを作る原因は、ホルモンの作用で皮脂腺の働きが過剰になるためです。女性の場合卵巣から微量のテストテトロンが分泌され、さらに副腎皮質から大量のホルモンが分泌されています。

それを防ぐには「脳下垂体」「甲状腺」「副腎」などホルモンに関係する「内分泌系」や「消化器系」のリンパ・マッサージが効果的で、ニキビ肌を美肌に変えます。

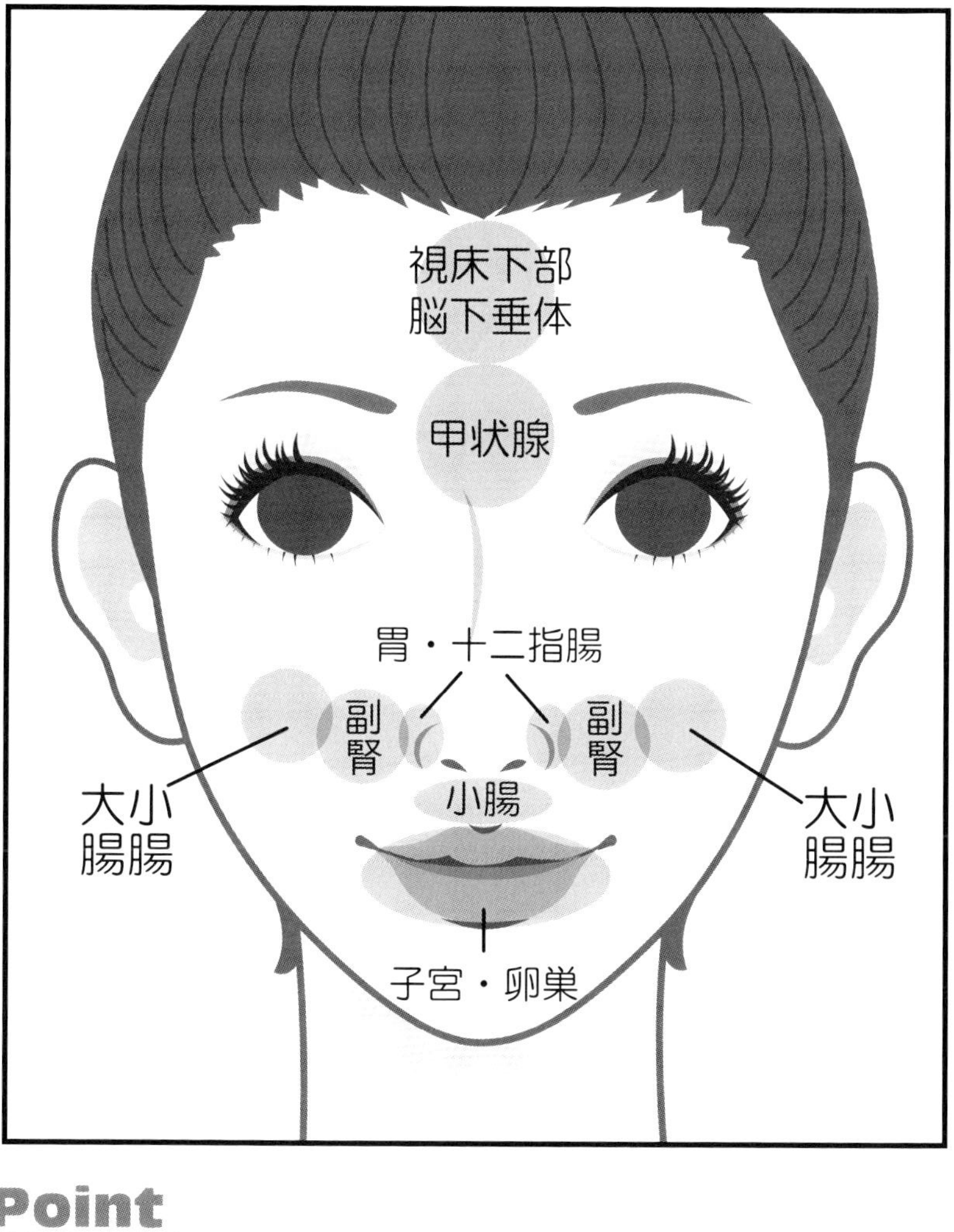

Point

額の「脳下垂体」、眉間の「甲状腺」、ほほ全体、唇の「子宮・卵巣」のゾーン。

ニキビを退治するリンパ・マッサージ

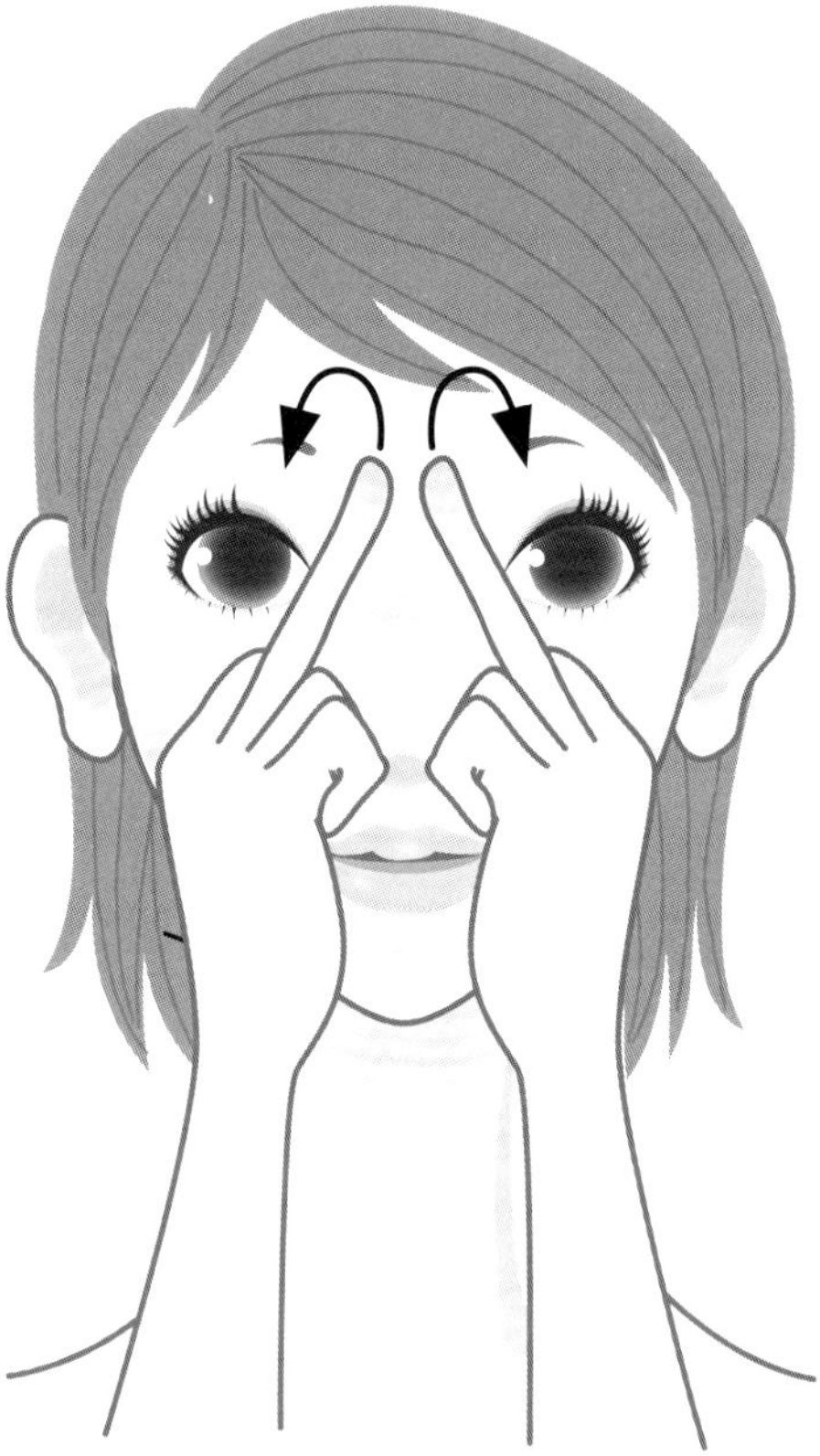

1

眉の間から額までを両手の中指で。円を描くようにマッサージ。

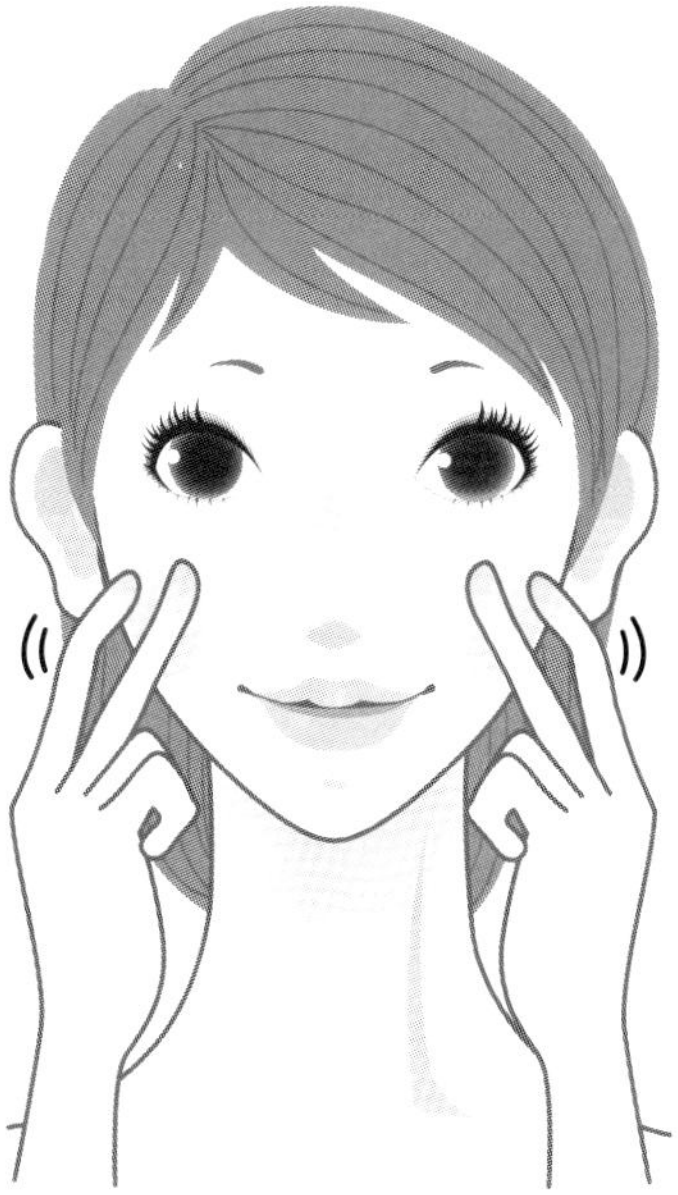

2

鼻の両側とほほを人差し指と中指で交互に軽くたたく。

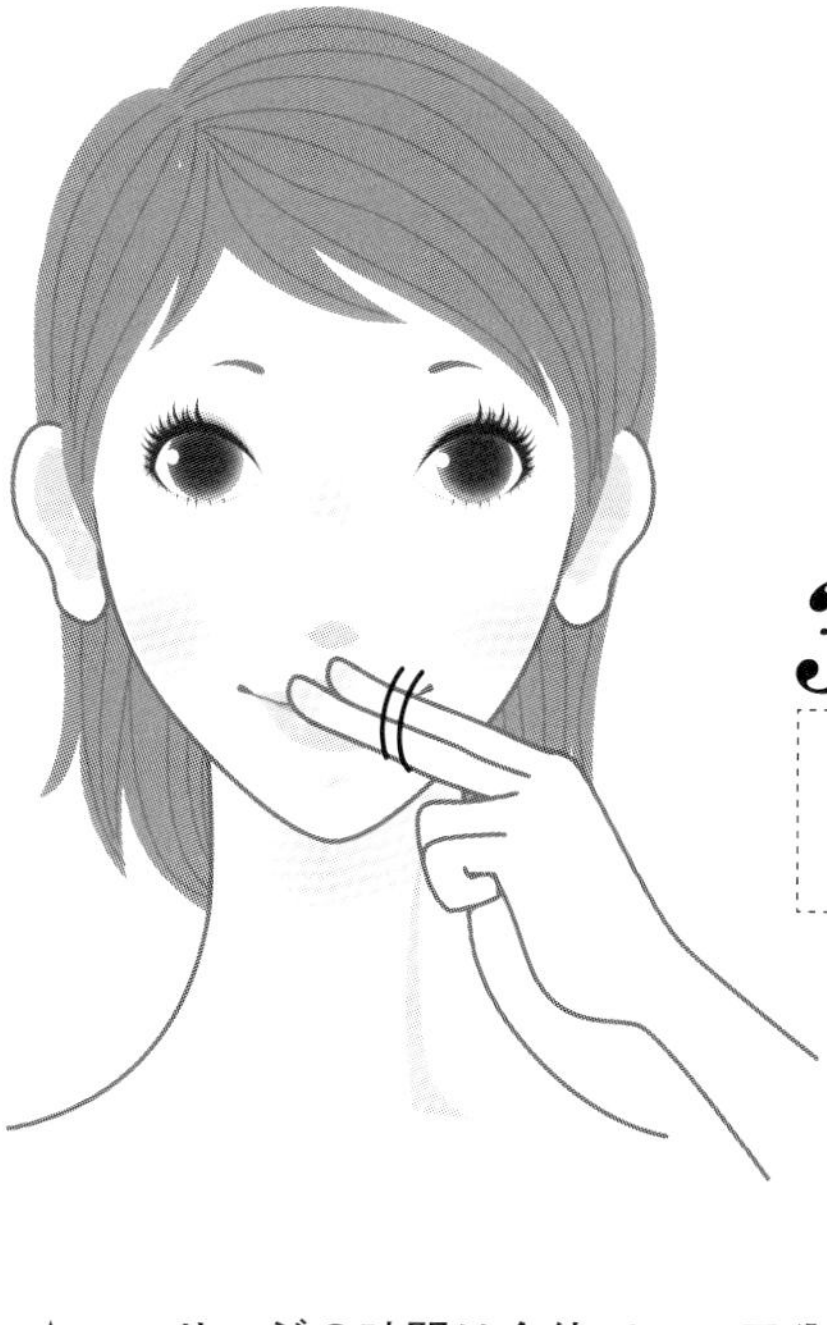

3

鼻の下と唇全体を、人差し指と中指で軽くこする。

★マッサージの時間は全体で三～五分ほどが目安です。
★指は原則として「二本指……人差し指と中指」、「三本……人差し指・中指・薬指」、「四本……親指以外の全部」と考えてください。

2 若々しい美肌に、シミを作らせないリンパ・マッサージ

ある日、鏡に映る自分の顔に新たなシミを発見したら……。このショックは年齢を問わず大きいもの。特に女性にとっては容赦なく「老い」を宣告されるのと等しいのです。

シミは加齢による新陳代謝の低下によって起こります。皮膚の老廃物が処理できず、それが皮膚に固定されることによってシミという跡が残るのです。ホルモンには皮膚を日光によって過敏に反応させる働きがあります。紫外線を浴びるとシミができやすいのはこのためなのです。

したがって、シミの予防には紫外線対策が欠かせません。とにかく紫外線を避けること。また、もう一つの原因である肝臓の機能低下にも注意が必要です。シミは漢字で「肝斑」と書きますが、肝の字が使われているように肝臓の解毒作用が低下すると有害物質が皮膚に沈着し、これがシミの原因になります。

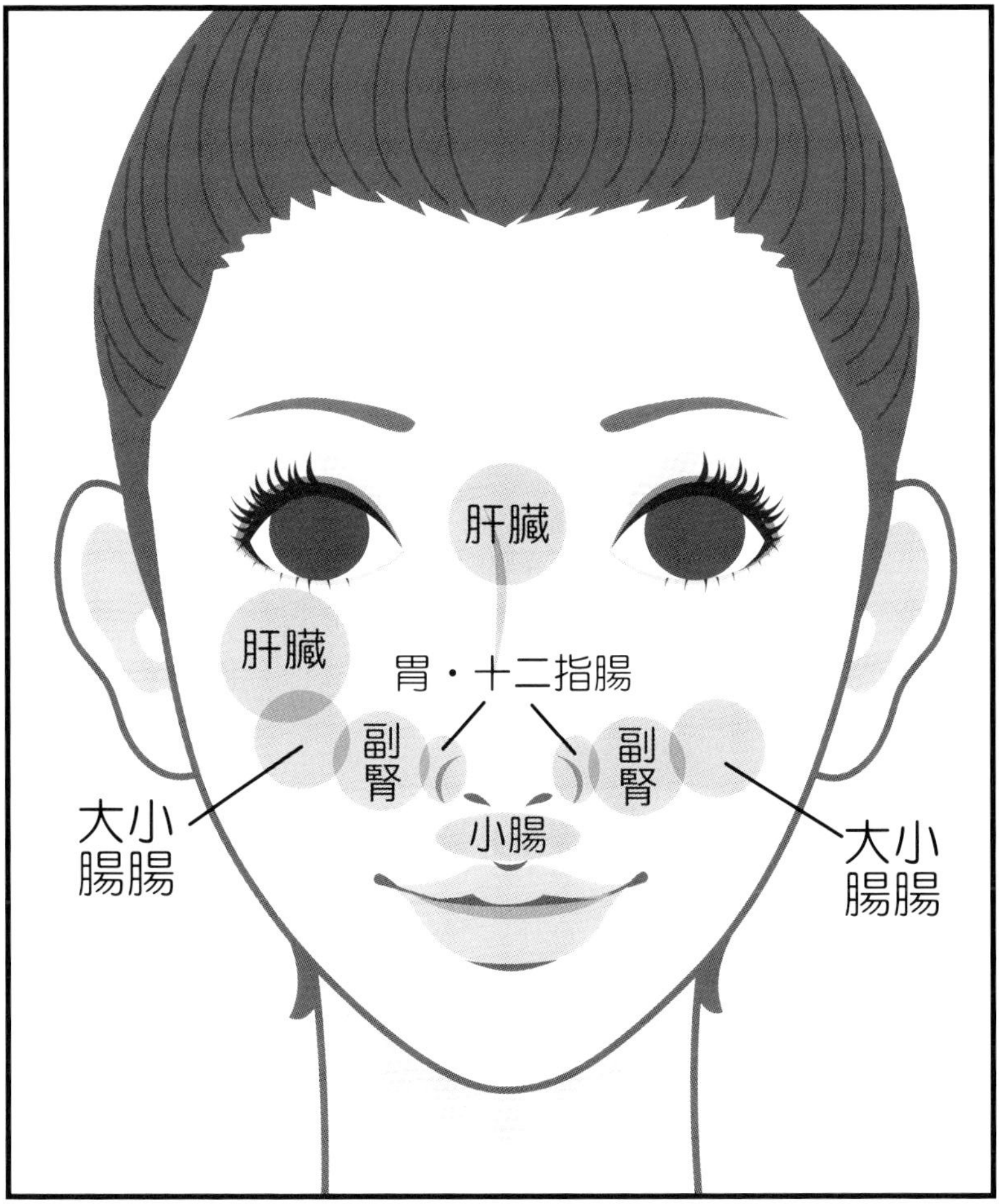

Point

眉間下側と右目下の「肝臓」ほほの「副腎」「小腸・大腸」「胃」鼻の下の「小腸」を。

シミを取るリンパ・マッサージ

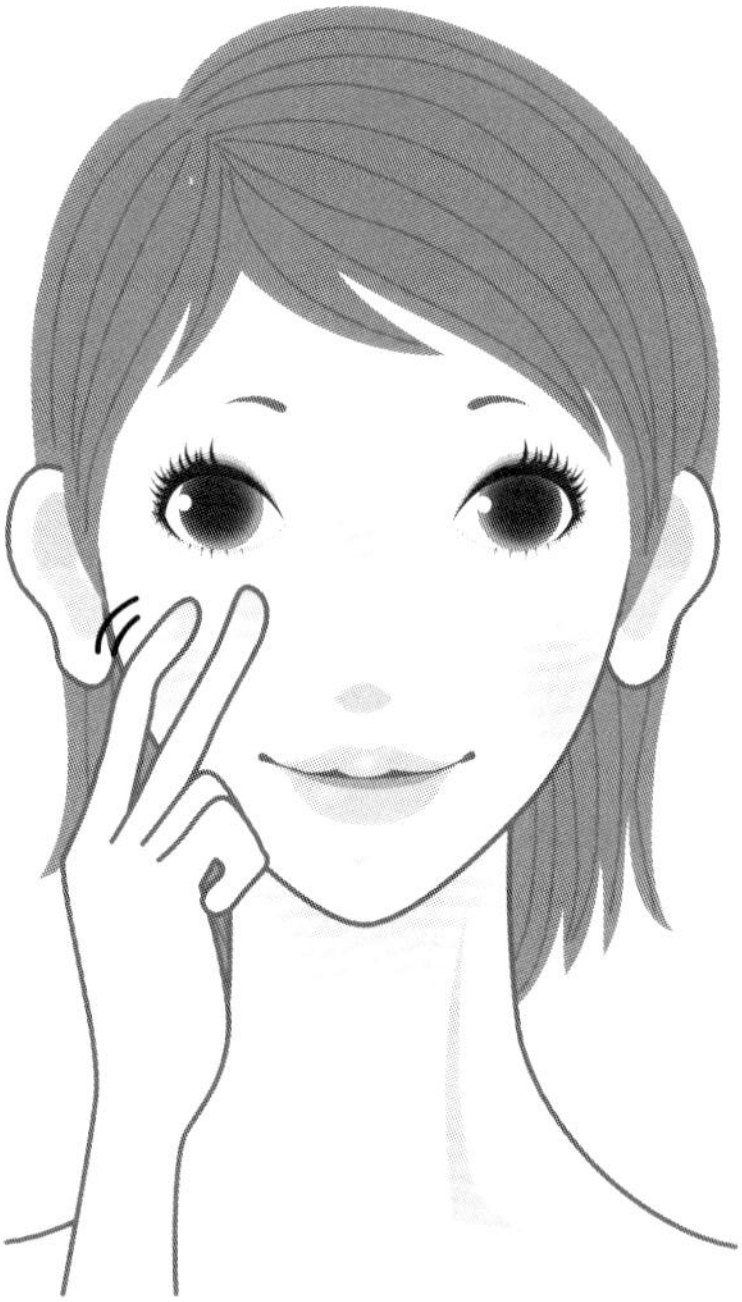

1

両眼の間と、右目の下を人差し指と中指で交互にたたく。

シミ対策には肝臓に関係するリンパ部分を十分にマッサージし、肝機能を活性化させ、解毒作用を高めることが不可欠です。

ビタミンCを摂り、鮫のあぶら―スクワランをぬってマッサージするといいでしょう。これこそが、まさに美肌マッサージの極意といえます。

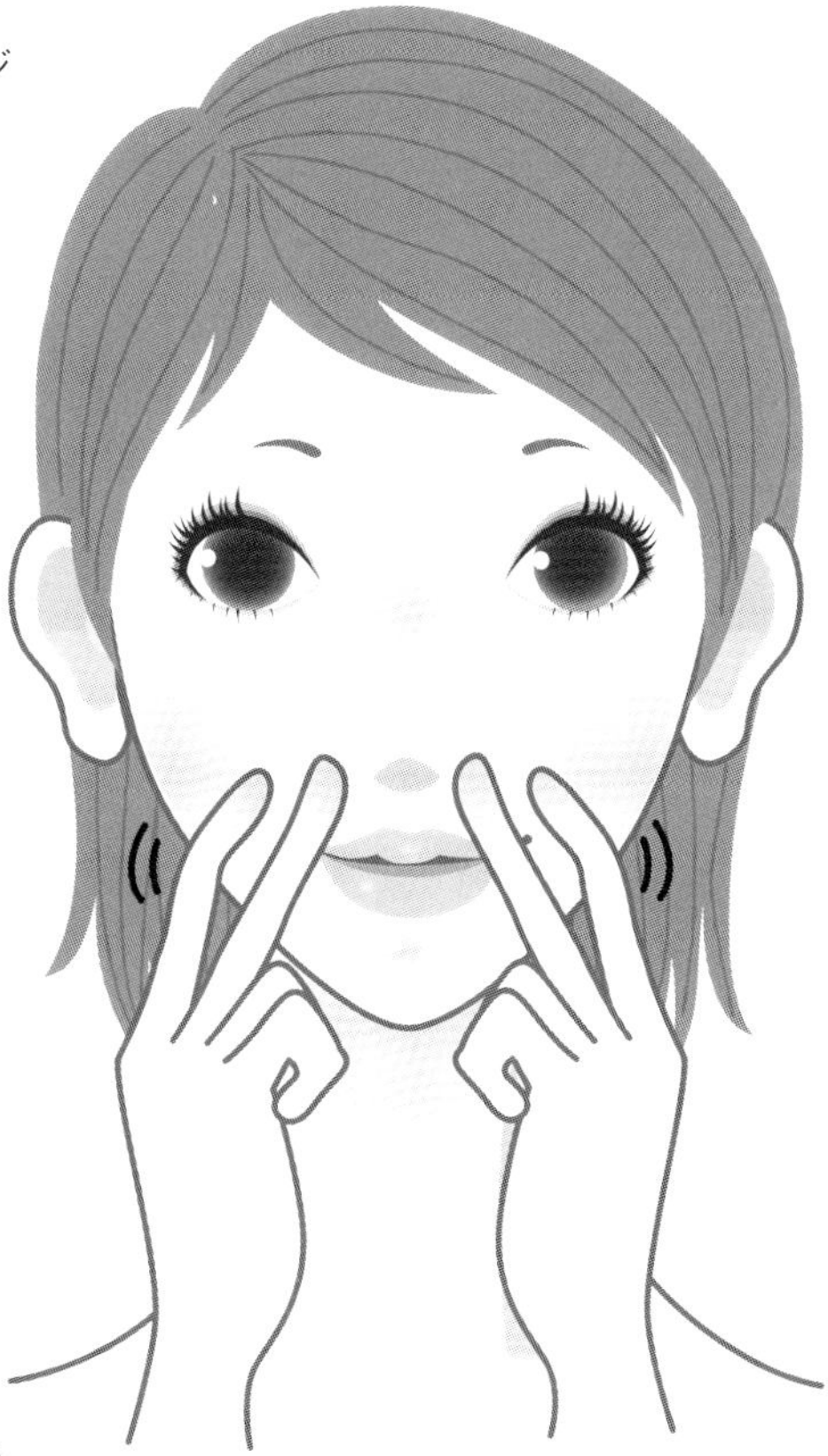

2

鼻の両側とほほを人差し指と中指で交互に軽くたたく。こすってもいい。

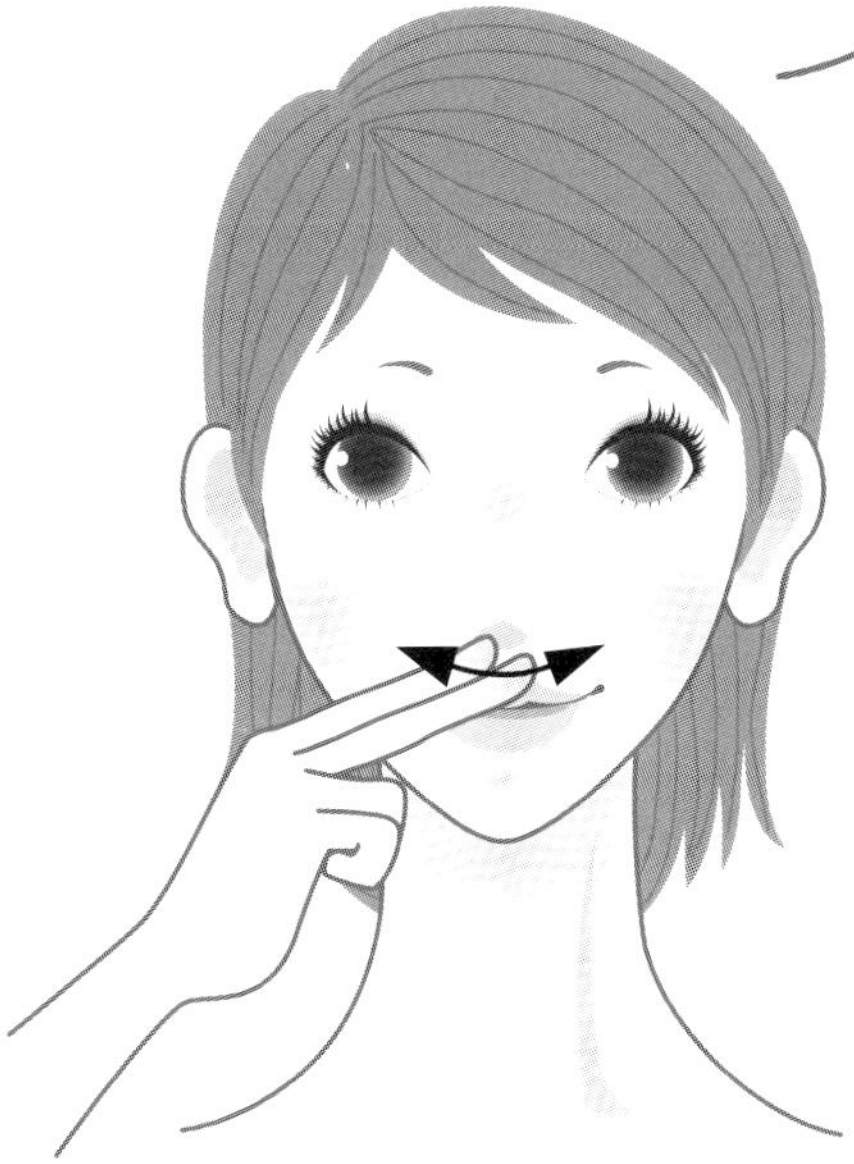

3

鼻と唇の間を、人差し指と中指で軽くこする。「小腸」のゾーン。

3 目の下のクマを消す根治《こんじ》対策と緊急撃退テクニック

徹夜をしたり、仕事や遊びすぎて疲れたりしたときに現れるのが目の下のクマ。いくらマスカラを塗り、パッチリした目にメイクアップしても目の下に黒いクマができていては、魅力的な顔にはなりません。

困ったことに、クマはストレスや睡眠不足などでも簡単にできてしまうので、油断していると年中クマのある「くすんだ顔」になってしまいます。(例外的に、クマを作るメイクアップが、アイシャドウのもとになったといわれています。)

クマの主な原因は睡眠不足や疲労、ストレスですが、これだけではありません。腎臓や副腎の働きが低下するとクマができやすくなるのです。しかも、「たかがクマ」とあなどっていると、黒ずみが定着し、さらに皮膚のたるみやシワの原因になってしまいます。

クマを解消させるためには当然、腎臓に好影響を及ぼすリンパ・マッサ

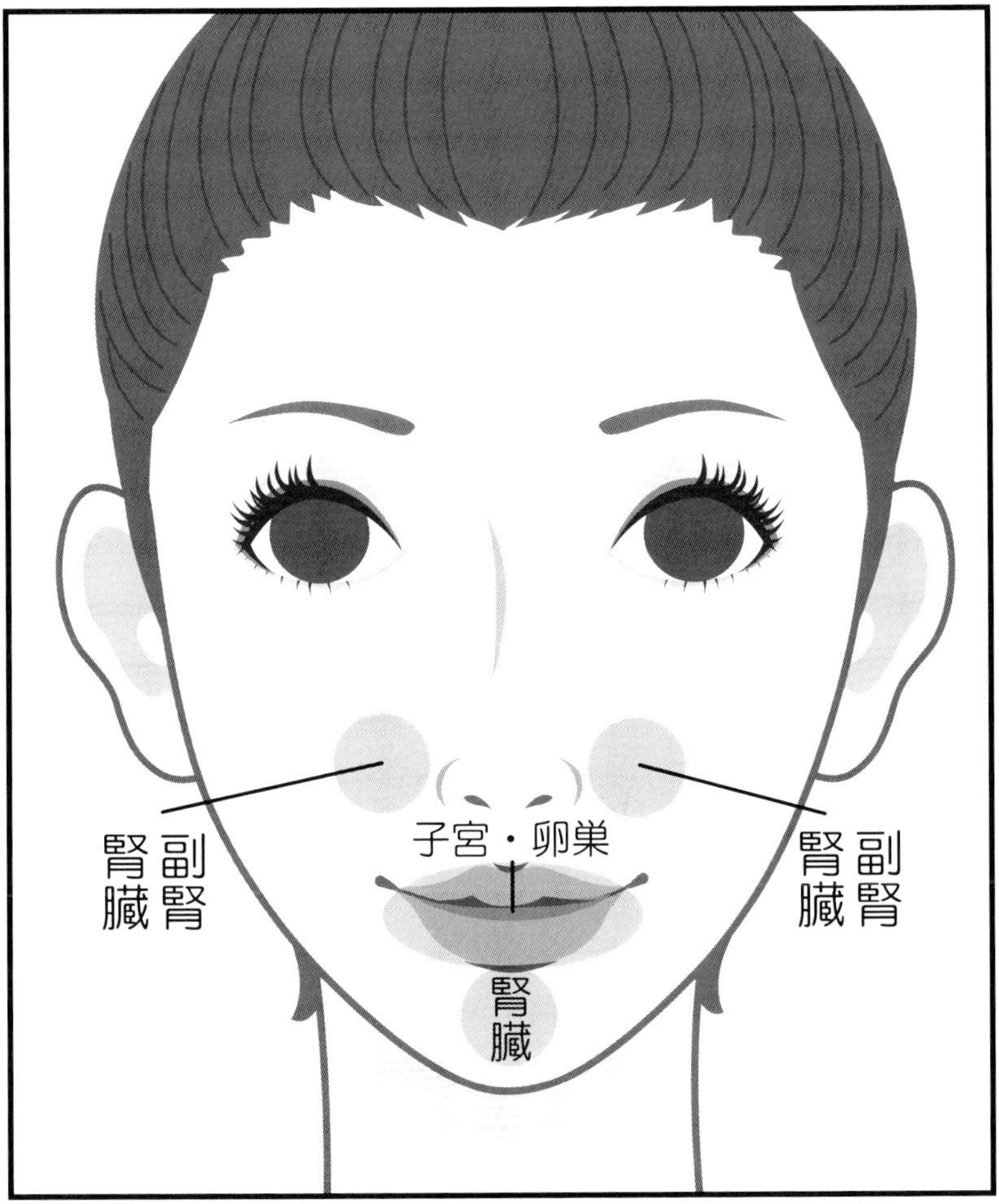

Point

両側のほほにある「副腎・腎臓」と唇の「子宮・卵巣」、口の下の「腎臓」を。

クマを防ぎ、美しい目へのリンパ・マッサージ

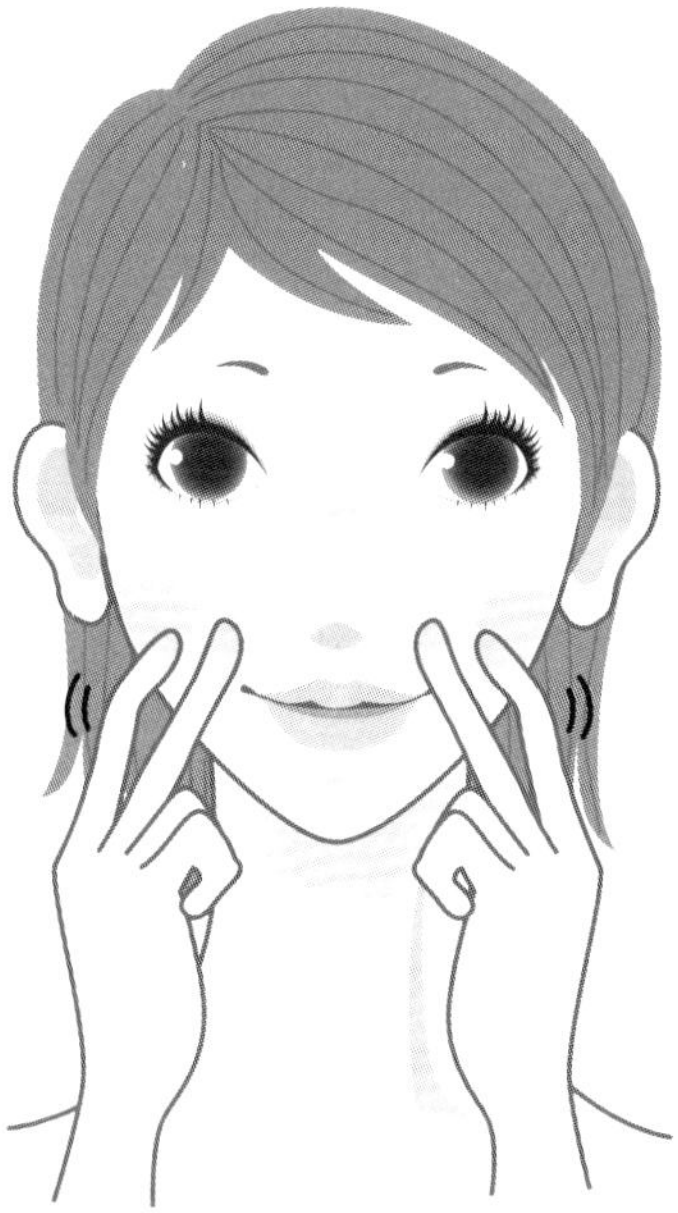

1

鼻の両側とほほを人差し指と中指で交互に軽くたたく。

ージが必要になりますが、併せて副腎や卵巣を刺激するリンパ・マッサージも重要になってきます。

クマを一時的に薄くさせるには、四〇度ほどの湯に浸したタオルを絞り、それで目の下を温め、次に冷たいタオルで冷やすと効果的。血行を促進して、新陳代謝をよくしていく刺激効果です。

〝応急手当〟としておすすめの方法です。

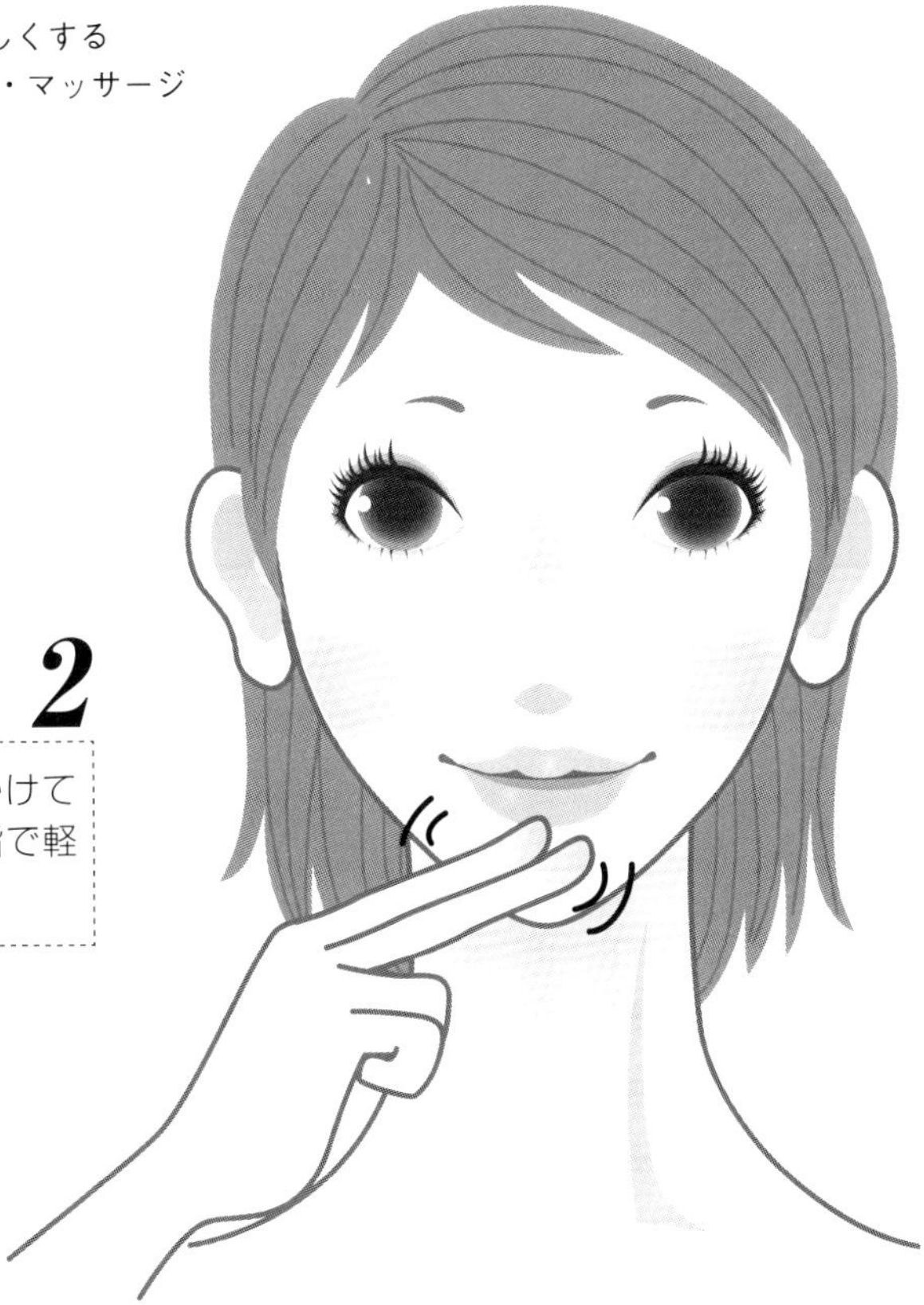

2

唇全体、口からあごにかけての部分を人差し指と中指で軽くこする。

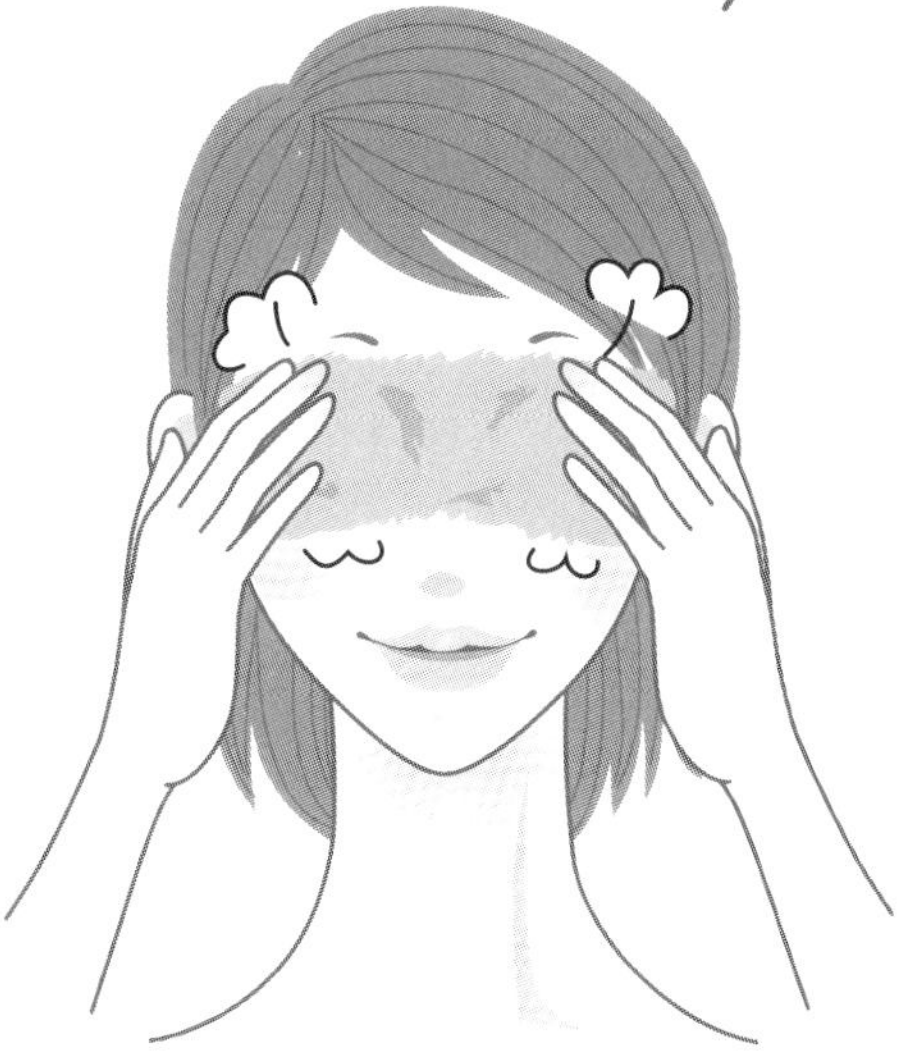

3

温かいタオルをまぶたに当て目のまわりの血行促進。そして冷やす。

4 顔のクスミを解消し、潤《うるお》いのある肌をつくるマッサージ

肌や顔の皮膚のクスミに悩む人が増えています。

「肌が何となく薄黒く見える。これって照明のせいかしら？」という〝症状〟が出たら、それは間違いなく肌のクスミです。

クスミの原因は黒色の色素であるメラニンの増加にあります。

仕事や家事などのストレスが増大するとメラニン色素の分泌が増え、クスミが増えるのです。

また、メラニンは副腎皮質とも関係しており、副腎皮質の機能が低下すると脳下垂体から副腎皮質刺激ホルモンが盛んに分泌されます。

すると、このとき一緒にメラニン細胞ができて、顔にクスミができてしまうのです。

また、便秘などで有害物質の排出が十分でない場合や肝機能の衰えによっても顔のクスミを招きます。

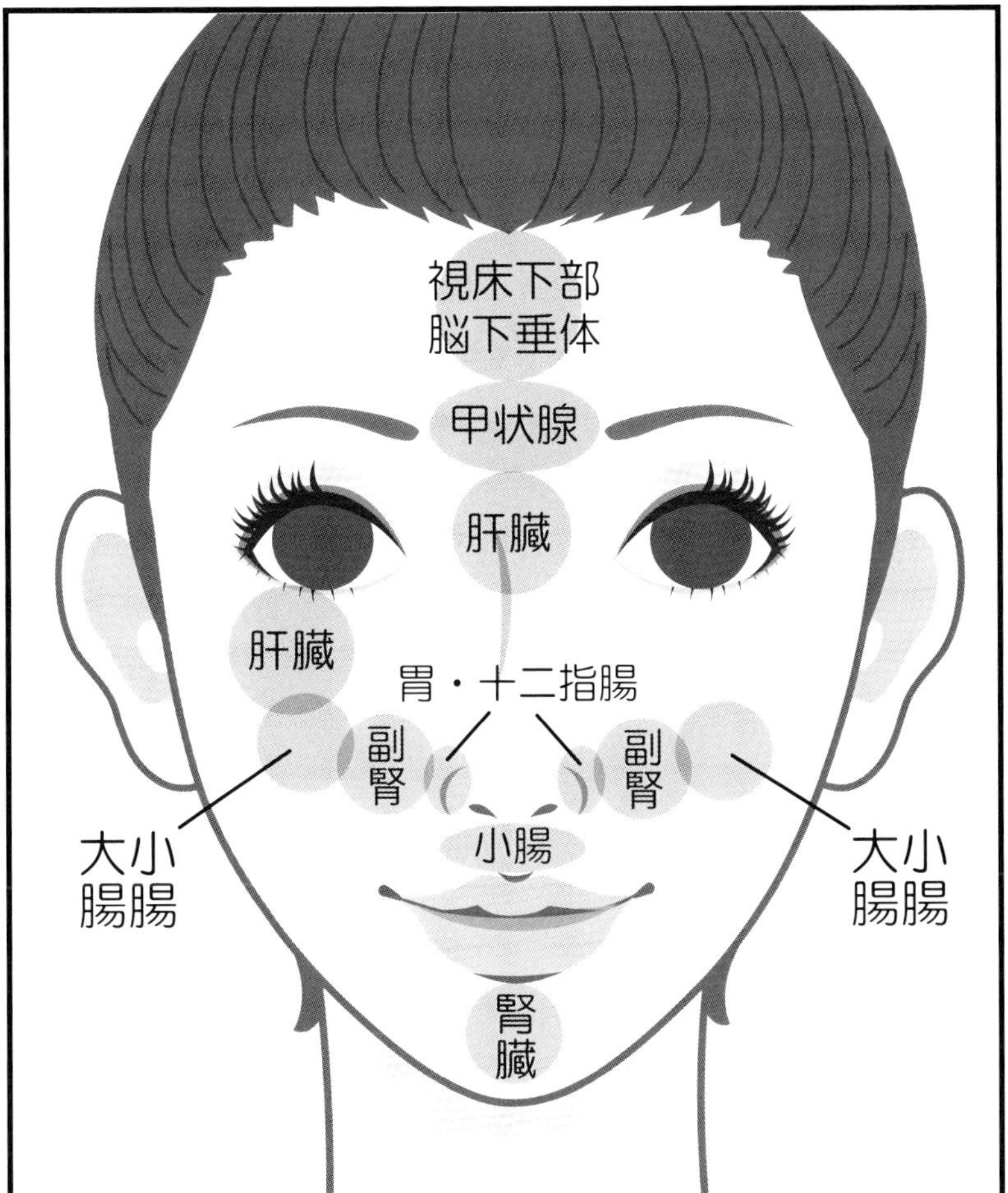

Point

額から眉間にかけての全体と、ほほの「副腎」「小腸・大腸」鼻の下の「小腸」を。

クスミをなくすリンパ・マッサージ

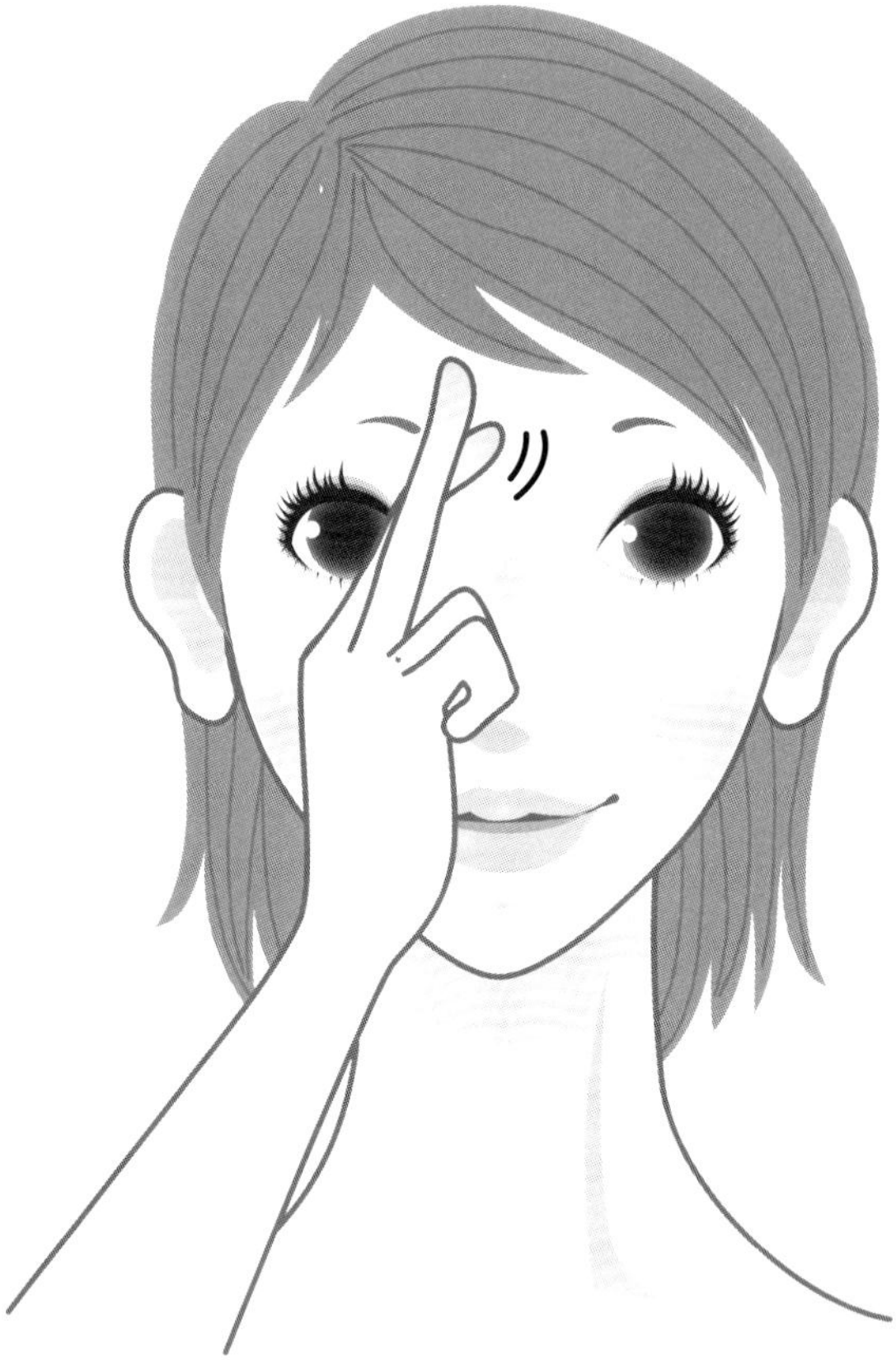

1

額をマッサージしたら、眉間と目の下を人差し指と中指で軽くたたく。

これらのクスミの原因を元から断つためには脳下垂体や甲状腺、副腎などの「内分泌系」、と小腸、大腸などの「消化器系」、さらには肝臓に作用するリンパ・マッサージが効果的です。

リンパの流れを正常に戻すマッサージを続ければ、顔のクスミがなくなるばかりか、潤いのある白い肌にすることも十分に可能なのです。

ぜひ、試してくださいね。

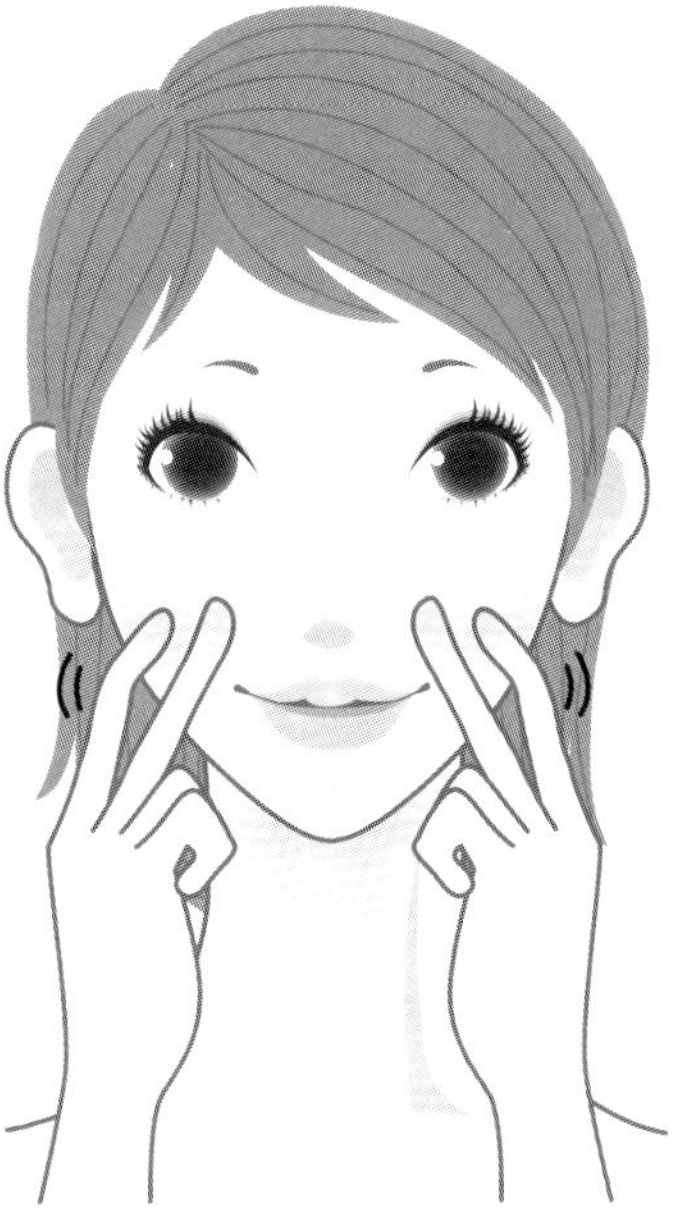

2

鼻の両側とほほを人差し指と中指で軽くたたく。こすってもいい。

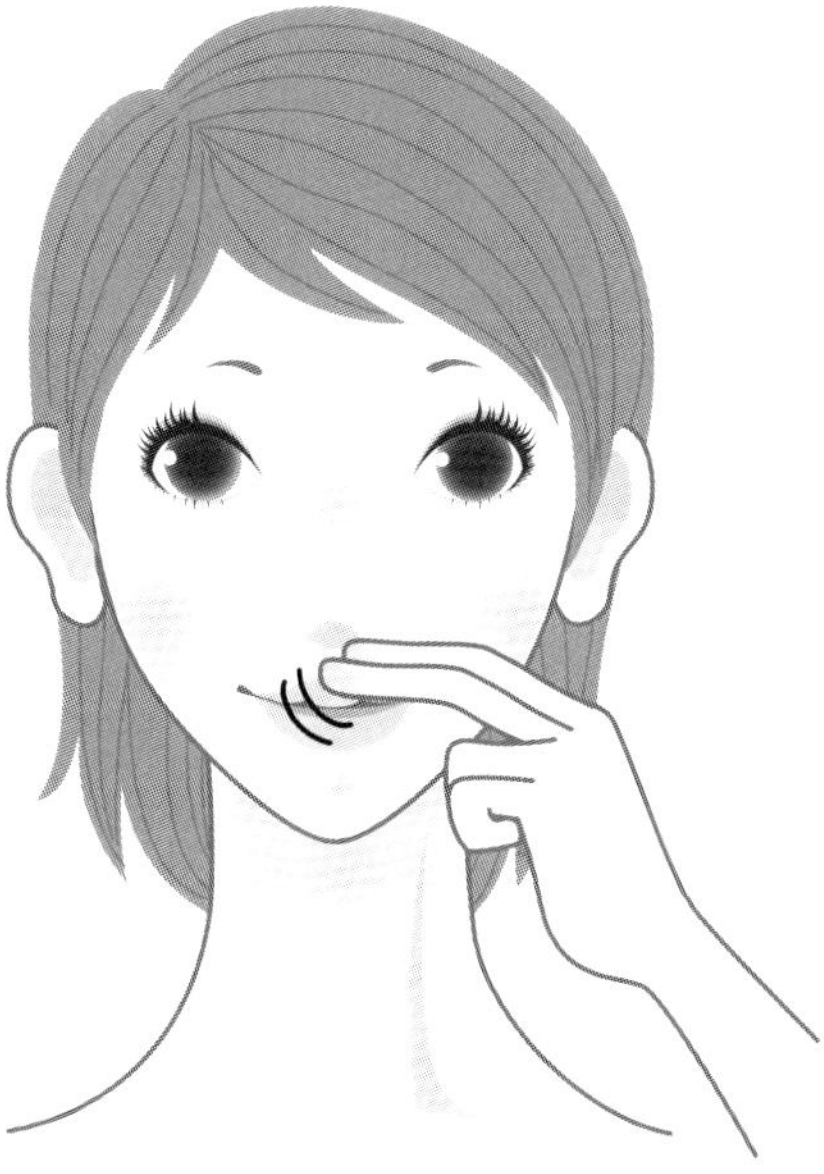

3

鼻と唇の間の「小腸」のゾーンを、人差し指と中指で軽くこする。

5 美肌の敵、アレルギーに勝つマッサージ

花粉症やアトピー性皮膚炎に悩む女性が年々増加しています。特に花粉症の症状は涙や鼻水が出るために、美容の大敵。せっかく入念にメイクをした顔も鼻水で「ぐしゅぐしゅ」になってしまいます。

花粉症に代表されるアレルギー症状は〝現代病〟の一種に数えられ、そのアレルゲン（アレルギーの原因物質）も花粉以外に卵やソバなどの食品、ハウスダスト、ペットの毛、金属などじつに種類が多く、その治療は困難をきわめています。

リンパ・マッサージでは、特にアレルギー症状と関係の深い「甲状腺」や「卵巣」「肝臓」「肺」「副腎」への刺激をメインに行います。

ことにアレルギー症状の主原因とされるストレスと関連する副腎へのマッサージは重要で、両頬の副腎のゾーンだけは、別に一分間ほどプラスして刺激を与えるとより効果的です。

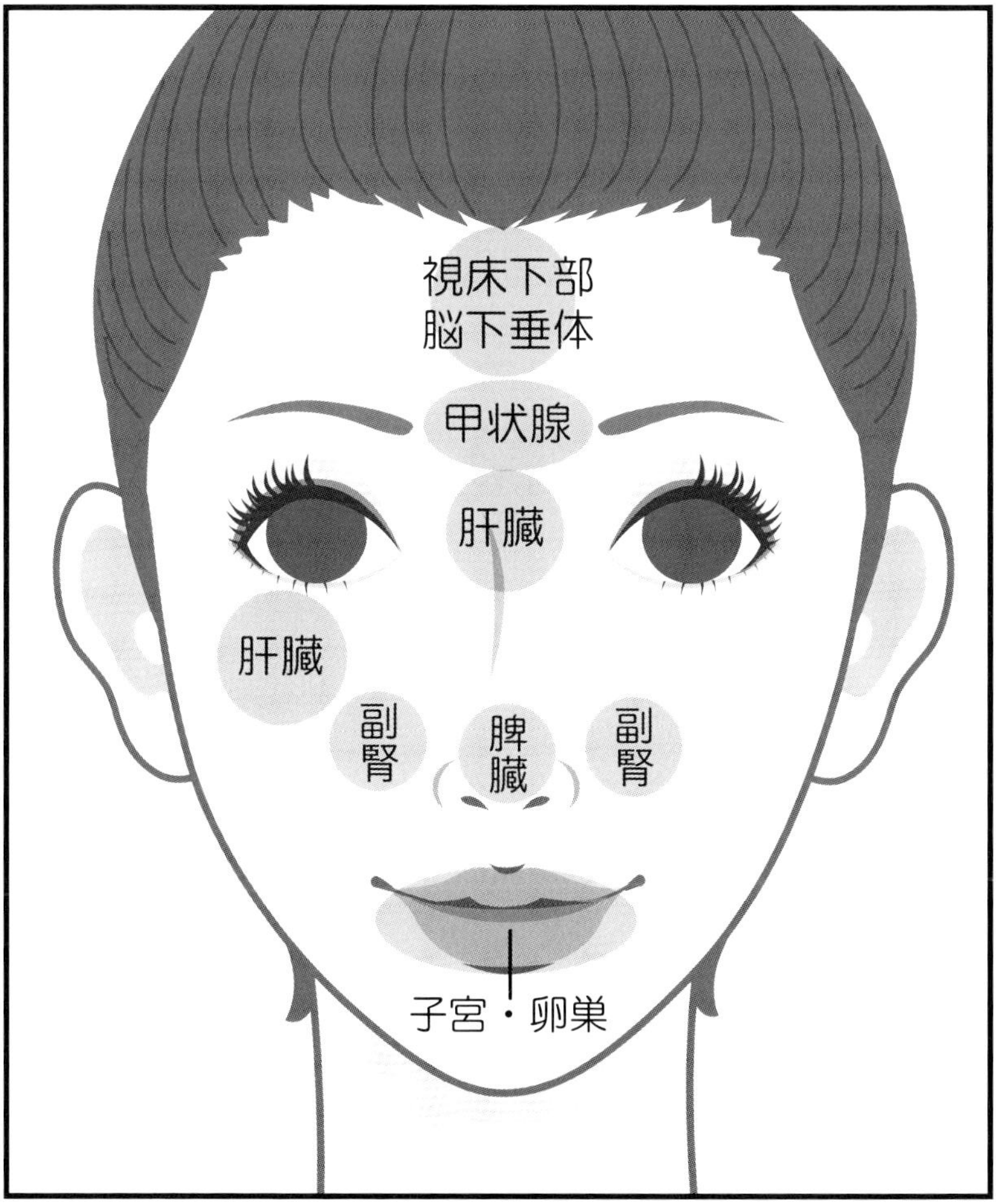

Point

ポイント　額、ほほをよくもんだら、鼻の頭の「脾臓」と唇の「子宮・卵巣」を。

肌荒れ、乾燥肌を防ぐ リンパ・マッサージ

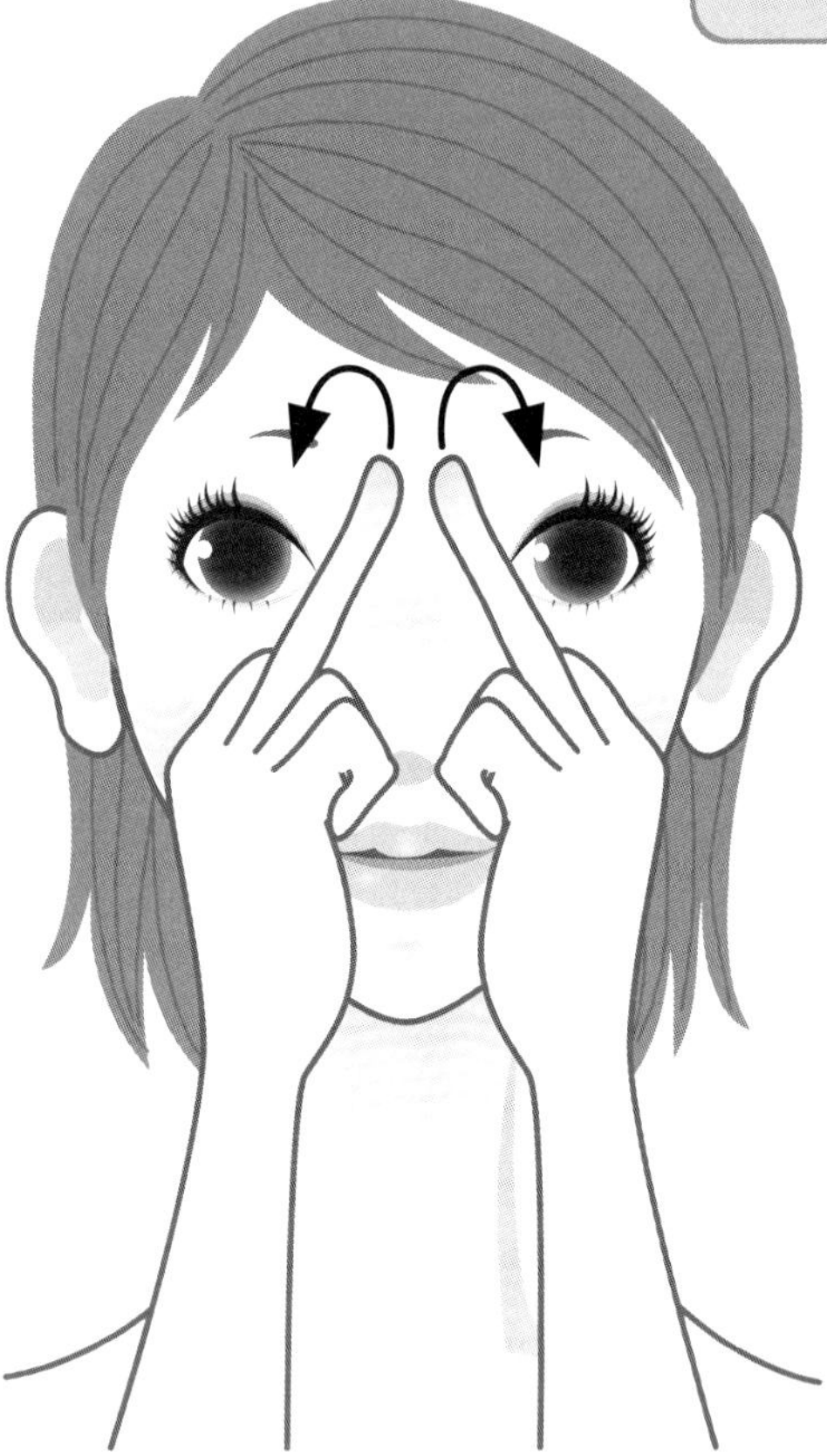

1

目の間から額にかけて、両手の中指で円を描くようにマッサージ。

花粉症で悩んでいる人は、花粉シーズンの一か月ほど前から、これらのリンパ・マッサージを行えば症状がずっとやわらぐので試してください。

花粉症で鼻水や鼻づまりがひどい場合は、「鼻づまり」の項で述べる鼻筋への刺激も併用するとより効果的です。

鼻づまりの解消は、スッキリしたさわやかな顔になるためにも大切です。

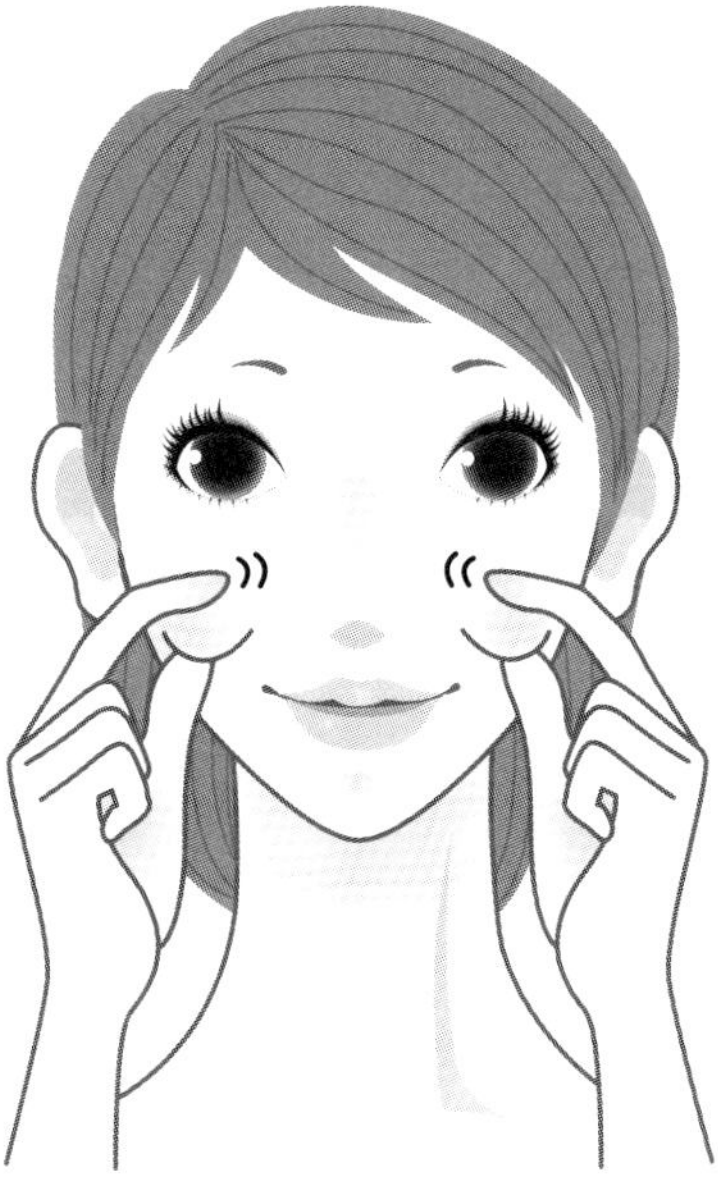

2

両ほほを二本指でつまむ。たたいても手のひら全体でもんでもいい。

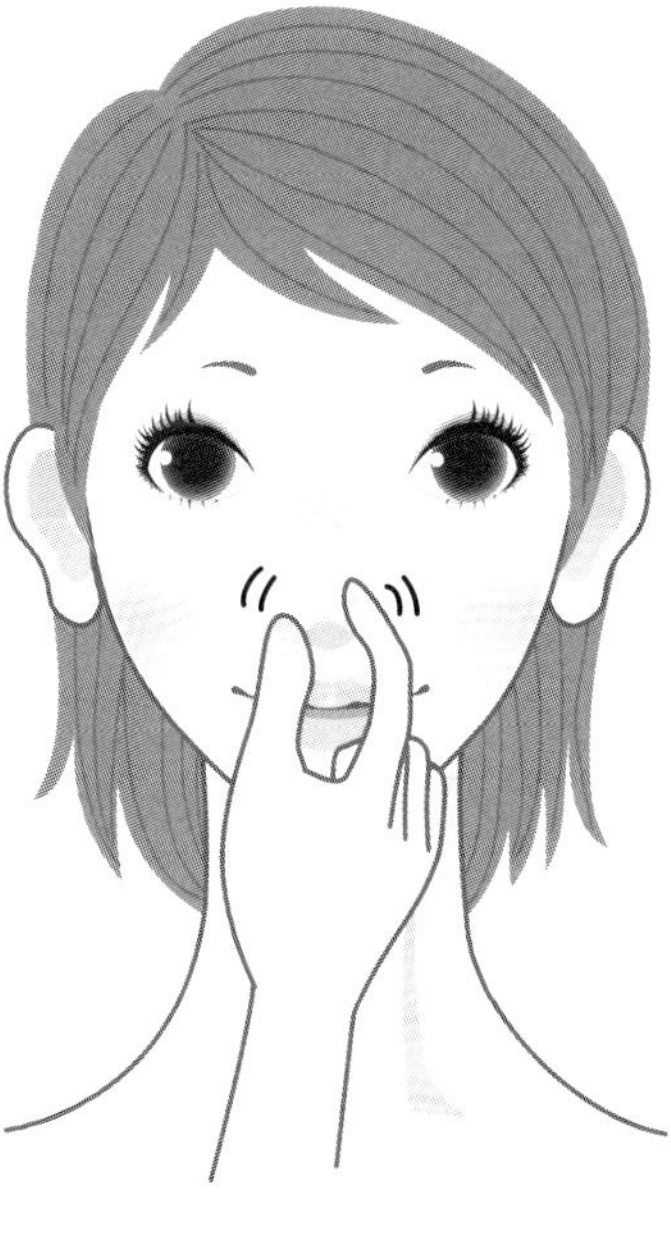

3

鼻の頭を軽くつまんでマッサージ。「脾臓」のゾーンを活性化。

6 しっとり美肌をつくる肌荒れ解消マッサージ

乾燥肌と脂性、この正反対の肌の症状も原因は同じ。ともにホルモンのアンバランス。ホルモンの状態がよく機能していれば、肌の状態はつねにみずみずしく、きめ細やかな美肌がもたらさせるのですが、ホルモン・バランスが悪化することによって極端な乾燥肌や脂性に陥ってしまうのです。

ホルモン・バランスを整えるためには「脳下垂体」「甲状腺」「副腎」「子宮・卵巣」という内分泌器系に影響を及ぼすリンパをマッサージすることが最高の方法といえます。実際の方法としては額から目の間、両頬、唇という「ホルモン・バランスを整える基本ポイント」をマッサージするのが効果的です。

マッサージはベビーオイルかクリームを塗ってからやると効果が上がりますが、脂性の人が油性クリームを使うと、ますます症状を悪化させてしまうことがあります。そういう場合はシルクの布を使うと、マイナス・イオンの効果によって脂性が軽減できます。

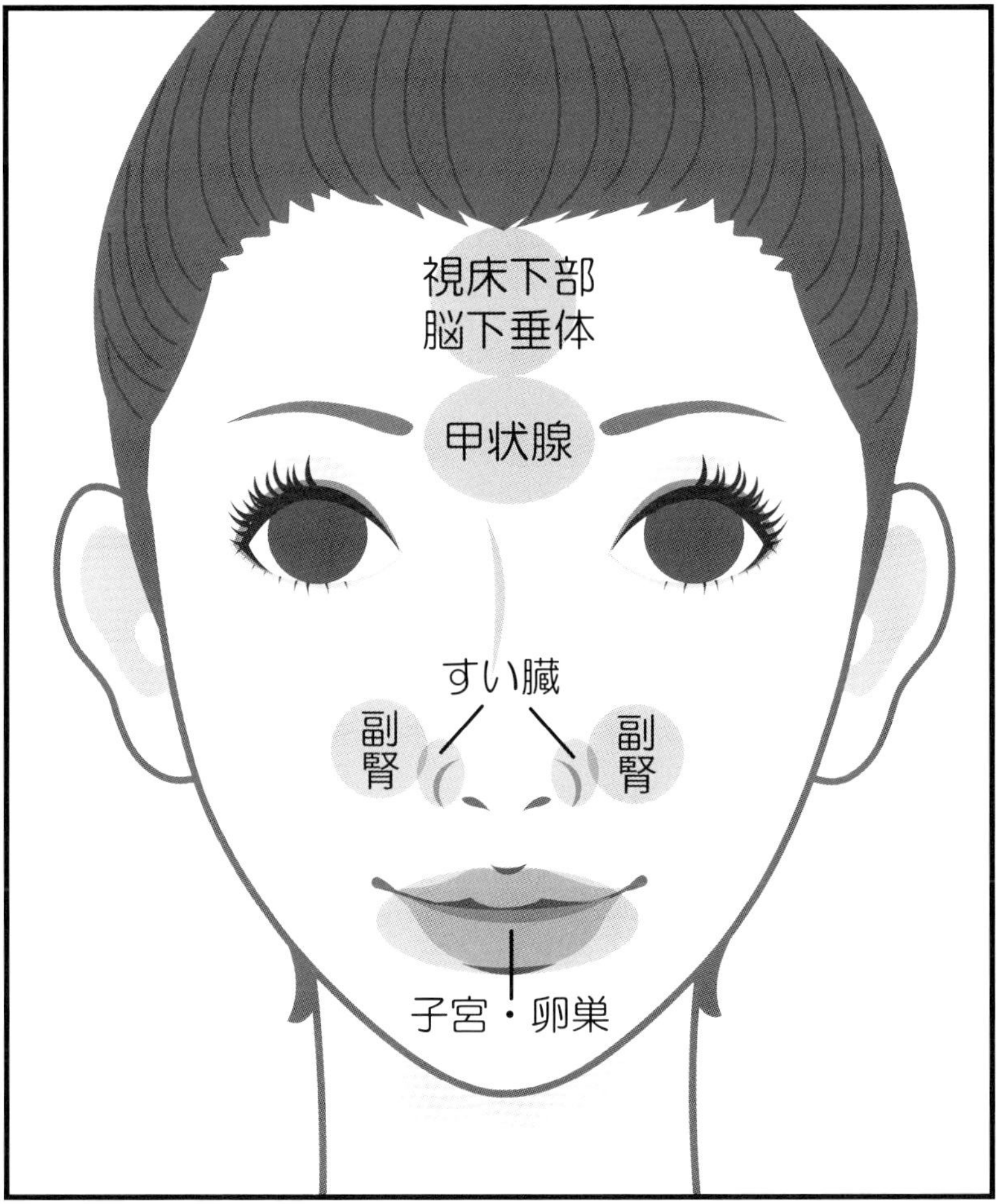

Point

目と目の間から額にかけて大きくマッサージ。ついで両側のほほと唇を。

乾燥肌へのリンパ・マッサージ

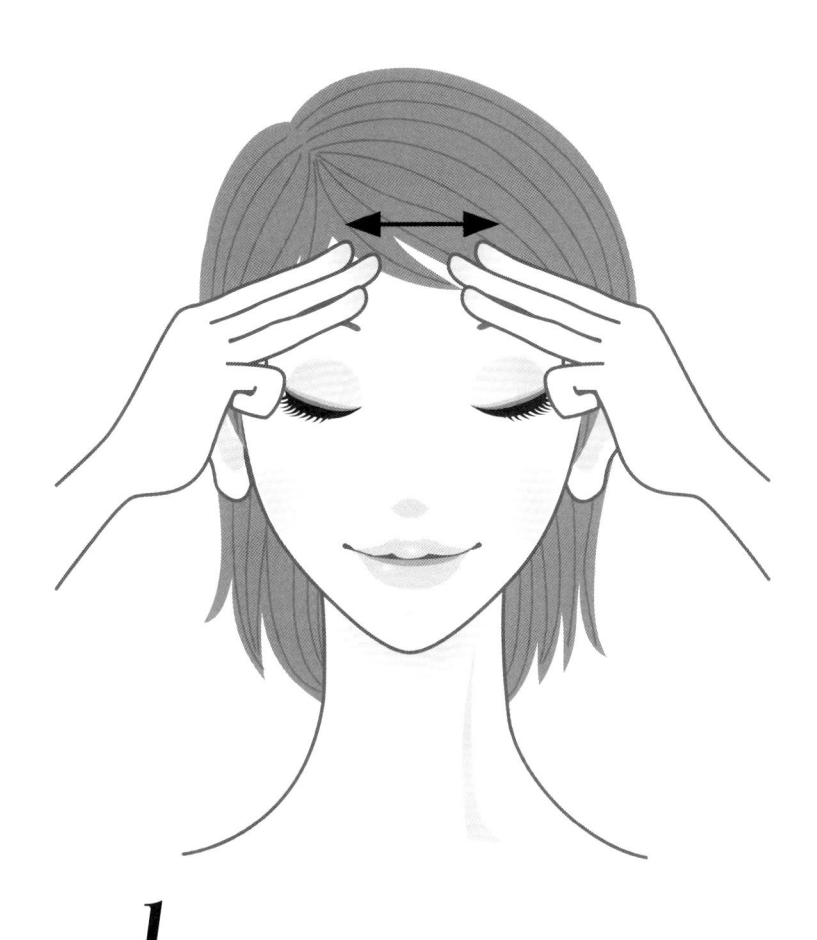

1

眉間から額にかけて、両手の三本指を使ってマッサージ。

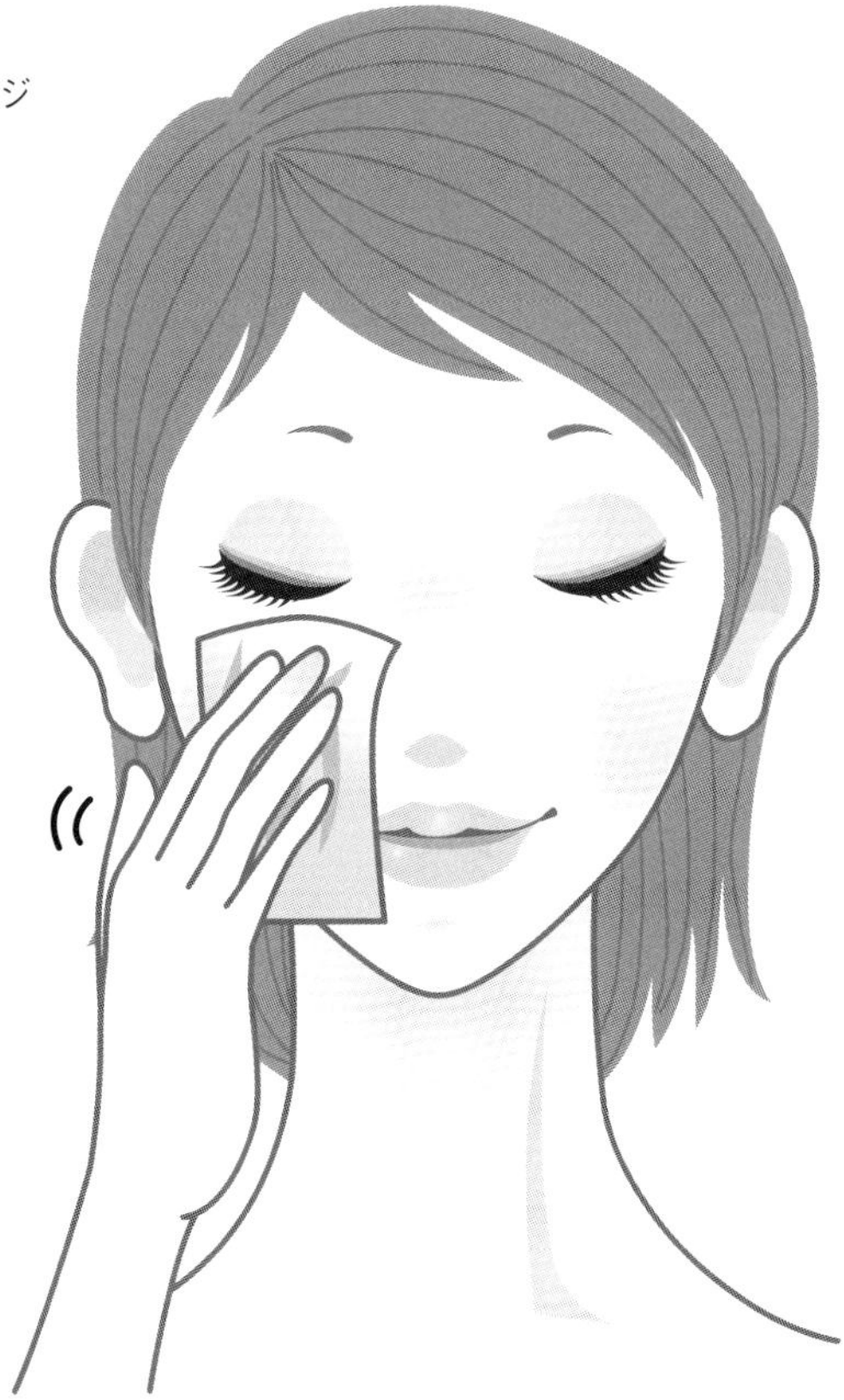

2

鼻の両側とほほをたたく。
脂性の人はシルクの布で
こすってもいい。

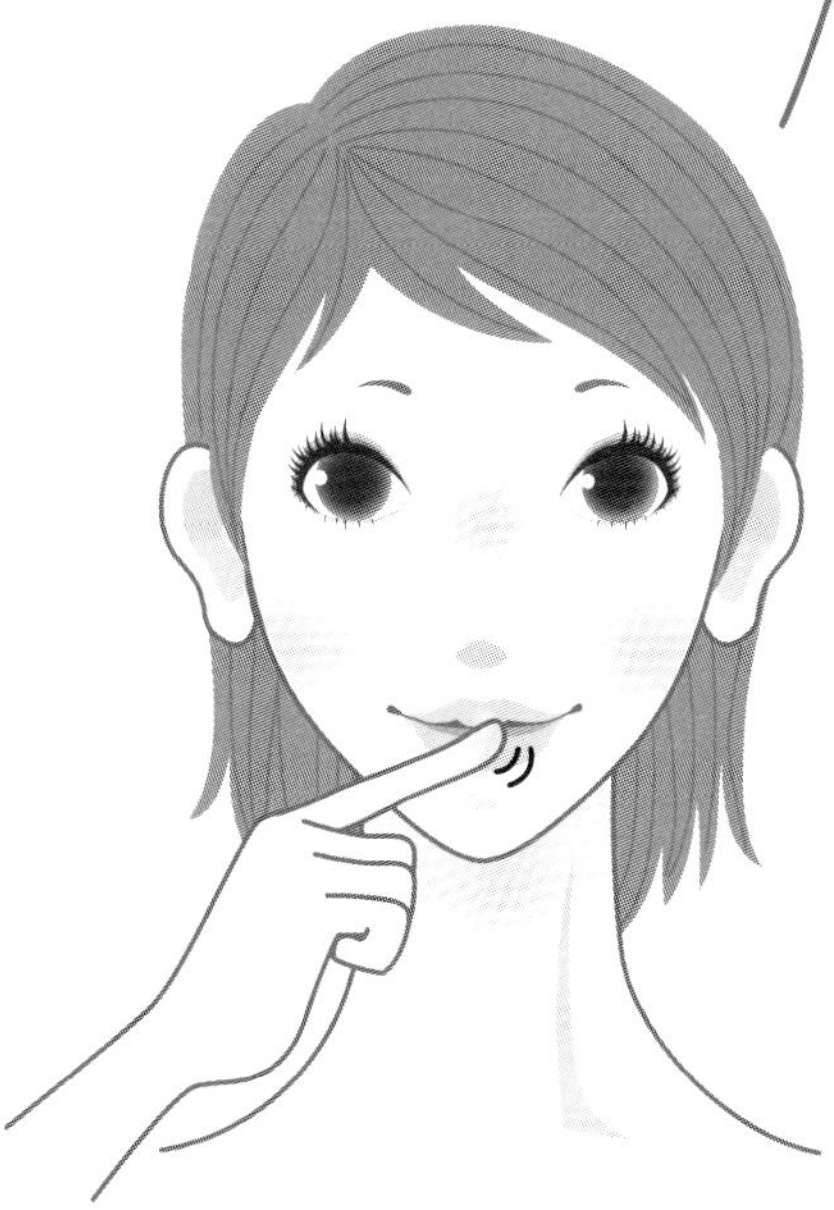

3

唇全体を人差し指で軽くこする。
「子宮と卵巣（生殖器）」を活性化。

7 寝起きの「目のはれ」がひいていくスッキリ・マッサージ

最近、目のはれを訴える女性や子どもたちが急増しています。目のはれは、東洋医学では主に消化器官の機能低下によって起こると考えられています。過労やストレス、あるいは暴飲暴食や便秘などによって「胃」や「大腸」の機能が衰え、それが目のはれに現れのです。

また、ホルモンの正常な分泌が阻害されると、やはり目や顔のはれを招きますから、「肝臓」や「腎臓」などの機能の低下も原因の一つに数えられます。対策としては、まず消化器官の機能の低下が原因なので、鼻の両わきから頬にかかる部分の「大腸」や「胃」に好影響を及ぼすリンパ・マッサージを行います。

さらに「肝臓」や「腎臓」の機能をアップさせるリンパ・マッサージで刺激を与えてください。この方法を続けていけば目のはれにくい状態が確保できます。

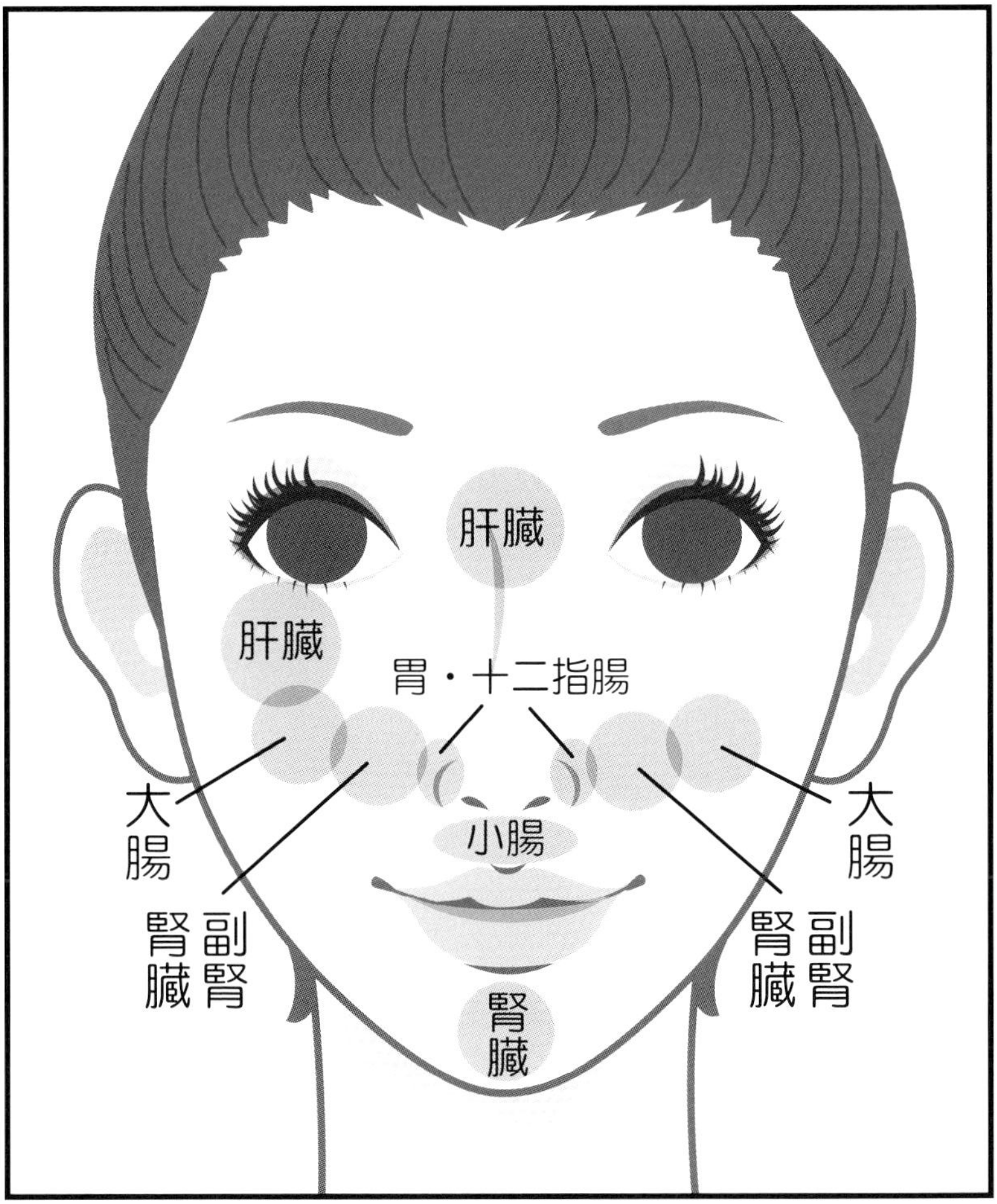

Point

眉間下側と、右目の下にある「肝臓」。そしてほぼ全体を。ここには「副腎・腎臓」「胃」や「大腸」のゾーンがある。また口の下にある「腎臓」のゾーンを。

寝起きの目のはれがひく リンパ・マッサージ

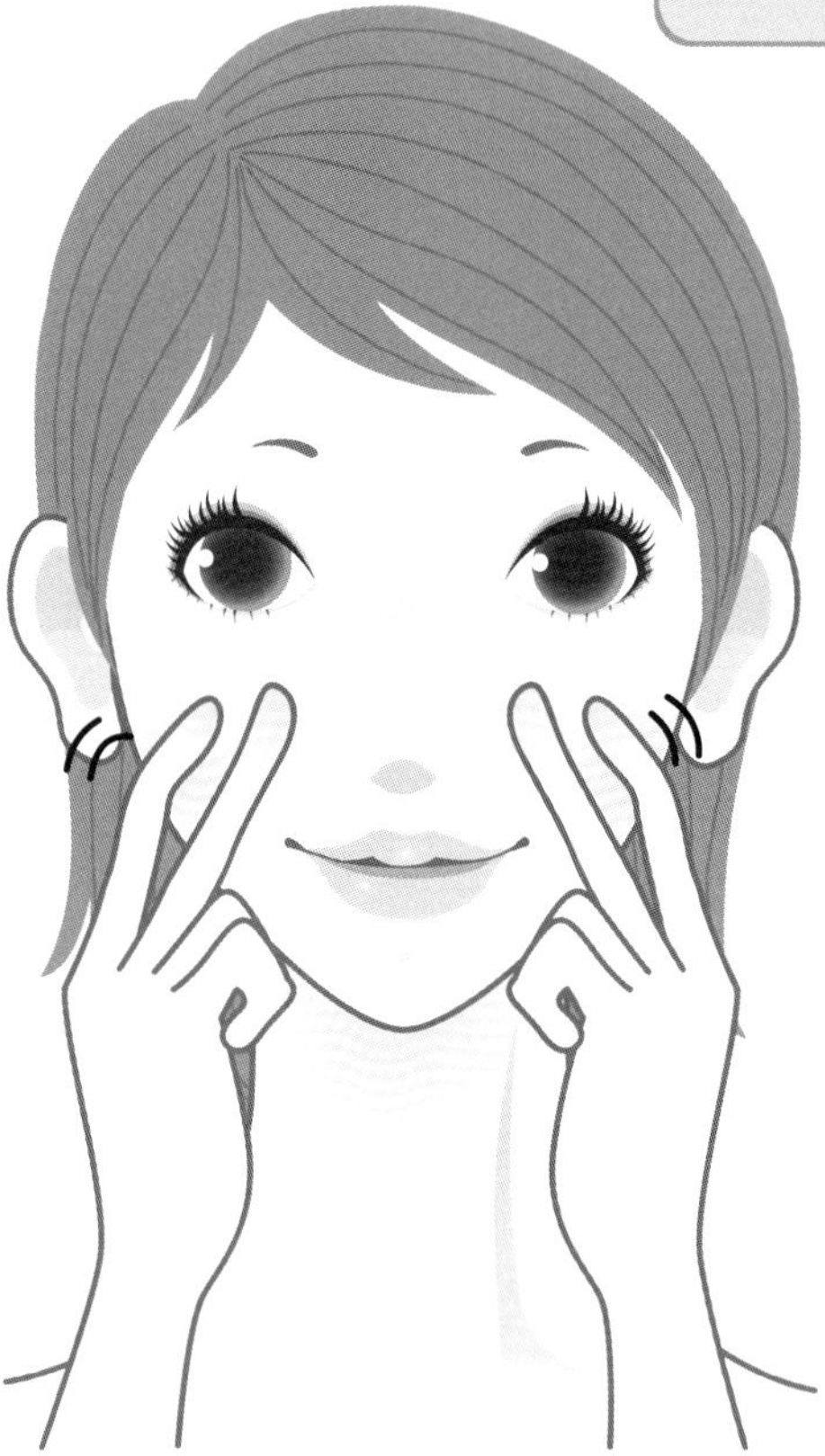

1

眉間の下をマッサージしたら、ほほを両手の人差し指と中指で軽くたたく。

最近は消化器系や内臓系の原因よりも、インターネットやテレビ・ゲームのやりすぎによる眼精疲労で目をはらすケースが多いようですが、そういう場合の対策法は112ページ「眼精疲労解消」のリンパ・マッサージを参考にしてください。

目はなんといっても美顔のポイントですから、〝輝く瞳〟づくりのポイントをケアしてください。

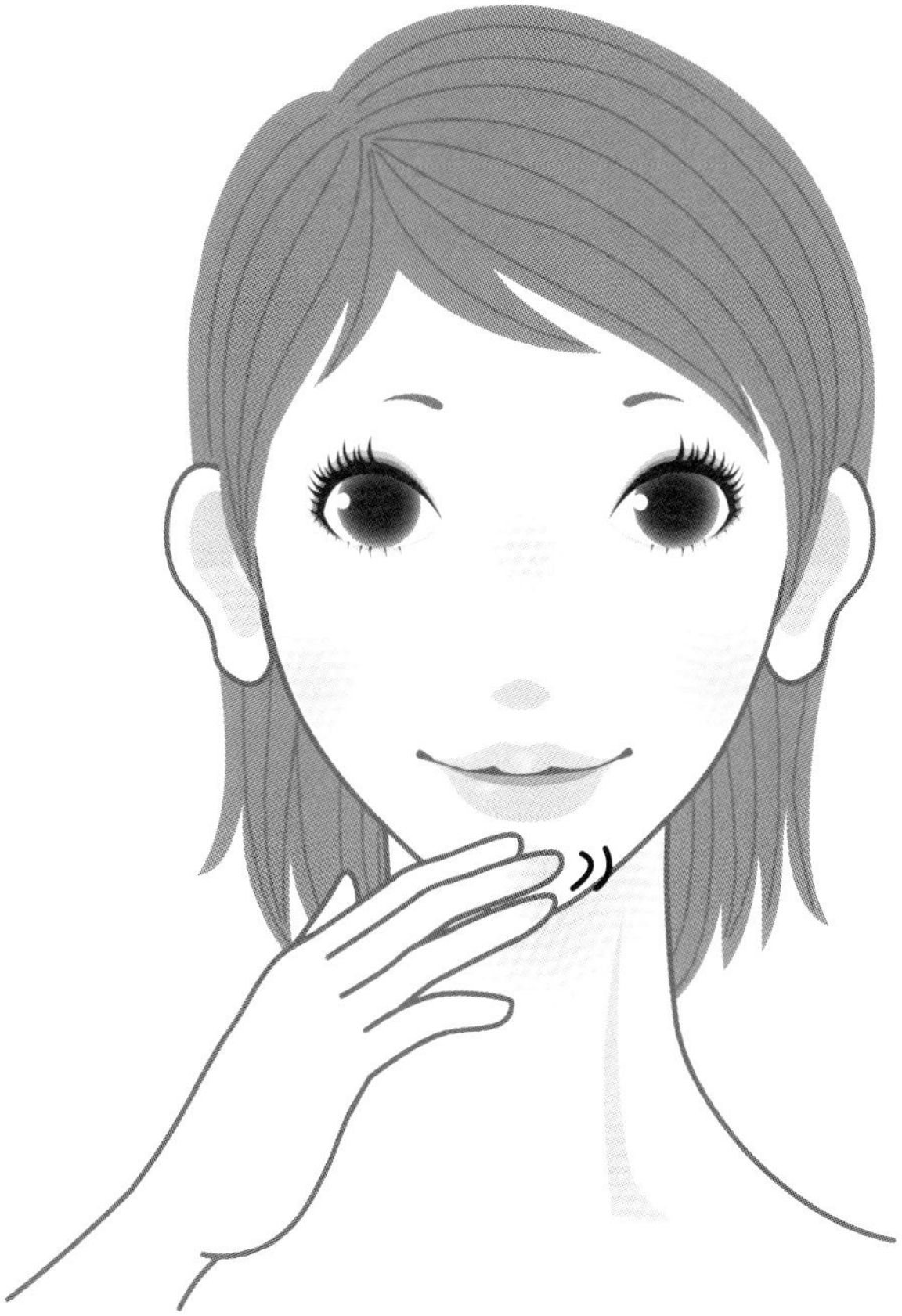

2

口の下を三本指を使ってマッサージ。腎臓を活性化させる。

3章

顔に出る体の不調を解消！
美人を創《つく》る
リンパ・マッサージ

1 女性ホルモンを整えて美しさワンランクアップ！

不思議なことに、病院の診療科目に婦人科はありますが特別男性専門の科はありません。最近は男性もホルモンの影響を考えてあげてもいいかとも思います。

理由の一つは、ホルモンの分泌量の変化で、男性ホルモンの分泌はある程度、一定しています。女性ホルモンの分泌量は毎日のように変化し、しかも閉経期を迎えると急速に落ち込みます。また、男性ホルモンの働きはほぼ一つなのに対し、女性ホルモンは複雑です。

ですから、女性はホルモン・バランスを乱しやすく、そのためにホルモンが原因となる婦人病が多くなっているのです。

冷え性などに代表される婦人病を改善するためには「視床下部」「脳下垂体」「甲状腺」「副腎」「子宮・卵巣」などの女性ホルモンに関係するポイントを刺激するのが効果的です。具体的には、これらと関連のあるリンパ・マッサ

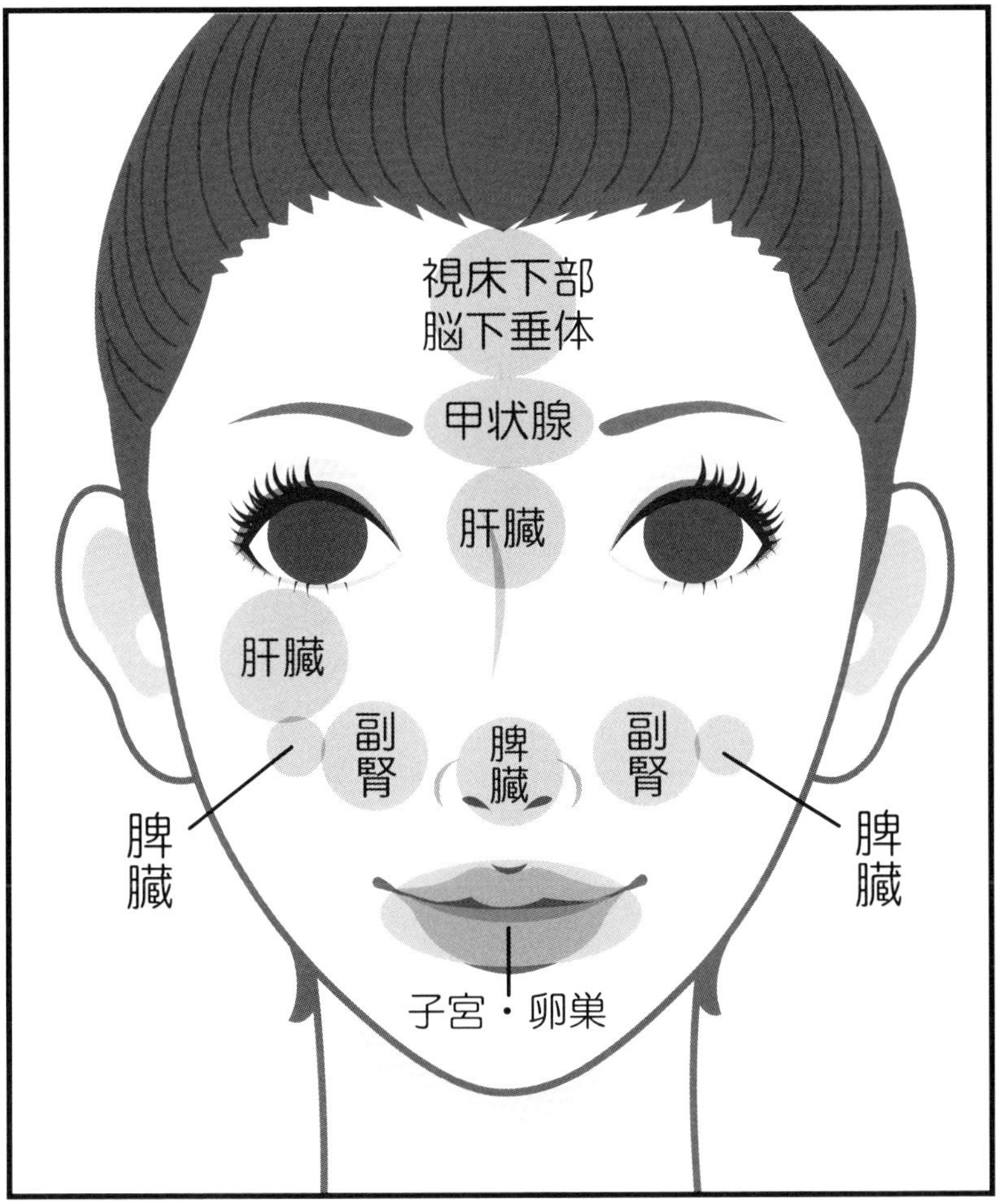

Point

額全体、眉間下側とほほの「肝臓」、鼻にある「脾臓」、唇の「子宮・卵巣」を。

冷え性を撃退するリンパ・マッサージ

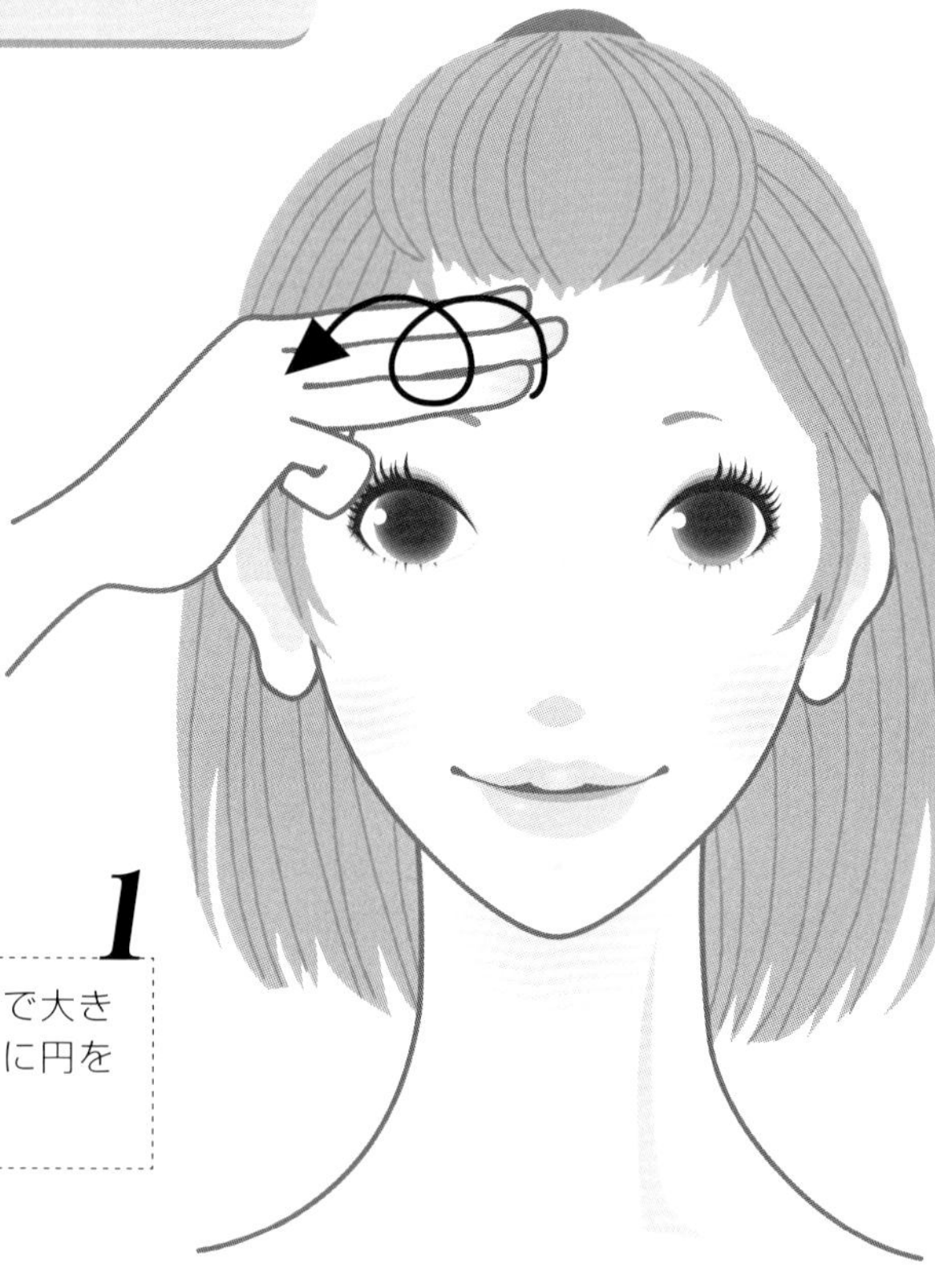

1

眉間から額を三本指で大きくマッサージ。外側に円を描くのも可。

ージをすれば、ホルモン・バランスがよくなり症状が緩和されます。

また東洋医学では「肝臓」「脾臓」も婦人病や冷え性と関係すると考えられています。

特に、脾臓は未知の臓器といわれ、エネルギーや熱をつくるといわれているのもうなずけるでしょう。

したがって、この部分のリンパ・マッサージもぜひ実行してください。

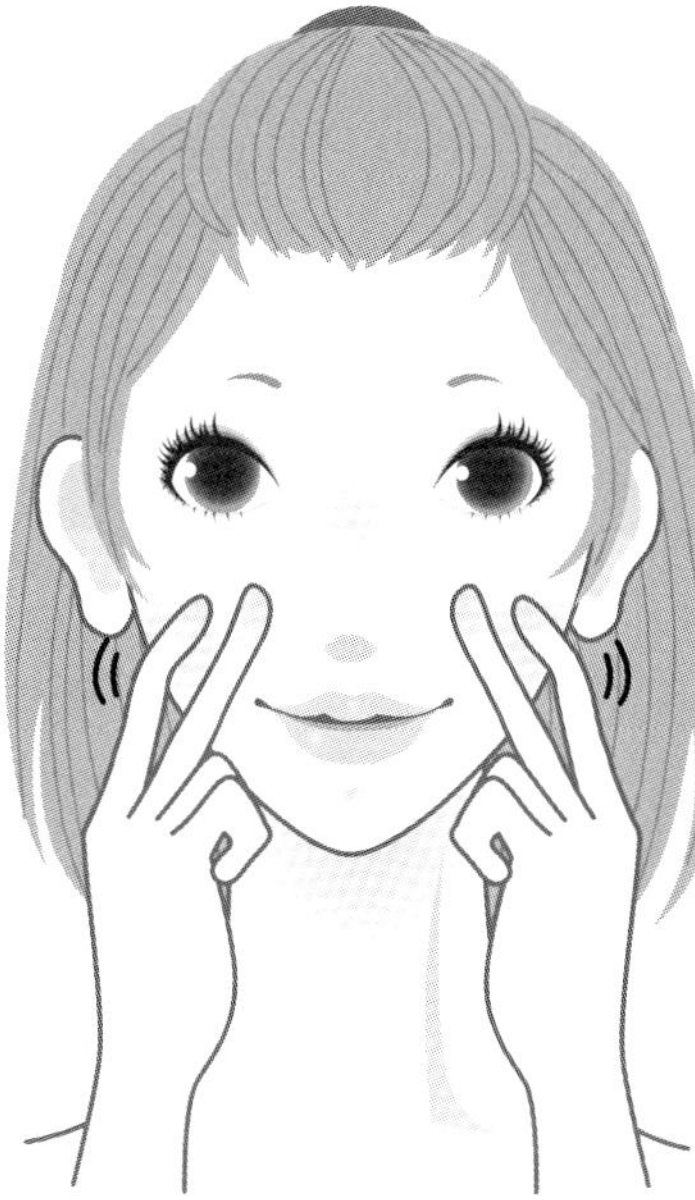

2

ほほ全体を人差し指と中指で交互に軽くたたく。つまんでもよい。

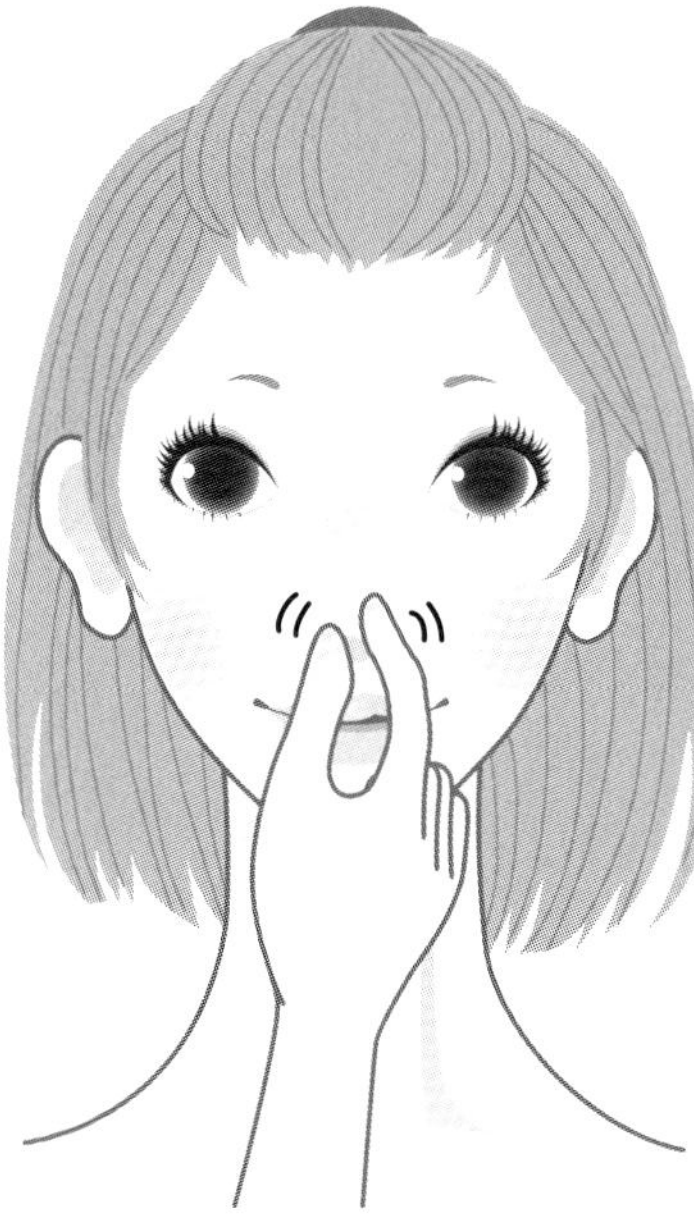

3

鼻の頭を親指と人差し指で一分ほど軽くつまむ。終わったら唇を。

2 デリケートな女性の体調を整えるリンパ・ポイント

生理痛や月経不順などの月経異状を改善させるには、何よりもホルモンバランスを整えることが重要です。そのためには、脳下垂体、甲状腺、副腎、子宮・卵巣などに代表される基本的なリンパ・ポイントへのマッサージが必要になってきます。

生理痛や、しばしば月経不順になるなどの症状のある方は、左のイラストで示した基本の各ポイントをそれぞれ約五分ずつ、ていねいにマッサージしてください。

このリンパ・マッサージは婦人病に対する予防効果も期待できます。また、症状の緩和だけでなく、美肌・美顔効果も得られるのですから一石二鳥です。一日五回ぐらい、念入りに実行することをおすすめします。

ただし、月経異常でも無月経、月に二回以上も月経がある、出血量が急激に増えた、出血量が少なすぎるなど、生殖器系の機能的な障害が考えられる

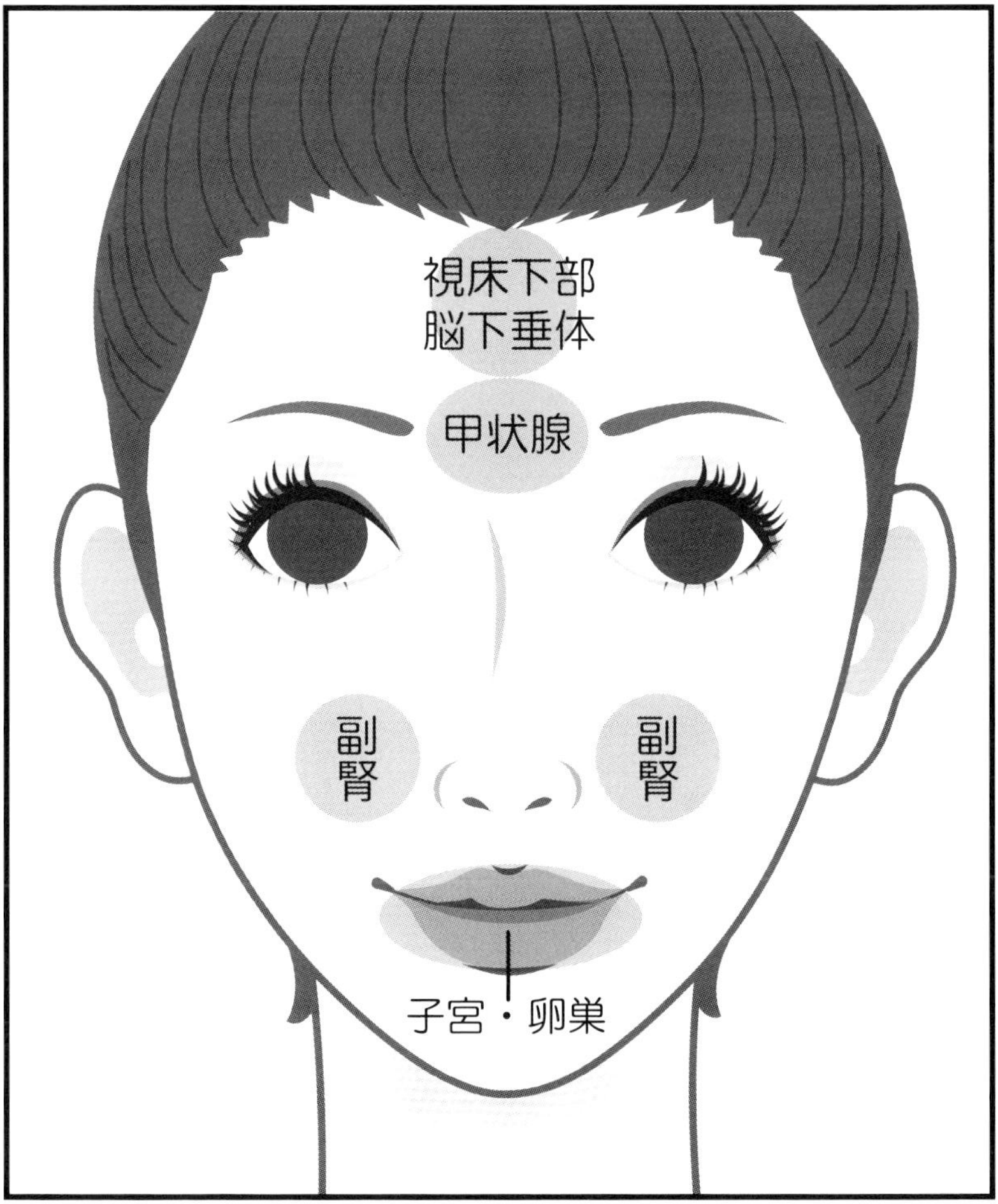

Point

眉間から額全体、両ほほの「副腎」、唇の「子宮・卵巣」という基本ゾーンを。

生理痛を軽くする リンパ・マッサージ

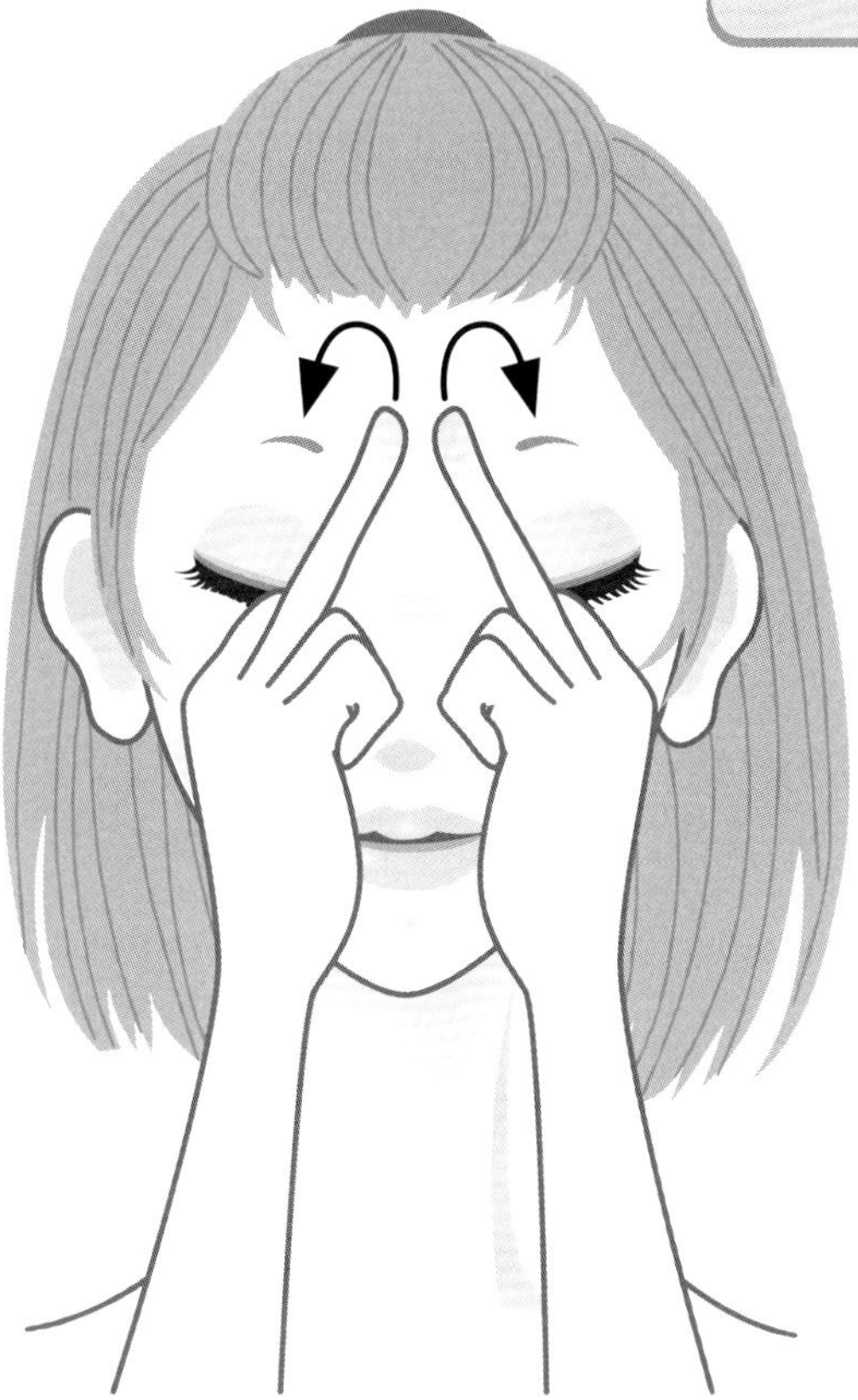

1

眉間から額を両手中指で。
片手で下から上にこすりあげてもよい。

症状の場合には、専門医の診察を受けることをおすすめします。

また、ことに婦人病に関するリンパ・マッサージに関しては際立った即効性があるわけではありません。

毎日数回、習慣づけて行うことによって徐々に解消されていくことを忘れないでください。続ければ必ず顕著な改善が見られるはずです。

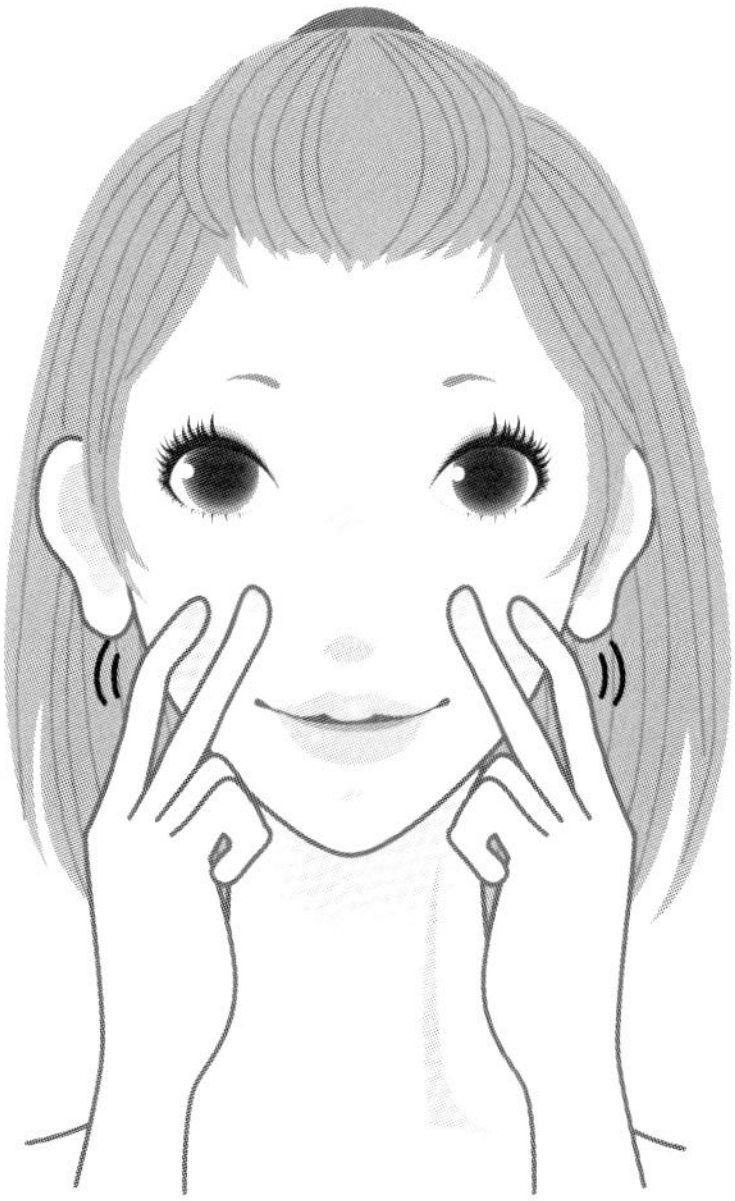

2

ほほを人差し指と中指で交互にたたく。
手のひらでもんでもよい。

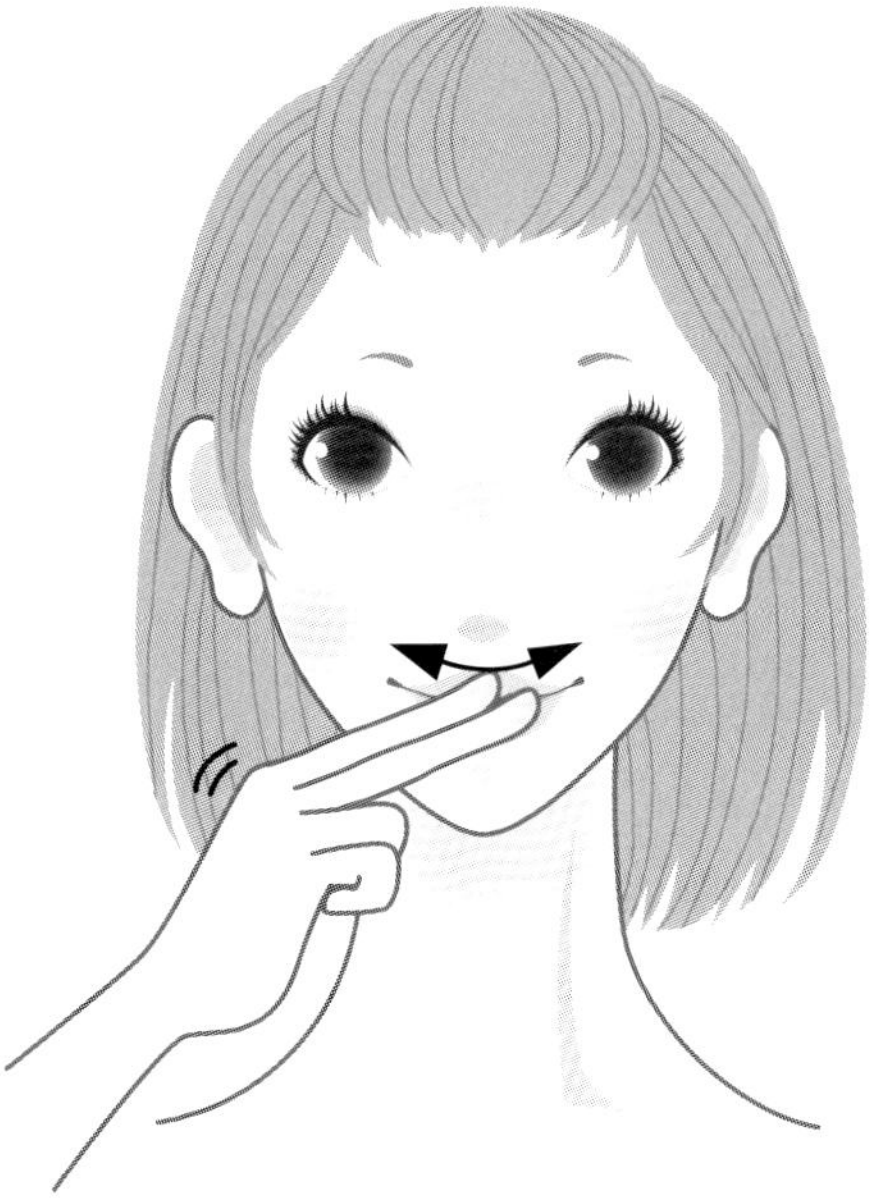

3

唇全体を二本の指で横に軽くこする。子宮と卵巣を活性化。

3 ぐっすり眠ってスッキリ美人に！

「寝る子は育つ」と言われていますが、これは子どもの成長に欠かせない成長ホルモンが寝ている間に分泌されるためで、昔の人は子どもが眠っている間に育つことを体験的に知っていたのです。

もちろん、子どもに限らず睡眠は、私たちが生きていくうえで不可欠な休養であり、安息の時間です。眠っている間に細胞は老廃物を出し、栄養素を摂取しています。脳の休息によって心身がもっともリラックスできるのも眠っている時間です。

ところが、仕事をする時間帯が深夜や早朝などに及ぶことが多くなり、過労やストレスなどから不眠を訴える人が少なくありません。眠りについているつもりでも、ストレスや感情の乱れによって脳が興奮状態にあるため、眠りの質が浅かったり夜中に何度も目覚めたりして、眠っていないような気持ちになってしまうケースも多いようです。

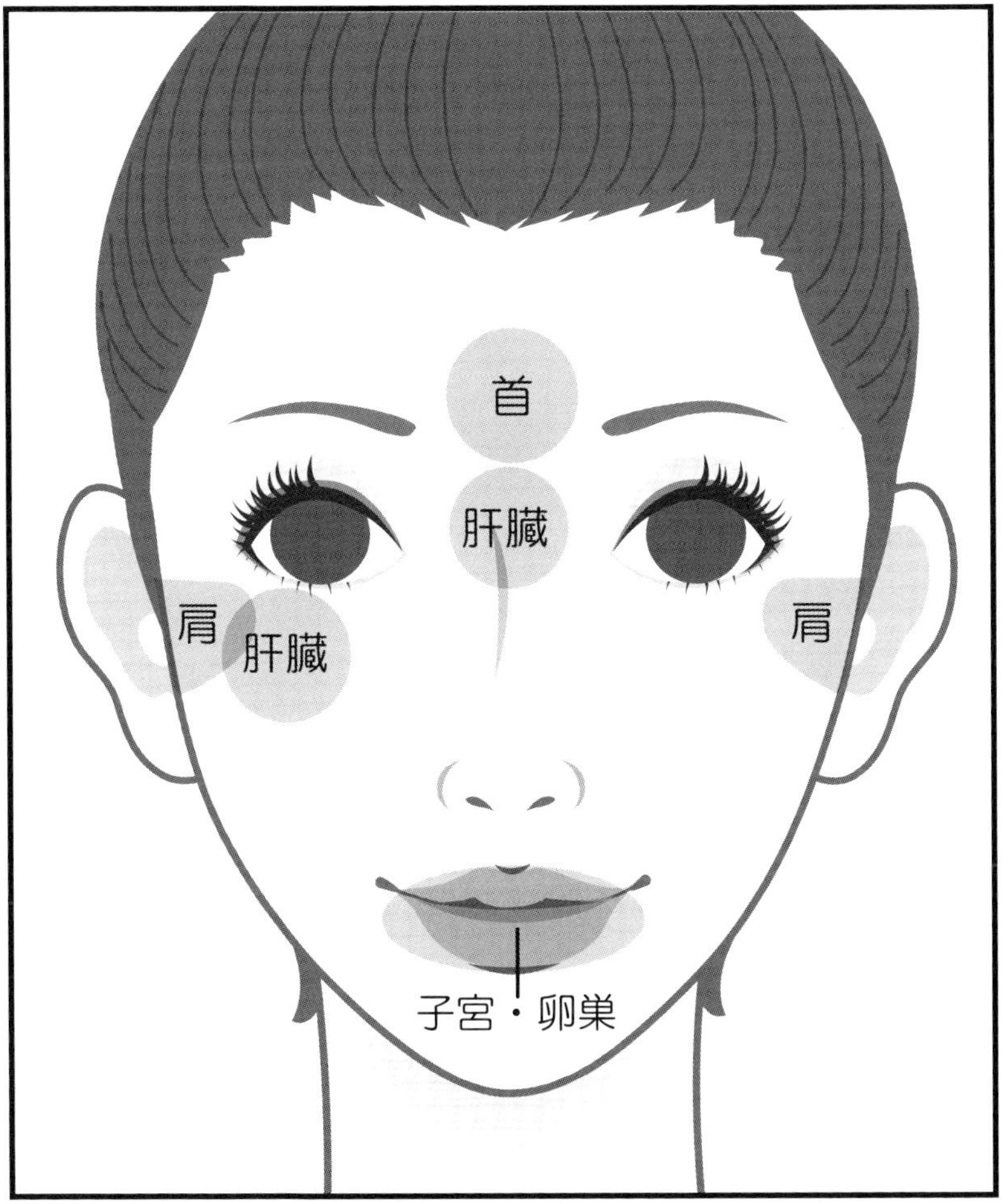

Point

眉間の上下と耳のわき、ほほ全体、そして唇をよくマッサージ。

不眠解消のリンパ・マッサージ

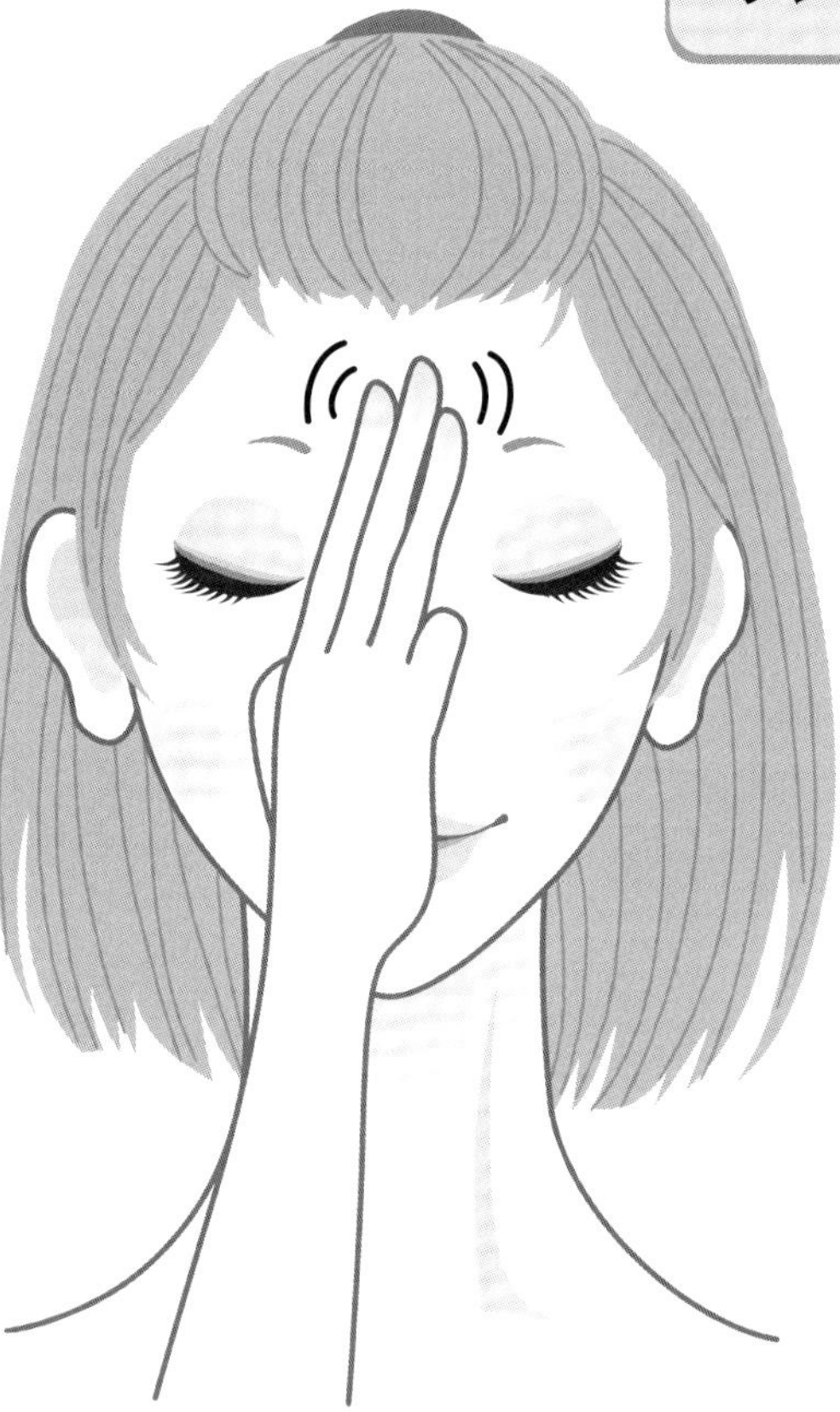

1

額の中央付近にある「首」のゾーンをよくマッサージ。

「眠れない」と思ったら、寝る前に「首」「肩」「肝臓」「子宮・卵巣」に及ぶリンパ・マッサージをして、体をリラックスさせてください。血行がよくなり、よく眠れるようになります。ただし、すぐに眠れなくても焦らず、自然に眠りに入れるまで読書でもする心のゆとりも大切です。中国武術から生まれたスワイソウという両手を振り子のようにうごかすだけの運動法でもいいのです。これで眠れるようになります。

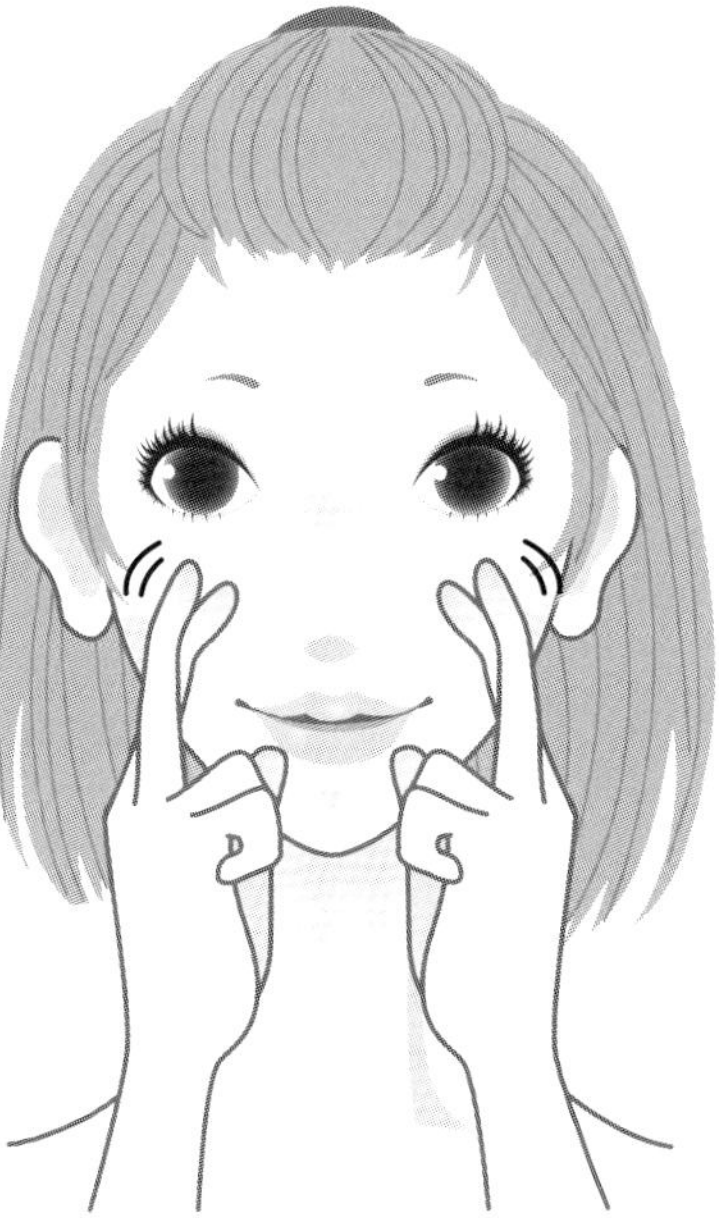

2

両側のほほを二本指でたたく。とくに右側のほほ（肝臓）を意識。

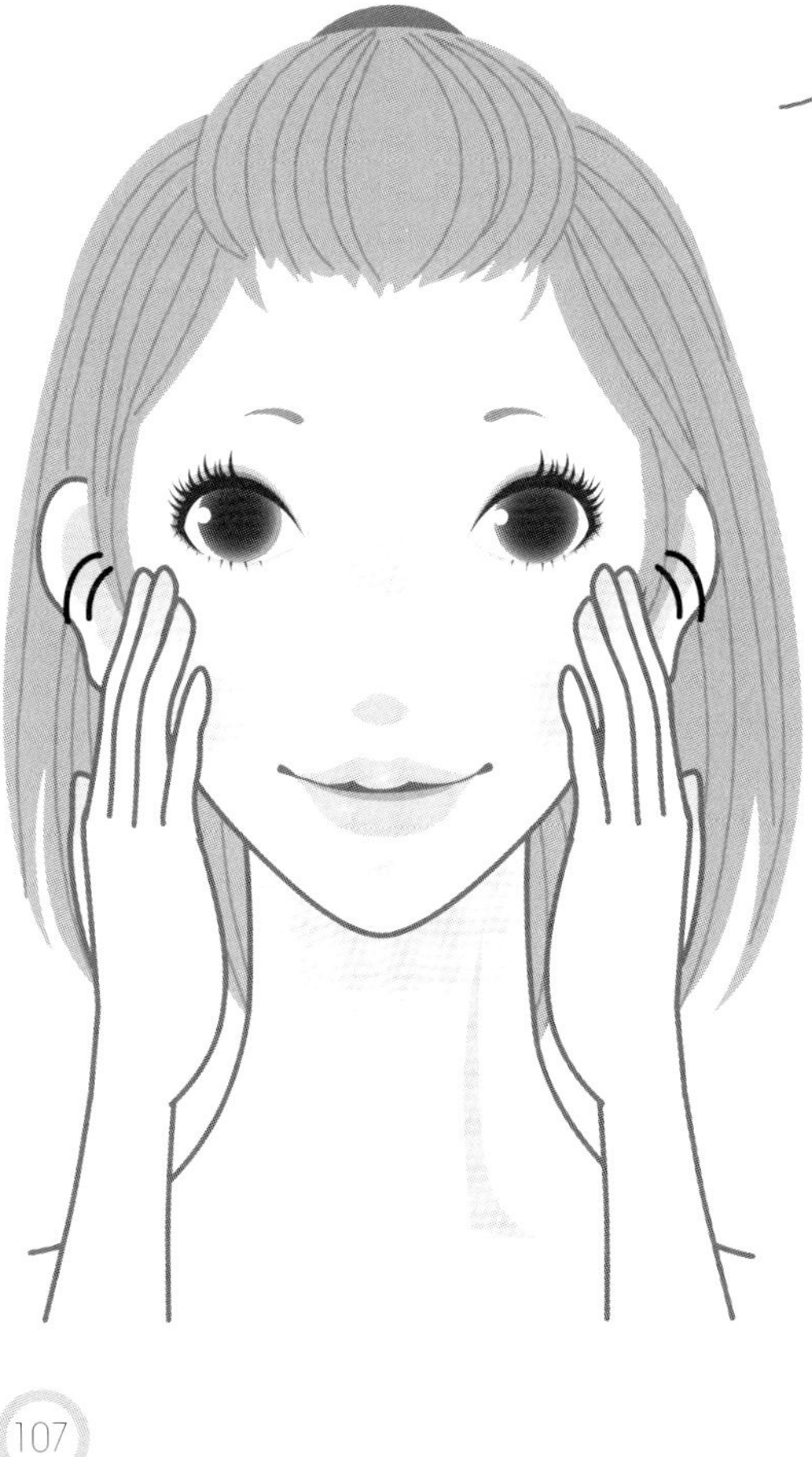

3

眉間の下側「肝臓」をもんだら両側の耳のわき「肩」ゾーンを。

4 めまい、立ちくらみを解消するマッサージ

めまいや立ちくらみは、急に立ち上がったときに目の前が暗くなったり、頭が回転するように感じたりする症状です。

めまいや立ちくらみを防ぐには、低血圧や貧血ぎみな基本的な体質を解消させるにことが先決です。

そのためには食生活に気を配り、適度な運動を続けることが必要ですが、それらに加えて、ふだんから「脳下垂体」「甲状腺」「副腎」「子宮・卵巣」に関係のあるポイントをよくマッサージして、低血圧体質を改善することが重要です。急に、めまいや立ちくらみの症状がでたときは〝救急〟の対策として、その場でしゃがむこと。その状態で安静にすることです。

めまいは、いろいろな病気の原因が考えられますので、頻繁に起こる場合は、専門医の診察を受けることをおすすめします。どちらにしても、リンパ・マッサージで循環をよくすることが大切です。

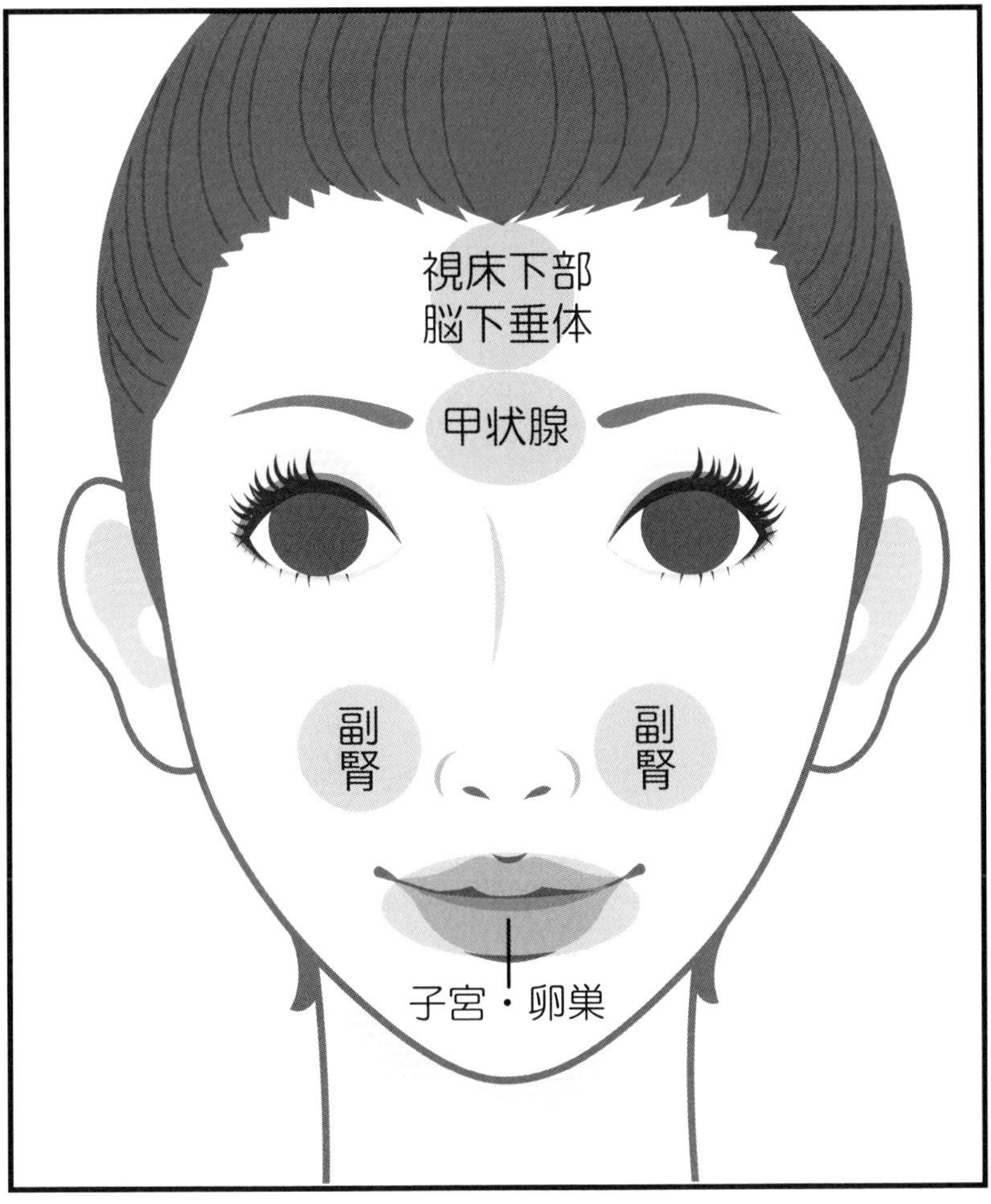

Point

額、ほほ、唇と、耳の下側にある「翳風（えいふう）」のツボを。

めまい、立ちくらみに効く
リンパ・マッサージ

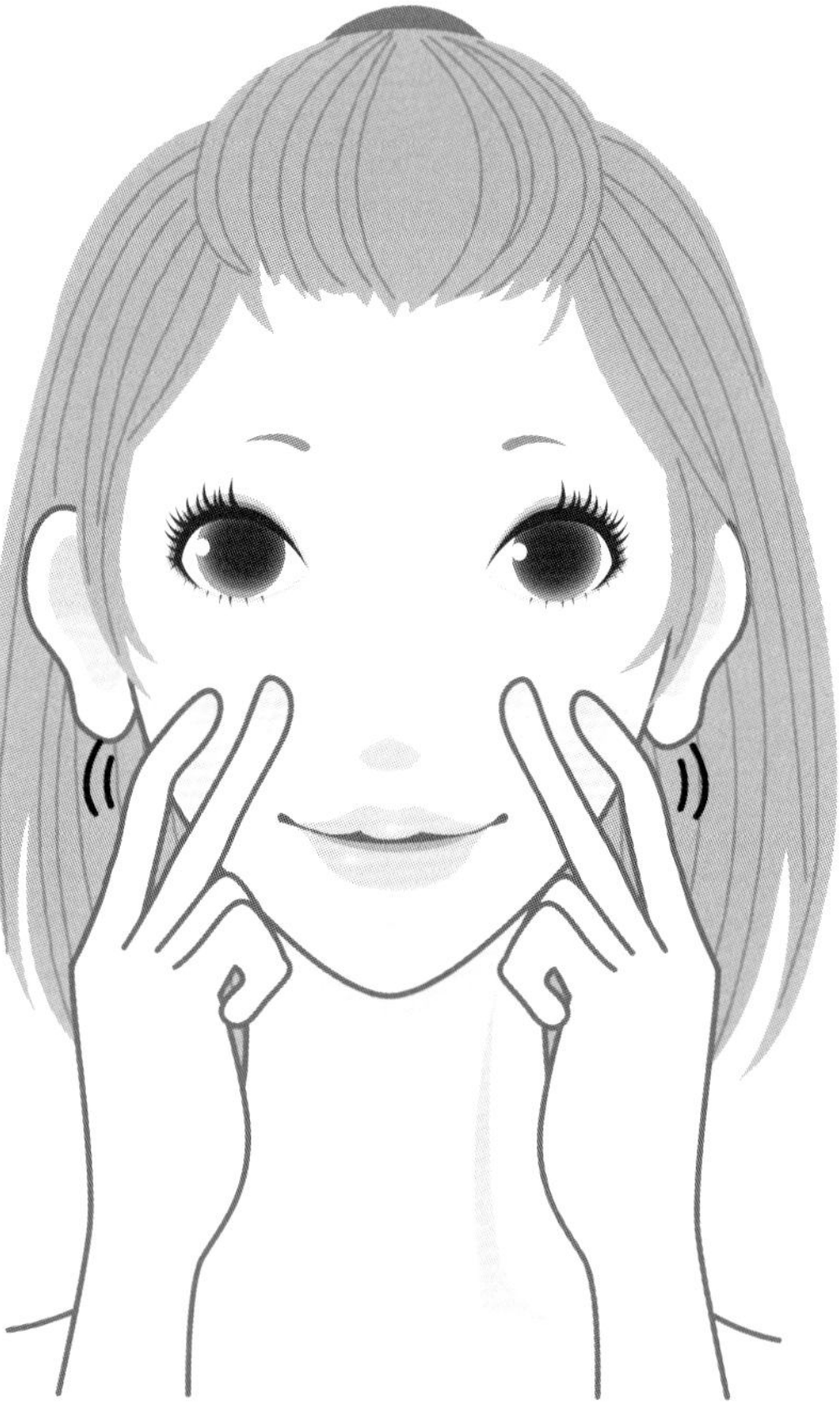

1

額、両側のほほ、唇の順に、それぞれ五分ほど丹念にマッサージ。

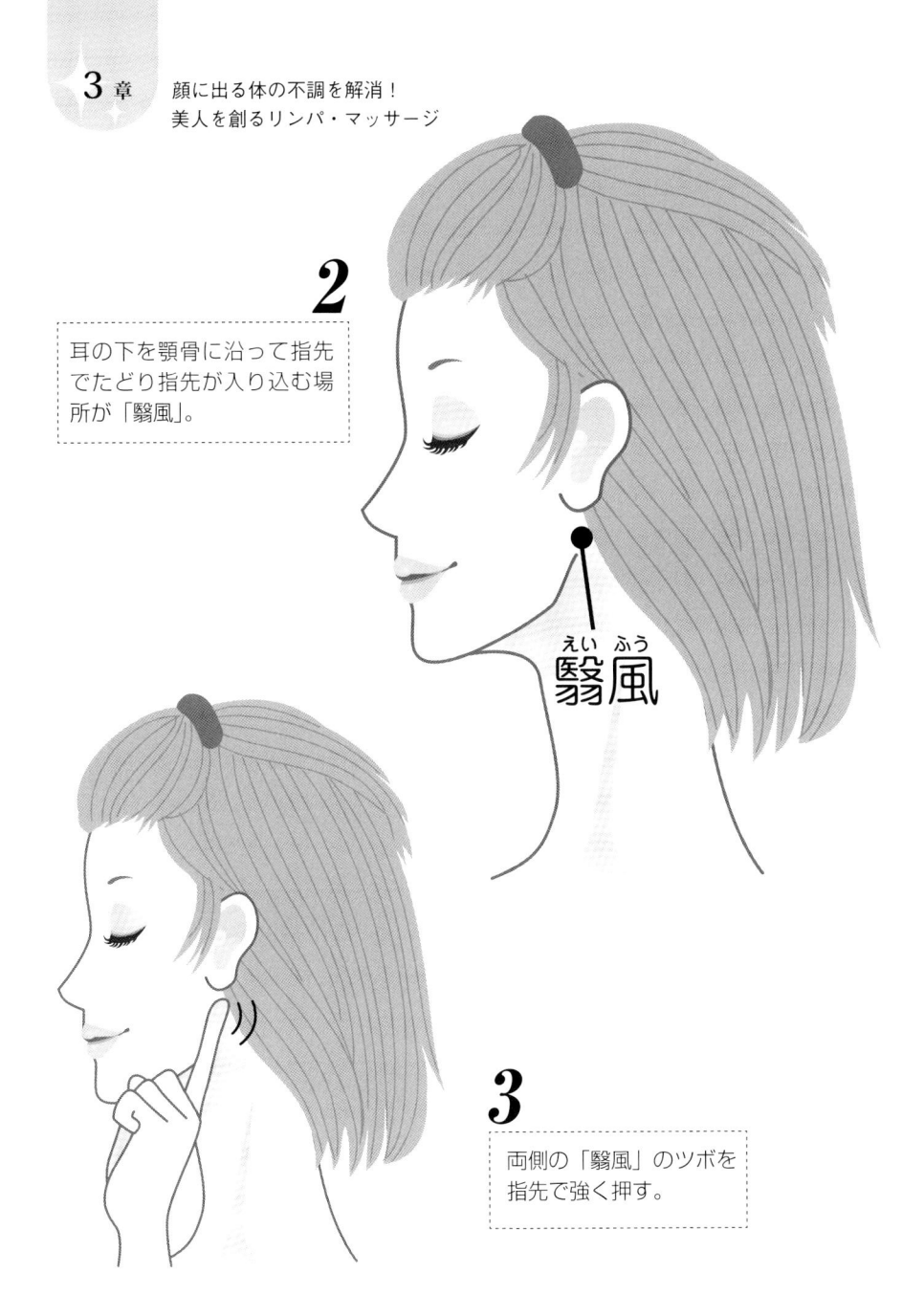

2

耳の下を顎骨に沿って指先でたどり指先が入り込む場所が「翳風」。

3

両側の「翳風」のツボを指先で強く押す。

★翳風への刺激は歯痛や眠気覚ましの効果もある。不眠気味の人は寝る前の刺激は避けること。

5 美人を台無しにする疲れ目はこの方法でリフレッシュ！

昼間は仕事でパソコンの画面に目は釘付け、さらに夜もテレビやゲームに熱中していたら、目が疲れるのも当然で、その結果、強い眼精疲労を訴える人も増えています。

まぶたが重い、目がかすむ、目が充血する、目や頭が痛い、肩が凝るなど、眼精疲労が招く症状はさまざまです。ことに仕事でパソコンを多く使う人は、目が疲れてもパソコンの画面を見ないわけにはいかず、ひどい場合はめまいや叶き気などの症状もでてきます。

眼精疲労を解消するには、その日の疲れはその日にとるのが一番です。目の疲れを放置しておくと、それが積み重なり症状はますます悪化してしまうのです。目の疲れを簡単に取るには「首」「肩」「目のまわり」のリンパ・マッサージを息を吐きながら行うのが効果的です。時間は昼休みと帰宅後に各ポイントを二分ずつ行います。また、就寝前には冷たいおしぼりで目を五分

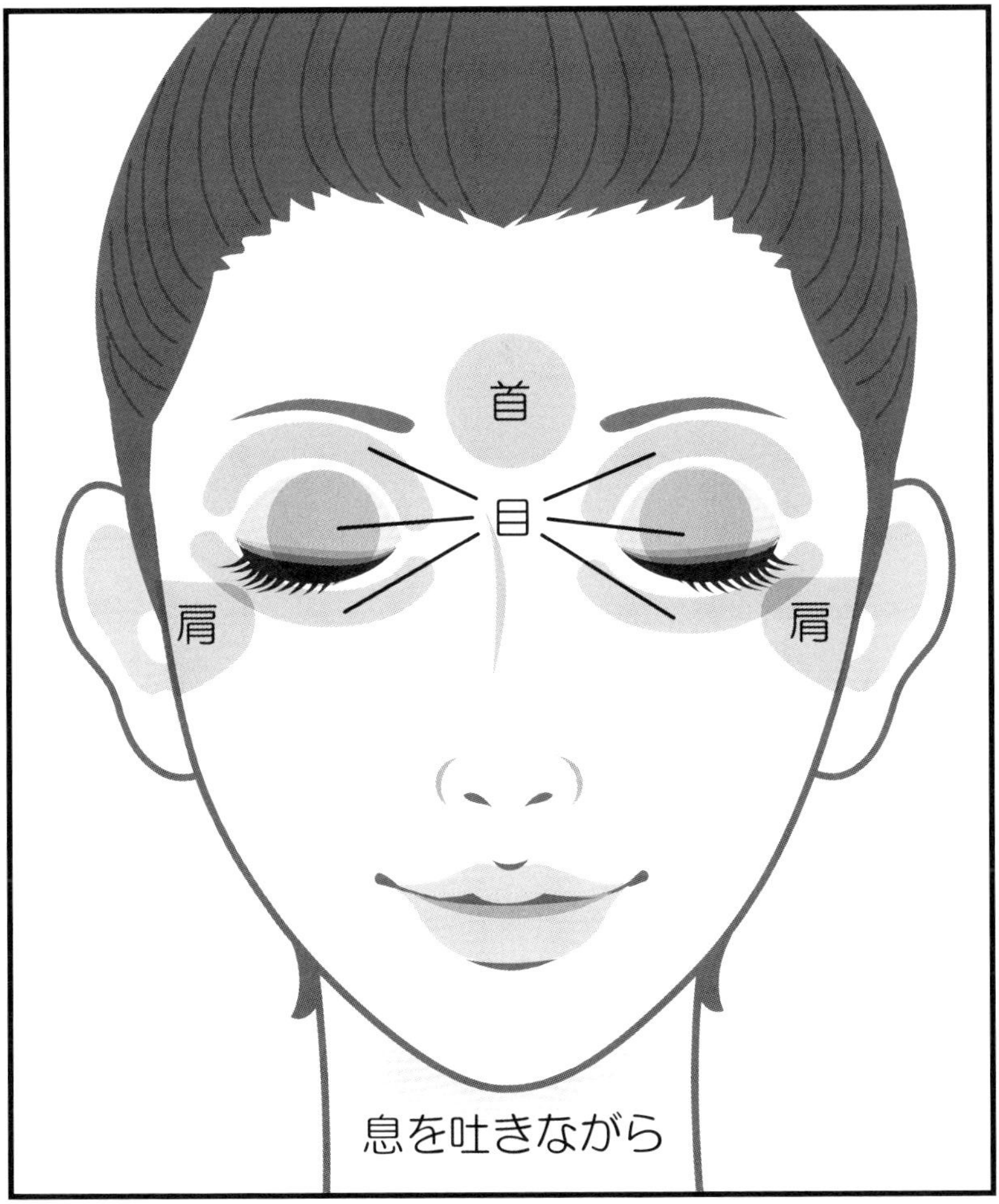

Point

「肩」のゾーンと眉間の上にある「首」、目のまわり全体をよくもむこと。

眼精疲労へのリンパ・マッサージ

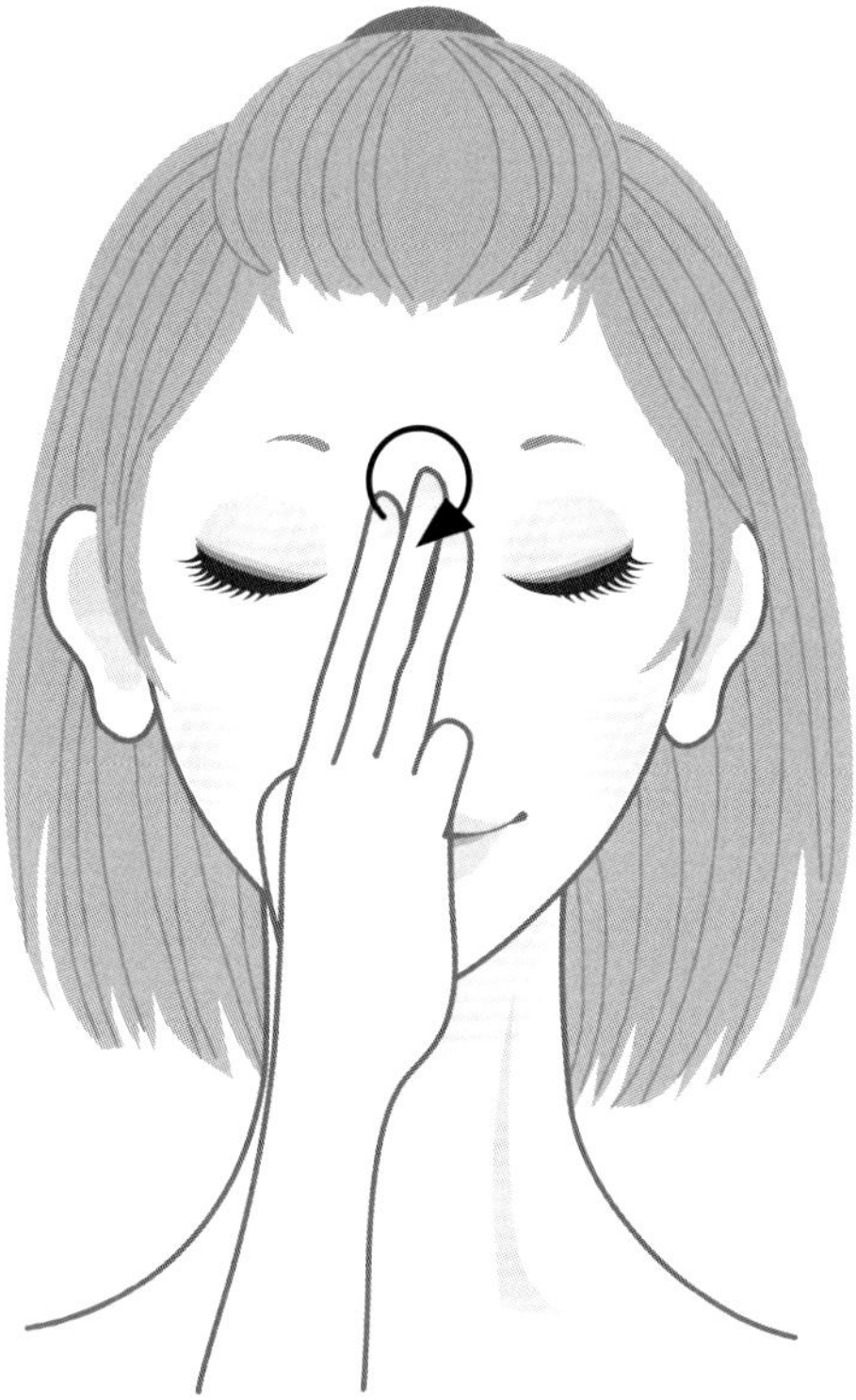

1

額のやや下側を三本指で小さく回転させるようにもむ。「首のゾーン」。

ほど冷やし、そのあとに同様にリンパ・マッサージをすれば、目の疲れを翌日に待ち越さずにすみます。冷やすのに、アンポー（庵ぽー）というものも便利で、薬局で売っています。遠視や乱視の人や度の合わないメガネをかけている人も眼精疲労になりやすいので、定期的に検眼を受け、自分に合ったメガネを使用しましょう。

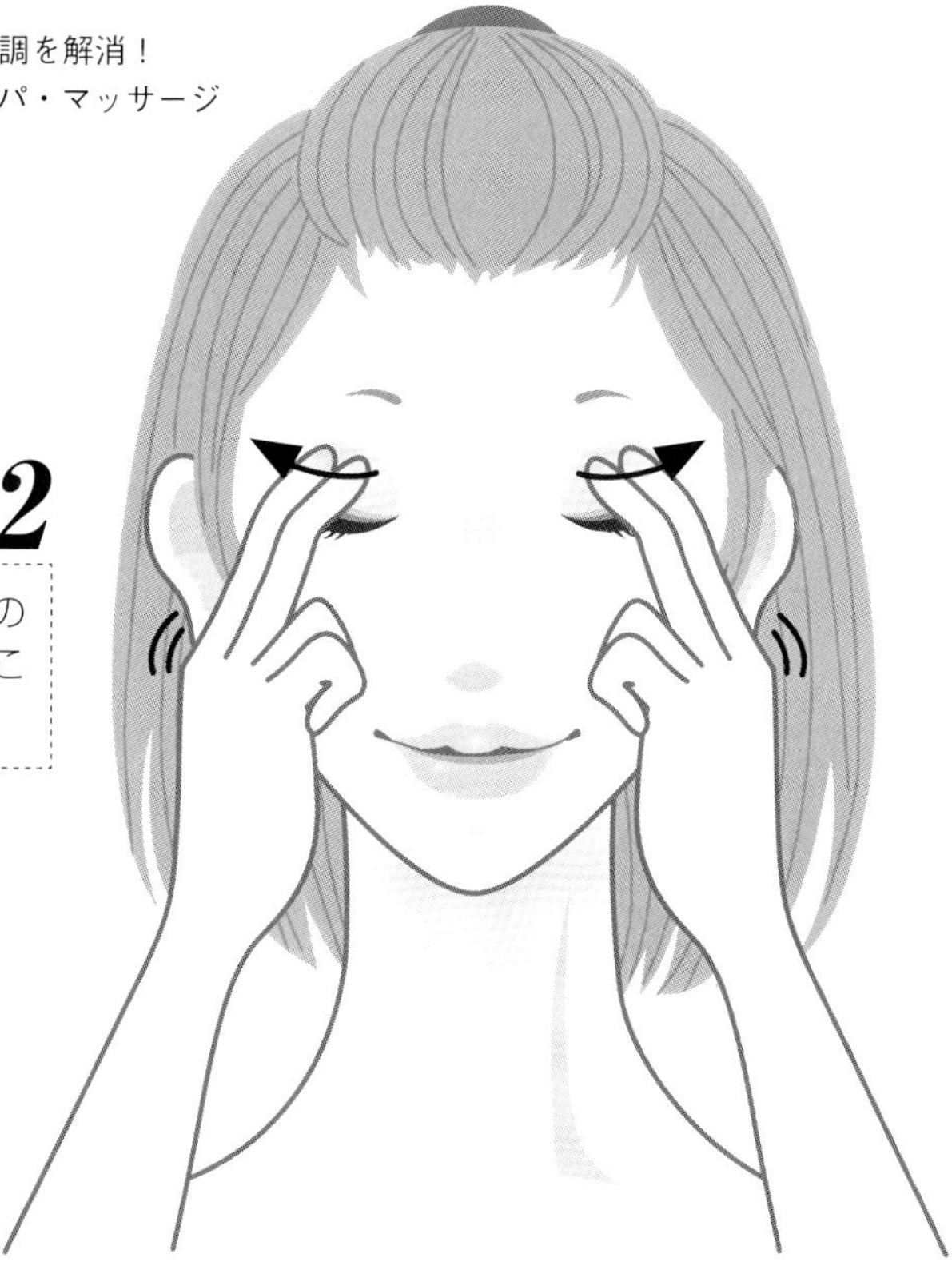

2

目を閉じてまぶたと目の下全体を二本指で軽くこする。

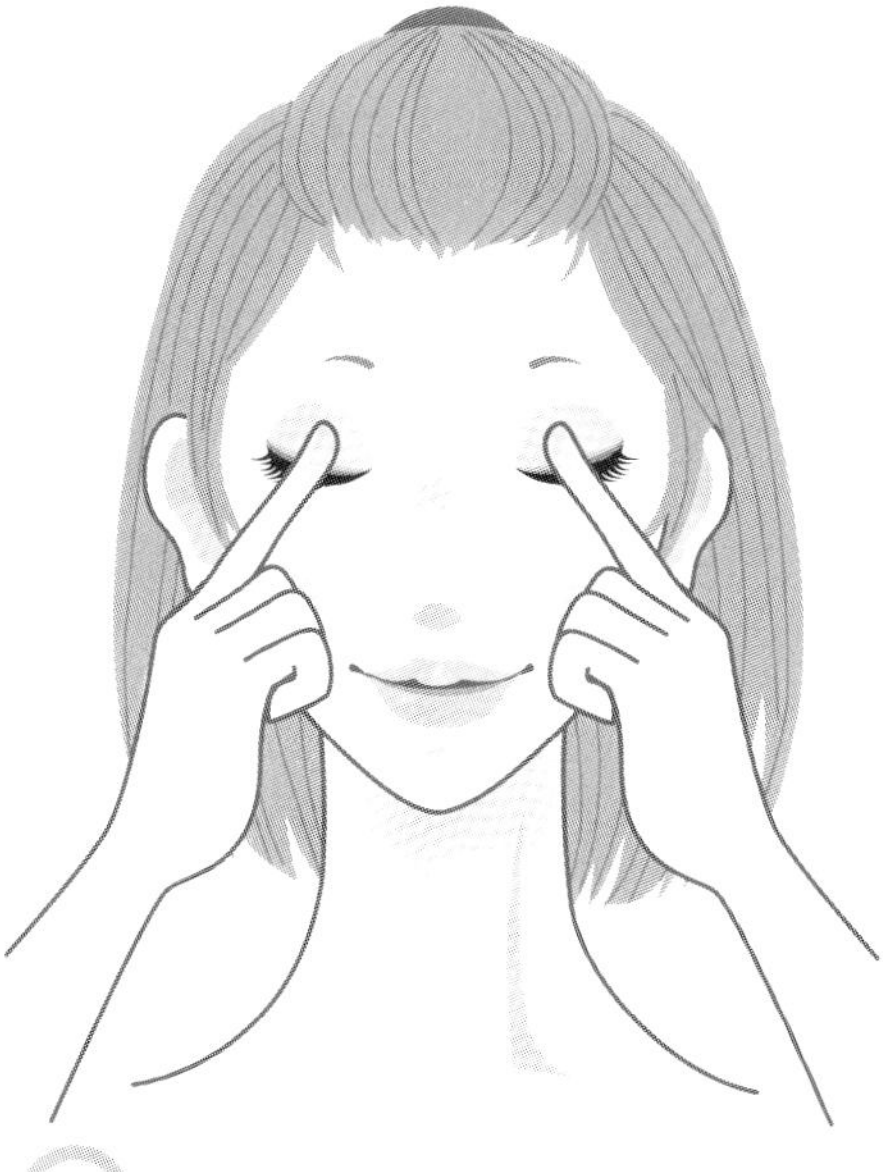

3

目をつむって、眼球を人差し指で軽く押しながらマッサージ。

★昼休みや帰宅後に行うとよい。就寝前は冷たいタオルなどで目を冷やしてからやると効果的。

6 高血圧の人に効果を発揮するリンパ・マッサージ

血圧は、ちょっと興奮しただけでも上がってしまいます。中には病院で血圧を測定するときに緊張で数値が上がってしまうケースもあり、これは「白衣性高血圧」と呼ばれています。

緊張、興奮などのストレスによってアドレナリンの分泌量が増えると、心臓の鼓動が激しくなり、血管も収縮して血圧はすぐに上昇していってしまいます。

また、肥満や塩分のとりすぎなどでも血圧は上昇しますが、特に怖い上昇要因は動脈硬化です。

動脈の血管内壁にコレステロールやカルシウムなどが沈着すると血管が狭くなり、その結果、血圧が上がってしまうのです。この状態が長期間続くと血管や心臓への負担が増し、血管を傷つけます。それが引き金となって脳梗塞や心筋梗塞という重大な血管障害を招くのです。

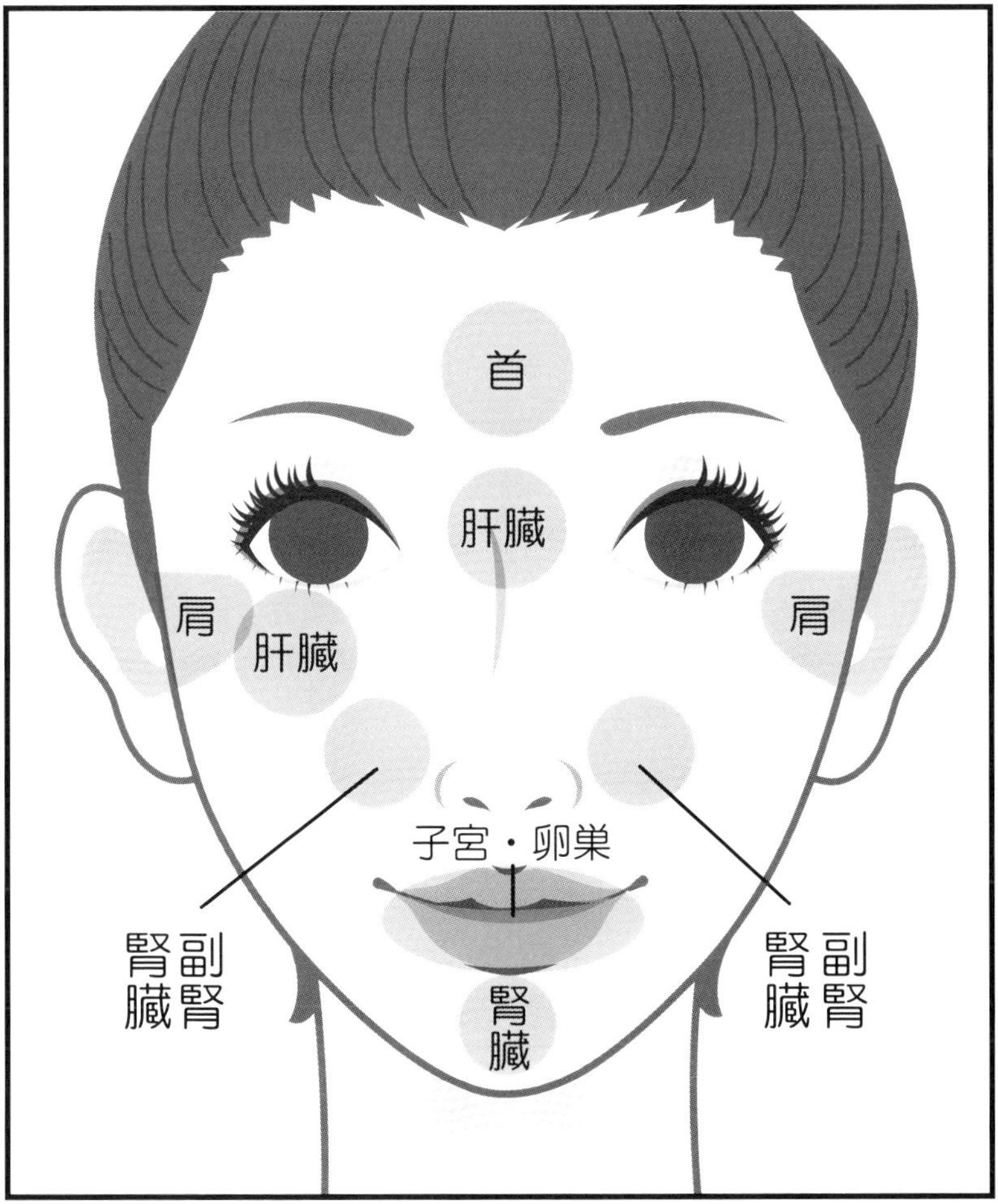

Point

「首」「肩」「肝臓」「副腎・腎臓」「子宮・卵巣」がポイント。

高血圧を防ぐためのリンパ・マッサージ

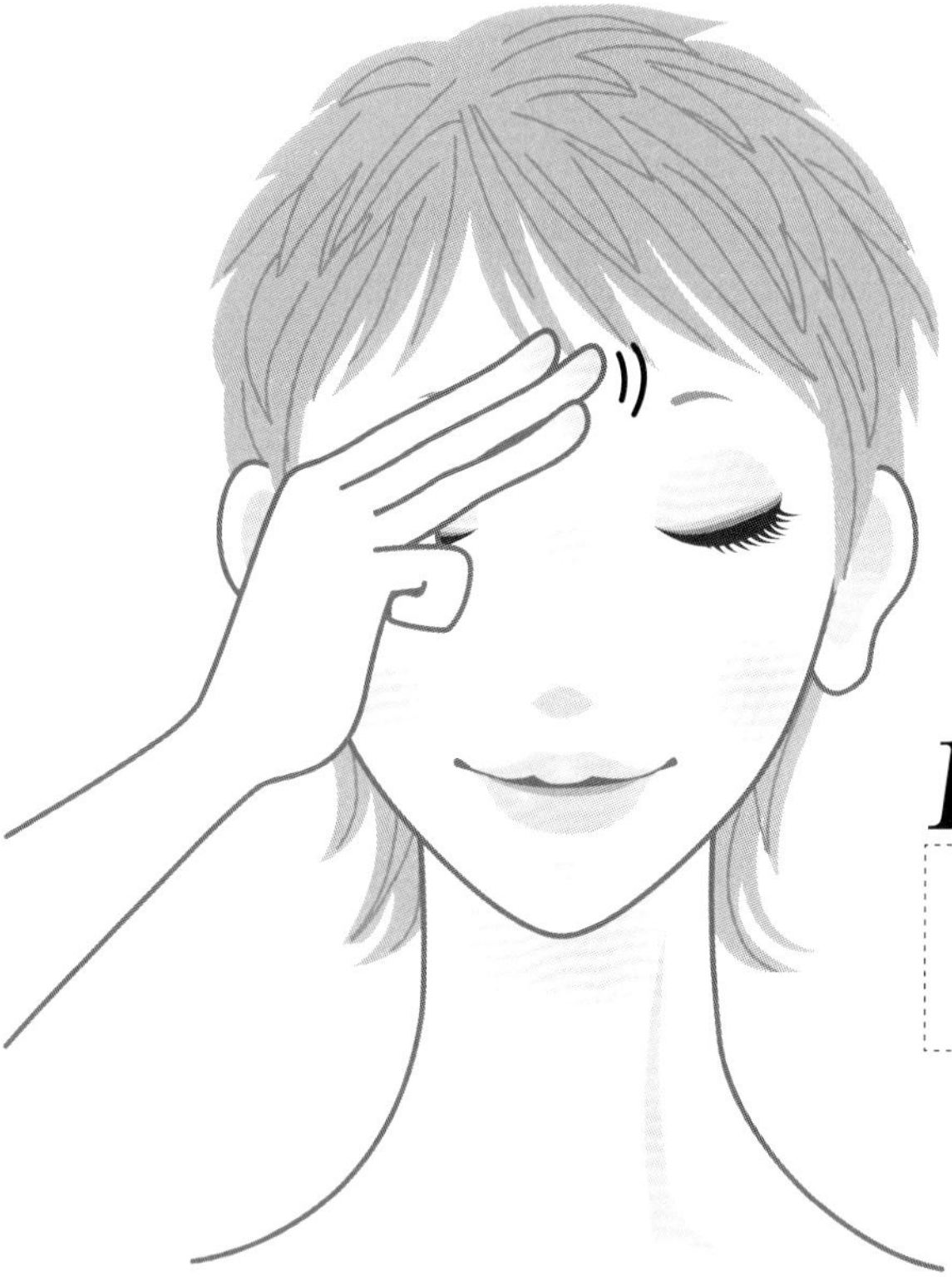

1

額の中心からやや下側を、三本指を使ってよくマッサージ。

高血圧を予防し、また血圧を下げるには「首」「肩」「肝臓」「副腎・腎臓」「子宮・卵巣」に影響を与えるリンパ・マッサージが有効です。

額のやや下側、耳のわき、唇の三カ所のポイントを入念にリンパ・マッサージすれば、正常な血圧値を維持できるようになります。

毎日三〜五回、全身のリンパ・マッサージと併せてやって、体質改善につとめてください。

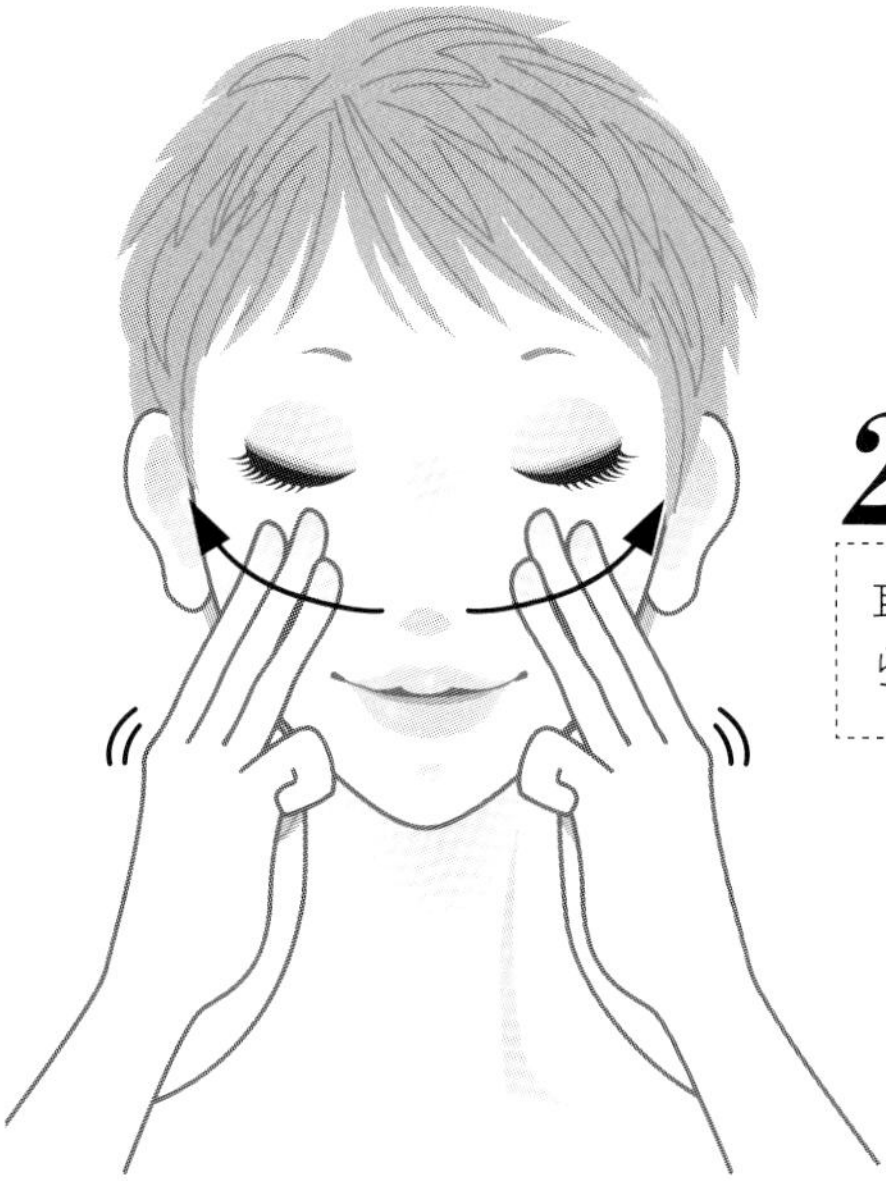

2

耳のわきを三本指でさする。終わったら両方のほほ全体を丹念に。

3

唇を二本指で横にさする。人差し指一本でもかまわない。

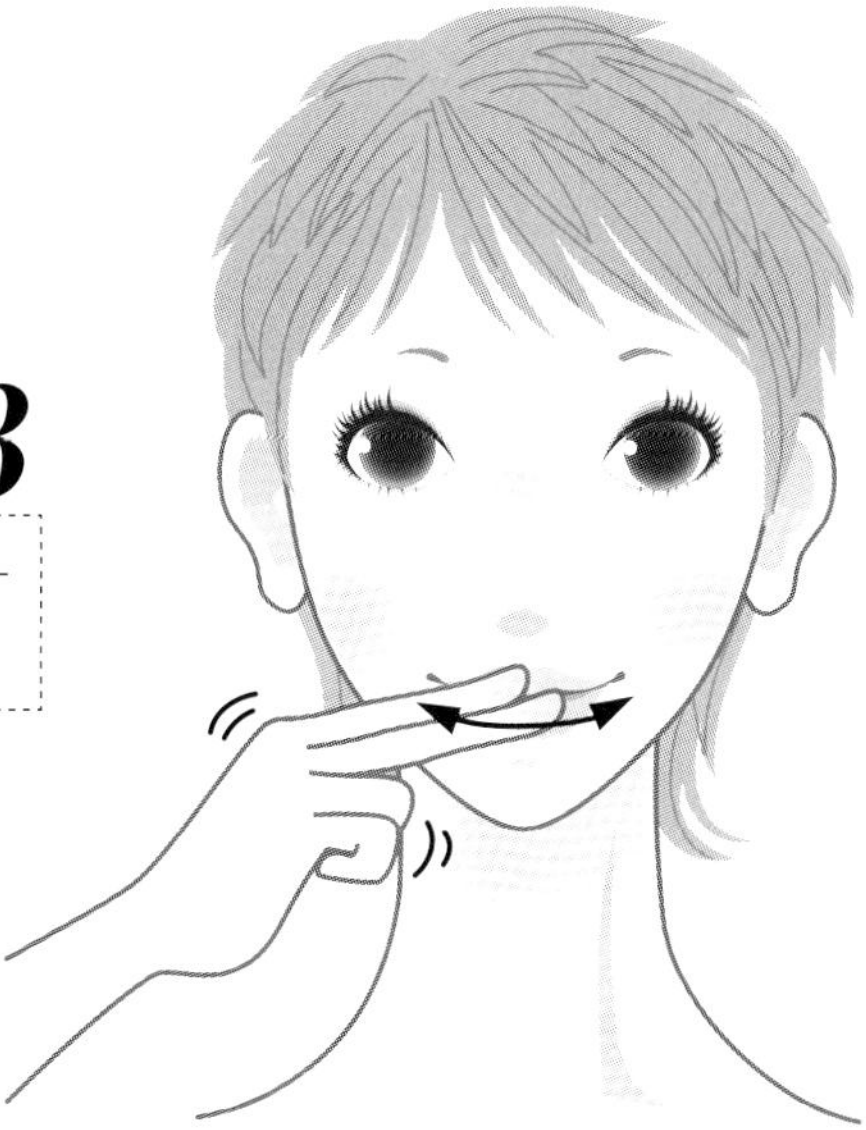

7 女性に多い低血圧を直すリンパ・マッサージ

高血圧ほど重い病気の原因にはなりにくいのですが、低血圧症には本人でないとわからない悩みがあります。疲れやすく、朝方に弱いというのが低血圧の特徴ですが、それは周囲には理解を得にくいのです。その悩みから、日常生活に支障をきたす場合もあります。

低血圧には貧血、栄養失調などの原因が指摘されていますが、真の原因は確認できていません。いわば、体質的に低血圧になりやすいのです。したがって、適度な運動をする、朝風呂に入るなどの対処療法的な行動が求められます。蛋白質やミネラル、ビタミンなどの栄養素をバランスよく取り入れた食事法も重要になってきます。

低血圧はホルモンや自律神経の乱れが原因となっているケースが多いので、ホルモン・バランスを整えるポイントをリンパ・マッサージすることが重要です。

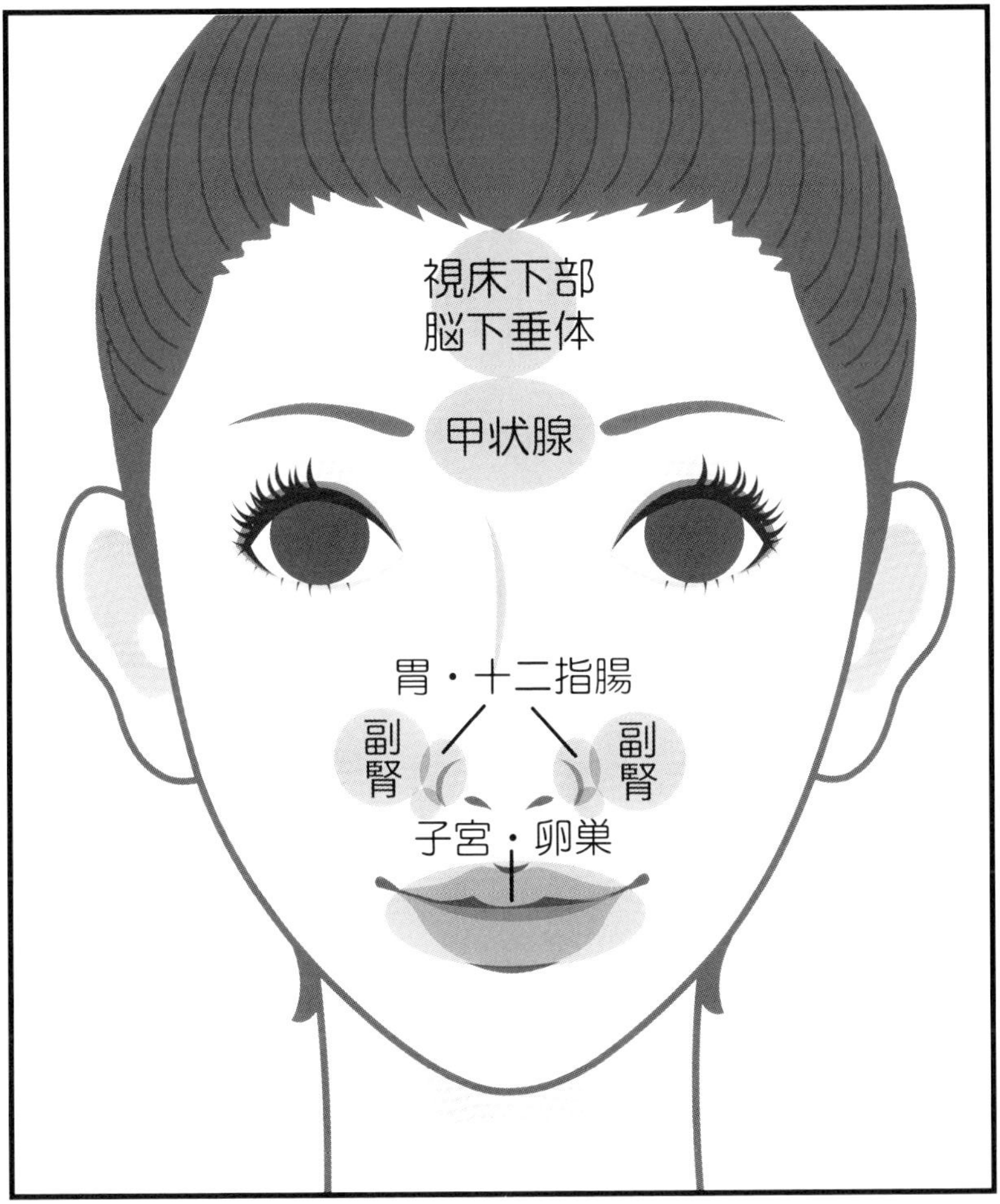

Point

眉間から額にかけてと、ほほ、唇をよくマッサージ。

低血圧を防ぐためのリンパ・マッサージ

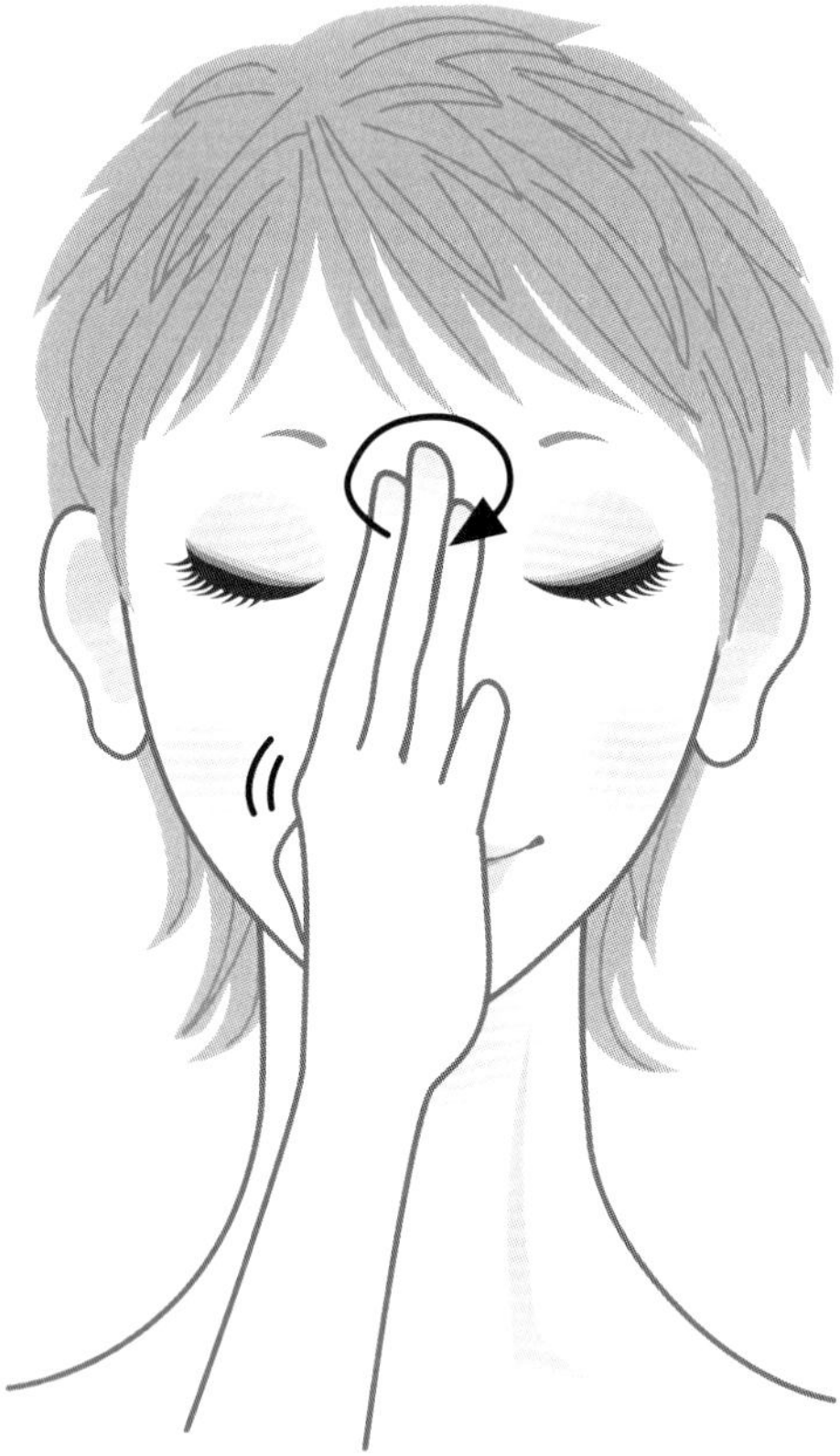

1

眉間から額にかけ、三本指をそろえて回転させるように二分ほど。

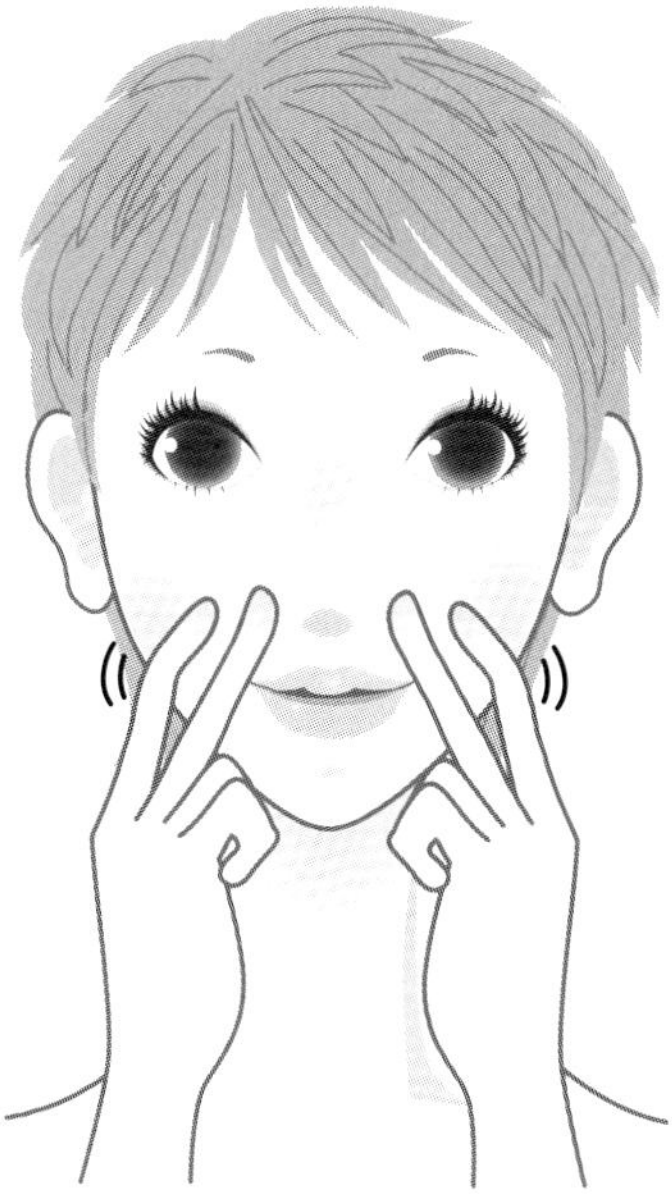

2

鼻の両わきからほほを二本指で交互にたたく。さすってもよい。

3

唇全体を二本指でこする。横でも縦でも、どちらに動かしてもよい。

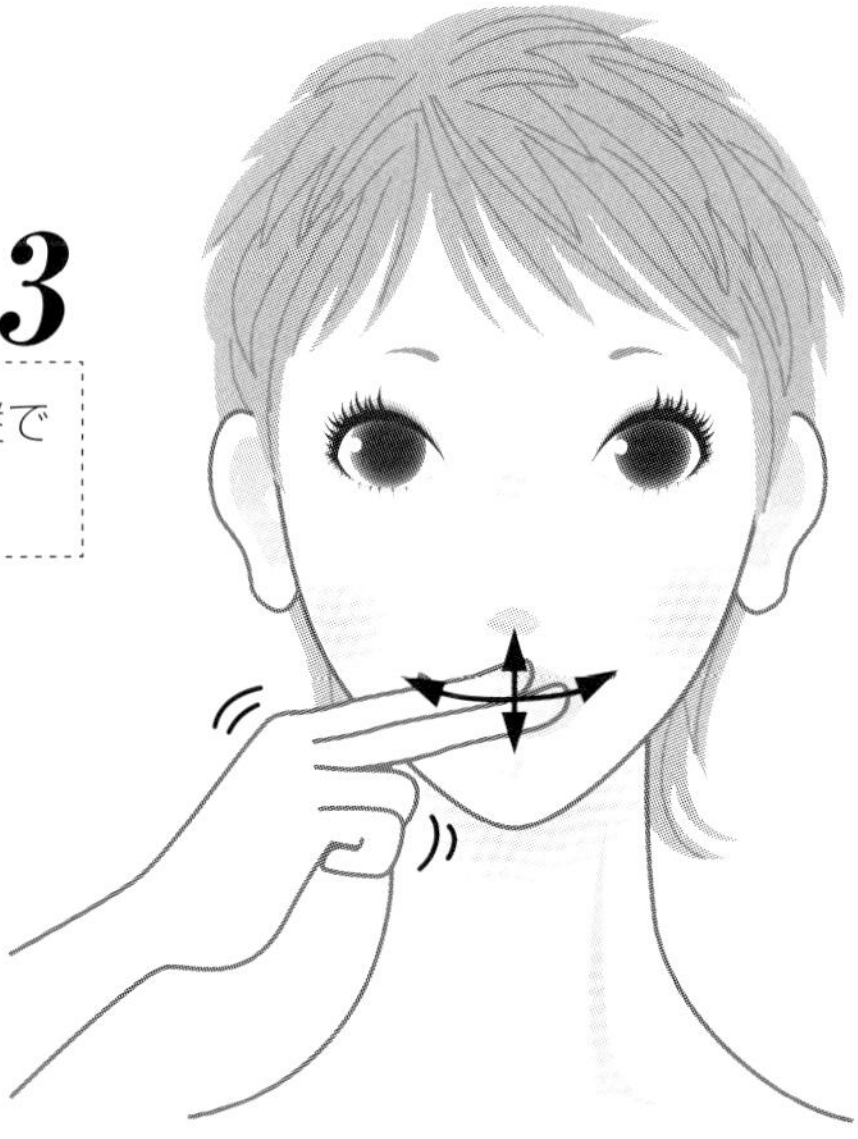

8 更年期障害のユウウツはこの方法で解決！

閉経を迎えると、それまで周期的に分泌されていた女性ホルモンのバランスが乱れ、全身の倦怠感、のぼせ、立ちくらみなどさまざまな症状が現れてきます。中には、うつを併発しますから注意が必要です。

閉経とは卵巣の機能が衰えることです。

指示を受けた脳下垂体はさらに多くの卵胞刺激ホルモンを出します。

これだけでも体調を崩す引き金に十分なりうるのですが、さらに、卵巣の機能低下によって起こるホルモン・バランスの乱します。

私たちの体はこのホルモン・バランスと自律神経のバランスによって保たれているといっても、過言ではありません。呼吸、消化、体温調整など私たちの意志ではコントロールできない機能を調整しているのが自律神経ですが、これらの機能のほとんどはホルモンとの共同作業であり、ホルモン・バランスの崩れは自律神経の失調を意味するのです。

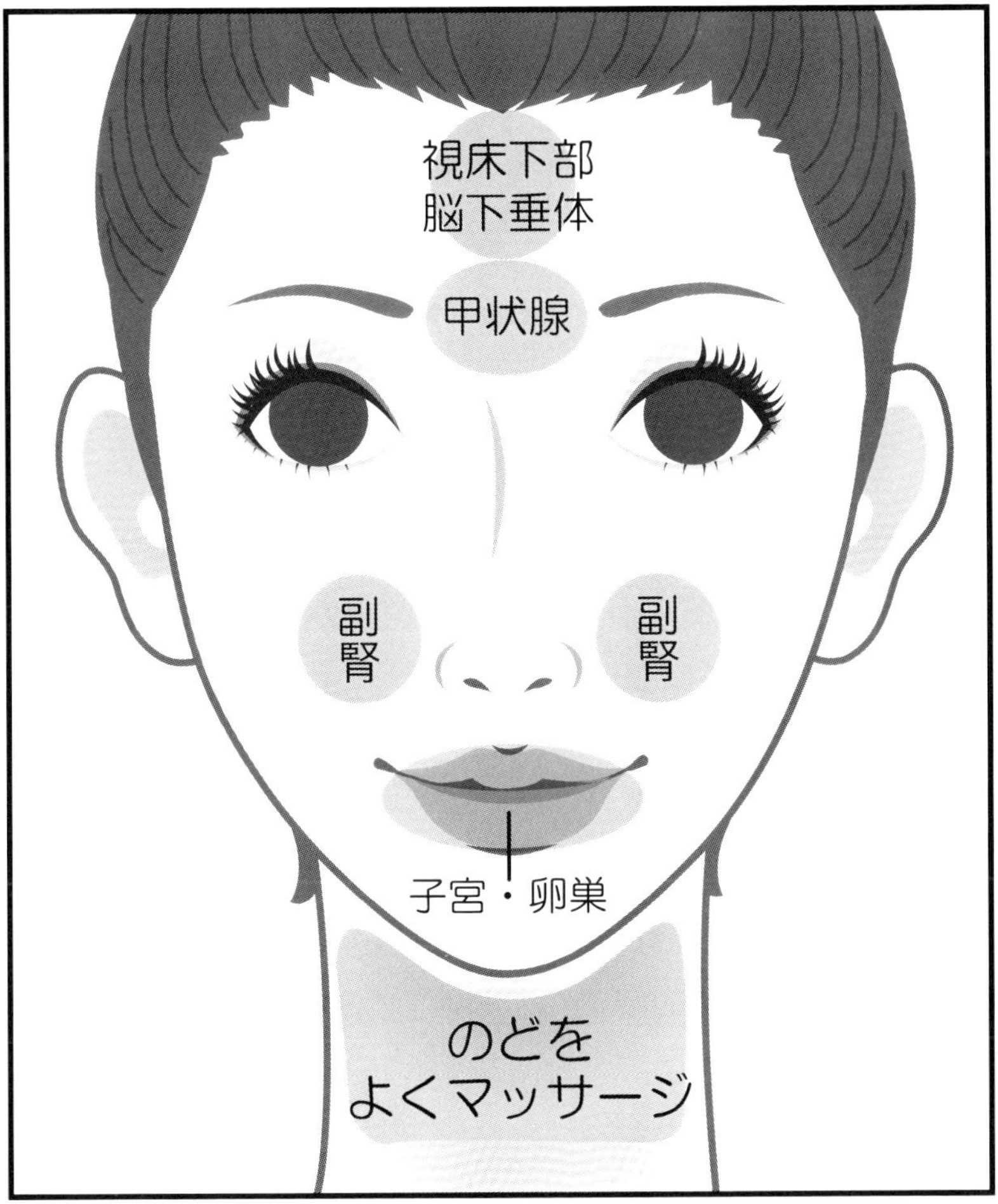

Point

ホルモン・バランスを整えるため、のど全体を。そして眉間から額全体、両ほほ、唇がポイント。

更年期になるとその両方が乱れてしまうのです。

症状が動悸、冷え性、のぼせ、あるいは頭痛、めまい、しびれなどの知覚障害、腰痛、肩こりなどの運動系障害、汗をかきやすくなったり、口のなかが乾いたり、逆に唾液の分泌が増えたりといった皮膚・分泌系障害、頻尿や残尿感などの泌尿器系障害など、患者によって不調を訴える内容が違ってきます。

しかも女性が閉経を迎える五〇歳前後は自分自身や家庭環境などの変化も多く、いろいろなストレスが重なる時期でもあります。親の病気や介護などで大変です。

ストレス状態が高まると交感神経の働きが異常になります。ストレスの高まった状態が続くと交感神経は〝フル稼働〟の状態を維持するようになり、副交感神経とのバランスを乱してしまうのです。

最近、若い女性にも自律神経失調症が増えています。

これらの対策法として、まずおすすめしたいのは熱中できる趣味やスポーツ、そして安らぎの時間を持つことです。眠っているときのように穏やかで心が安静の時には副交感神経の働きが活発になりますから、それによって働き続けている交感神経を休ませることができるのです。

更年期障害を克服する リンパ・マッサージ

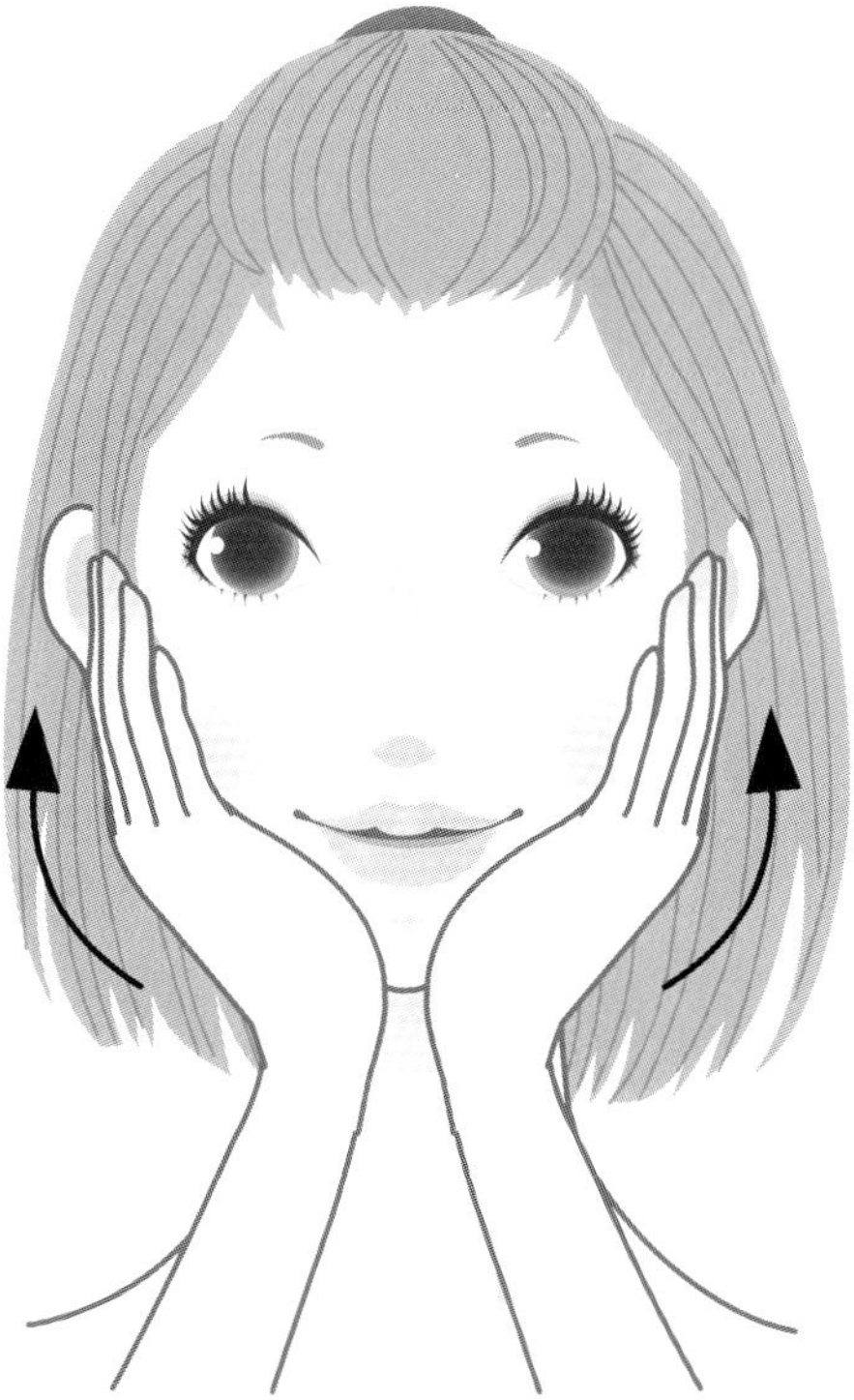

1

両手の手のひらを使って、まずのどを。次にあごの下からゆっくりと上に向かってマッサージ。

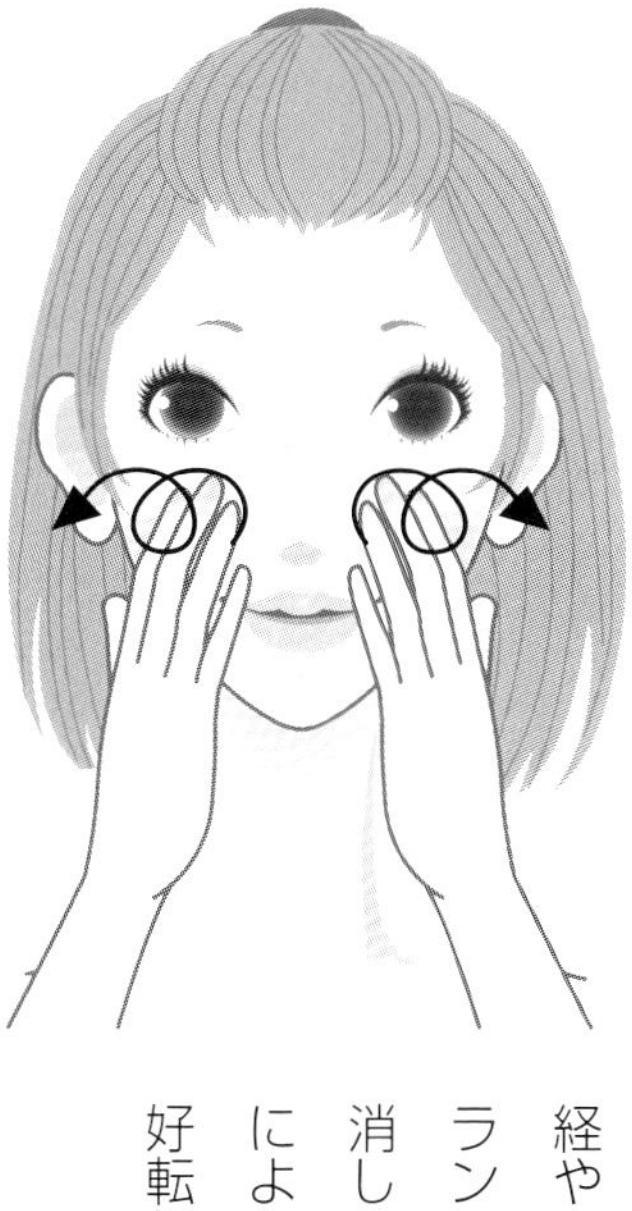

2

眉間から額を広めにマッサージ。次にほほを三本指でこする。人差し指と中指で交互にたたいてもよい。終わったら唇を。

同時に左のイラストのように、額の部分にある「視床下部ポイント」を重点的に刺激して自律神経のバランスを整え、同時にホルモン・バランスを整えるリンパ・マッサージを行います。このとき、のどのマッサージも併用すると自律神経やホルモン・バランスの乱れが解消し、更年期障害による体調不良が好転します。

9 便秘解消の美肌リンパ・マッサージ

便秘薬のテレビコマーシャルが毎日のように放映されていますが、それだけ便秘で悩む女性が多いのでしょう。便秘薬と睡眠薬はアメリカでは一兆円産業です。それほど悩んでいるのです。ダイエットが日常化し、食べる量が減っていることも便秘症増加の一因と考えられます。出すだけの〝カサ〟を食べていないのが、現代日本女性の実状なのです。その便秘の原因は繊維質を食べなくなって肉類ばかり食べているせいです。

この弊害は当然、体じゅうに現れます。便秘による毒素が肌荒れやニキビ、シミの原因になるばかりでなく、ときには激しい腹痛で病院にかつぎこまれるケースもあります。便秘薬が手放せなくなり、薬なしでは便通が得られないという深刻な状態に陥っている女性もいます。

そんな人は「小腸・大腸」「副腎皮質」を刺激するリンパ・マッサージをして腸の働きを活性化させてください。ここで重要なことは、腸のゾーン

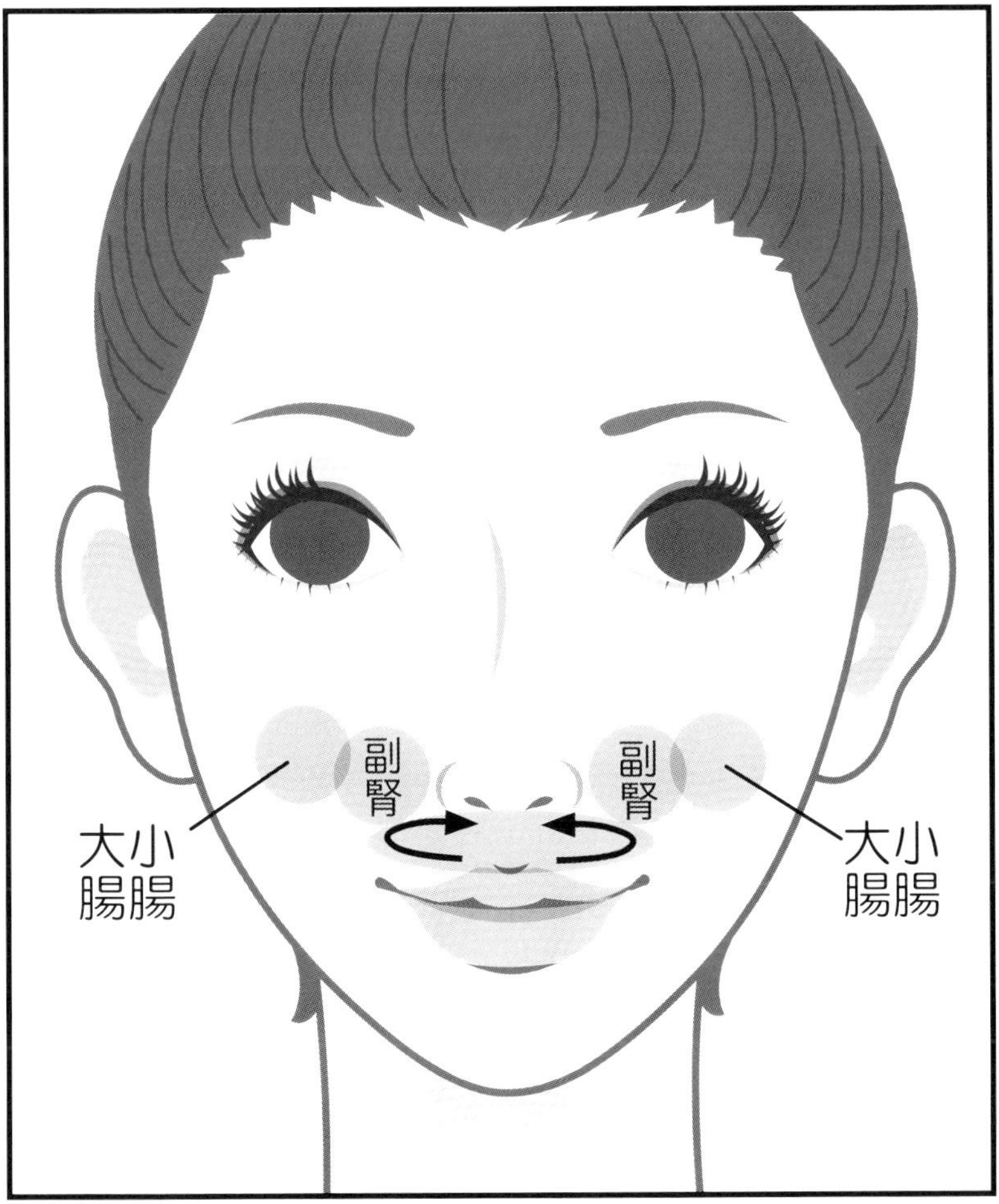

Point

ほほにある「副腎」、ほほと鼻の下の「小腸・大腸」をよくマッサージすること。

便秘、下痢を解消するリンパ・マッサージ

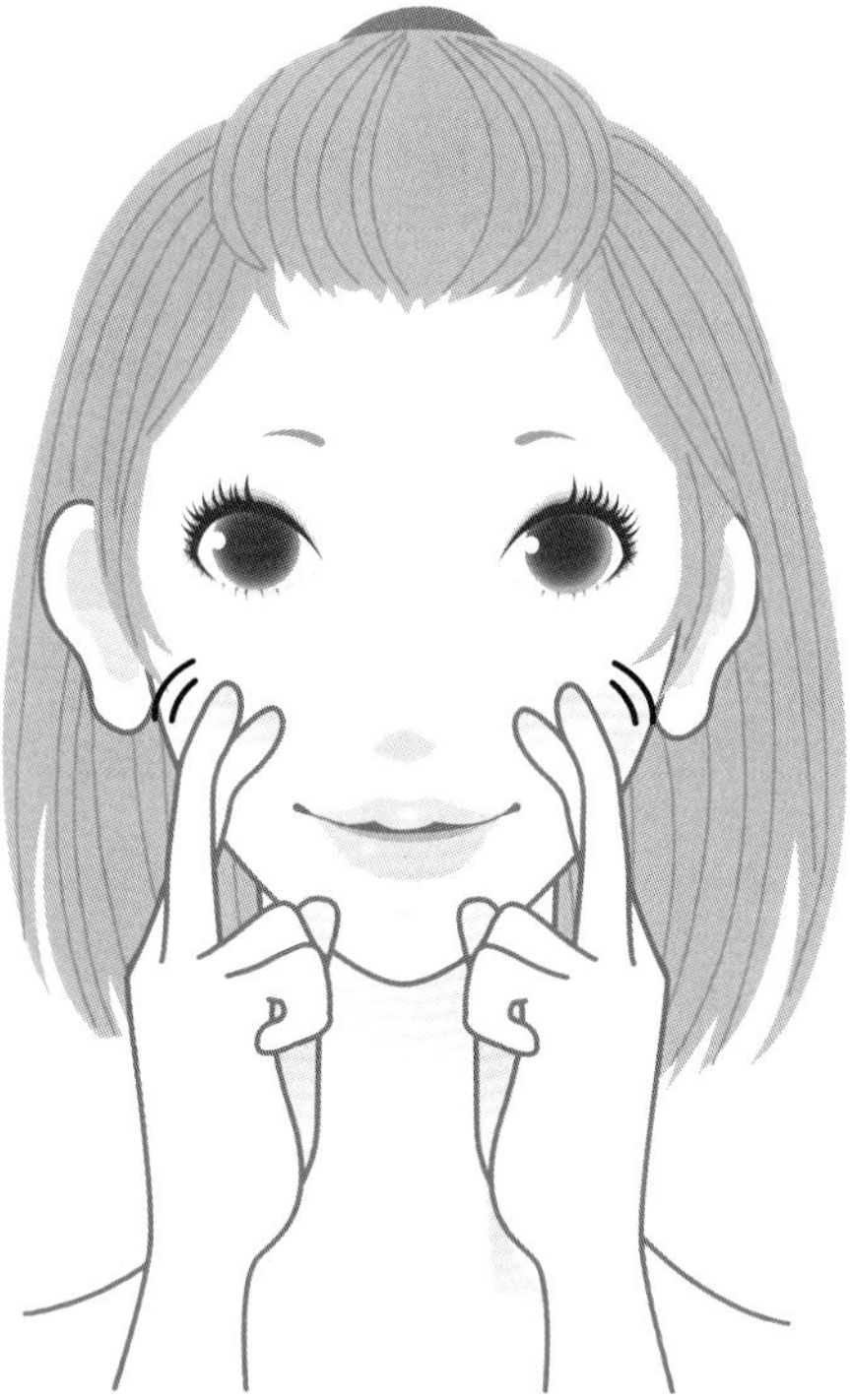

1

鼻の両わきからほほにかけてを人差し指と中指で交互に軽くたたく。

は両眼の下にありますが、そこだけではなく、鼻の下を刺激することです。ここは大腸の中でも便が詰まりやすい横行結腸やS字結腸の部分に該当します。両手の三本指で鼻の下に大きな楕円を描くようにマッサージしましょう。このリンパ・マッサージは腸の活動を正常に戻すための方法ですから、便秘だけではなく、腹痛やお腹のむかつき、下痢のときにも効果を発揮します。

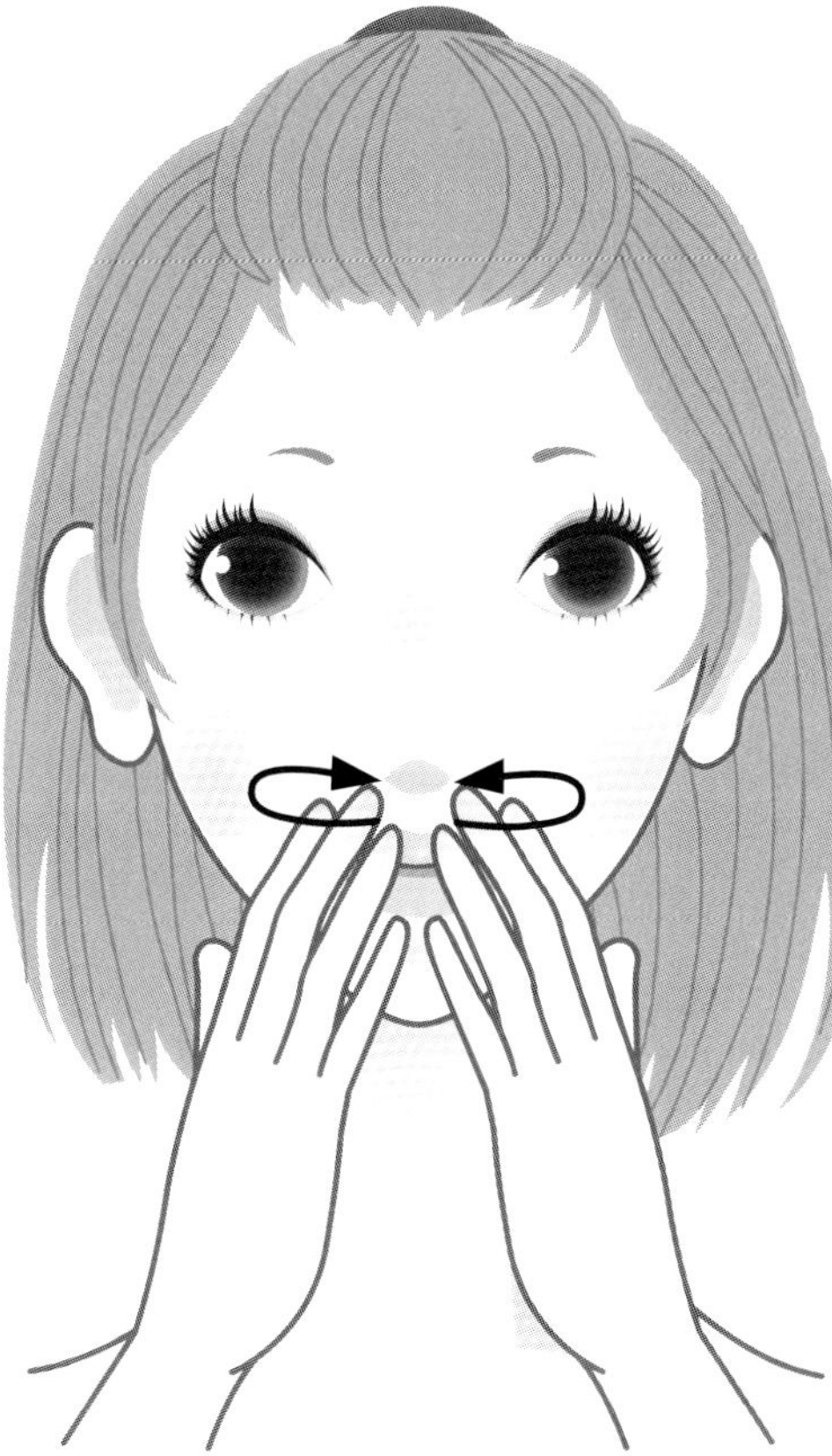

2

鼻の下周辺を両手の三本指を使って。人差し指で大きな楕円を描いても、横に動かしてもよい。

10 ノドの荒れを緩和する首マッサージ

最近のカラオケブームのおかげで、歌いすぎて翌日声が出ないくらいほどノドが荒れてしまう人がいます。また、生まれつきノドや気管支が弱いという人もいます。そういう人には首筋のマッサージはとても有効です。日頃から首のマッサージを習慣づけているとノドや気管の循環がよくなり、強くなってきます。また、ホウ酸などを薄めて、うがいを習慣づけるとよいでしょう。ノドの荒れにはダイコンを小さく切ってハチミツに入れて、その汁を薄めて飲むのも症状をやわらげてくれます。

首筋はリンパ・マッサージの中でも、特に効果を発揮するところなので、声もよくなり、顔もきれいな小顔になるとしたら、一石二鳥でしょう。

首筋全体をよくリンパ・マッサージして、補助的に顔の中央付近にある「首」のポイントもやると効果を高めるでしょう。あまりノドの炎症の重い場合は専門医の診察を受けることをおすすめします。

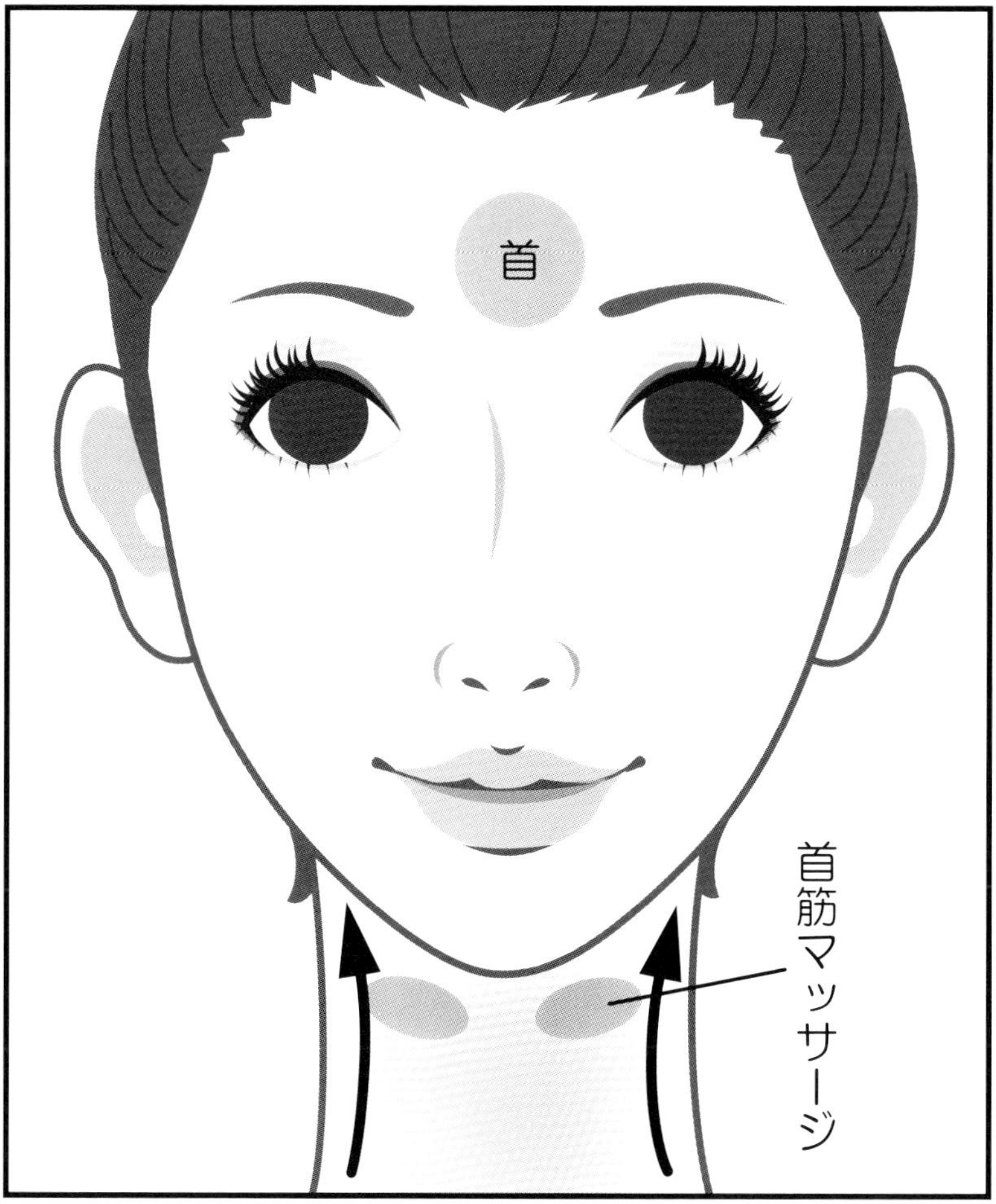

Point

額にある「首」のゾーンと首筋をよくマッサージ。

のどの荒れをやわらげる リンパ・マッサージ

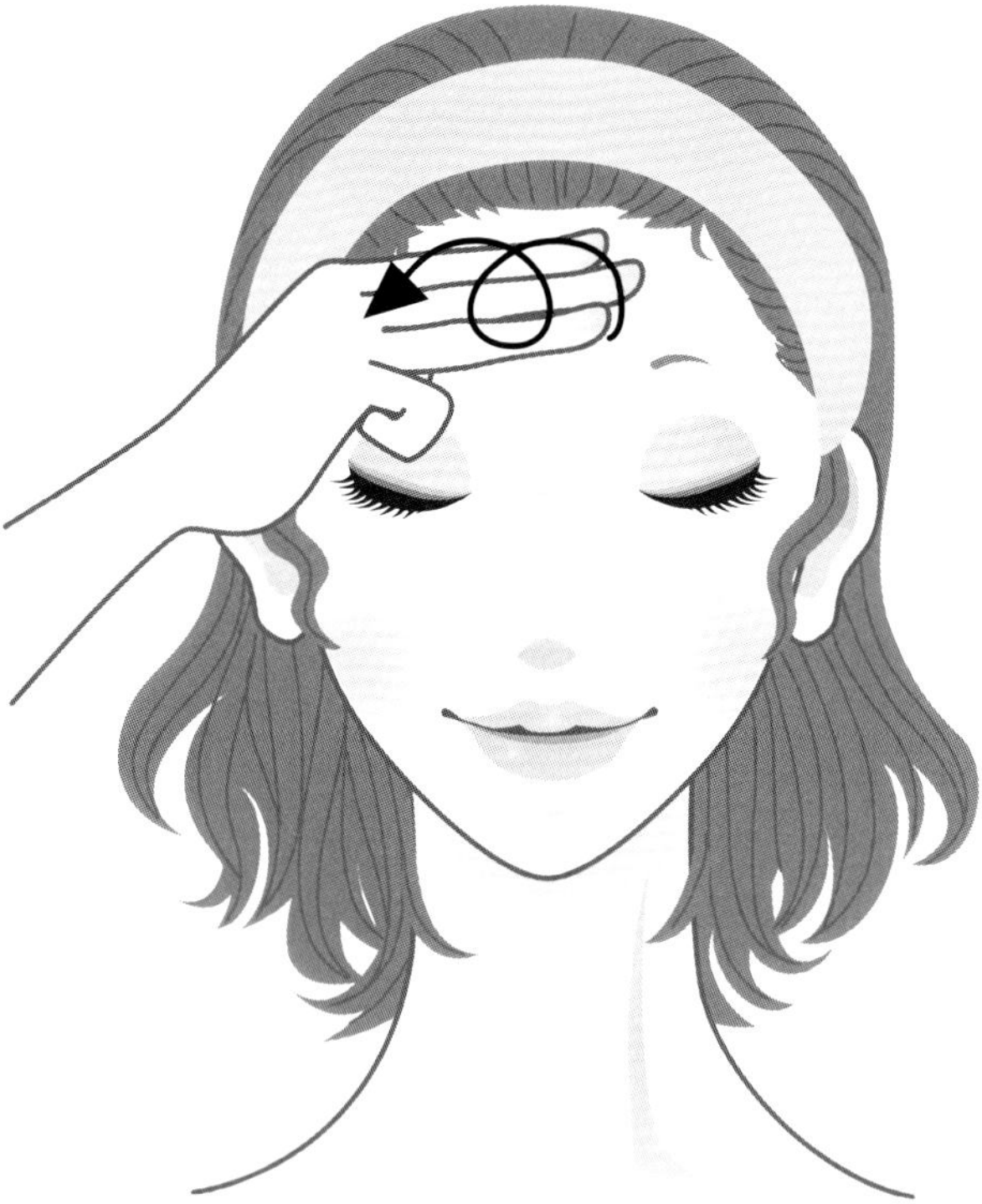

1

額を三本指でよくマッサージ。「首」のゾーン。二本指で交互に一分ほどたたいてもよい。

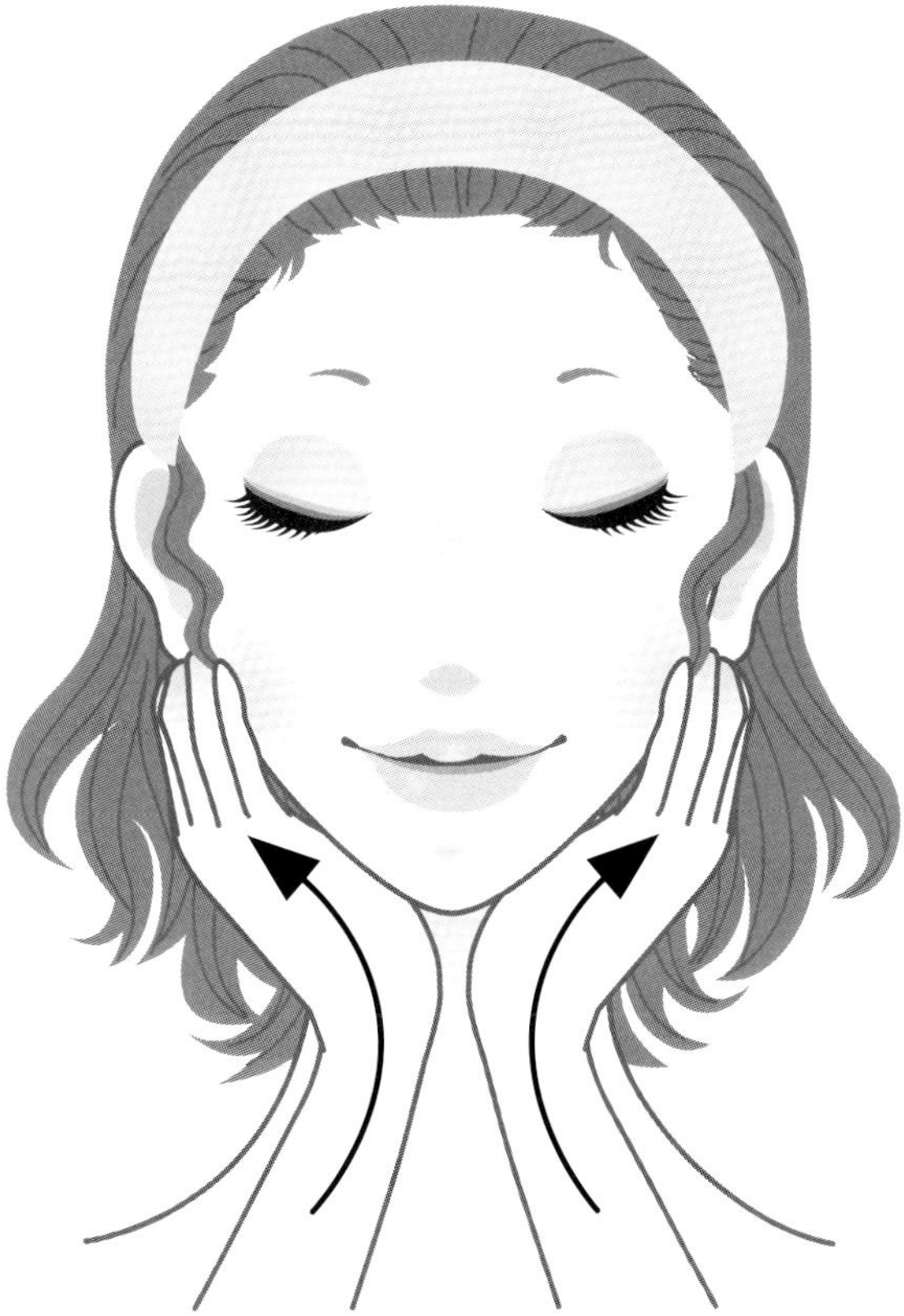

2

両手のてのひらでのどから首筋を下から上にさする。一分ほど繰り返したら、のど全体を三本指でつまむようにしてさするとよい。

11 キレイな歯茎《はぐき》で〝お口美人〟に見せるマッサージ

歯槽膿漏の原因は、歯石と歯石の間にできるの細菌です。歯の周りに食べカスが残っていると、そこに細菌が繁殖します。歯垢がさらに溜まっていくと、そこに唾液に含まれるカルシウムが沈着し、歯の内側から固まって歯石になります。これが歯と歯茎の間に溜ってどんどん大きくなり、歯と歯茎の間に歯周ポケットと呼ばれる透き間をつくってしまいます。すると、歯肉が歯石の細菌によって侵され、やがては歯肉が縮んで最後には歯も抜けてしまいます。

このように化学的、物理的に起こる歯槽膿漏に対しては、歯ぐき全体のマッサージと耳の下側にある「翳風《えいふう》」というツボを刺激するリンパ・マッサージが有効です。もちろん、根本的な治癒には歯科治療が不可欠ですが、リンパ・マッサージによって歯肉の抵抗力を高め、歯槽膿漏が治りやすく、またなりにくい状態にすることが可能なのです。

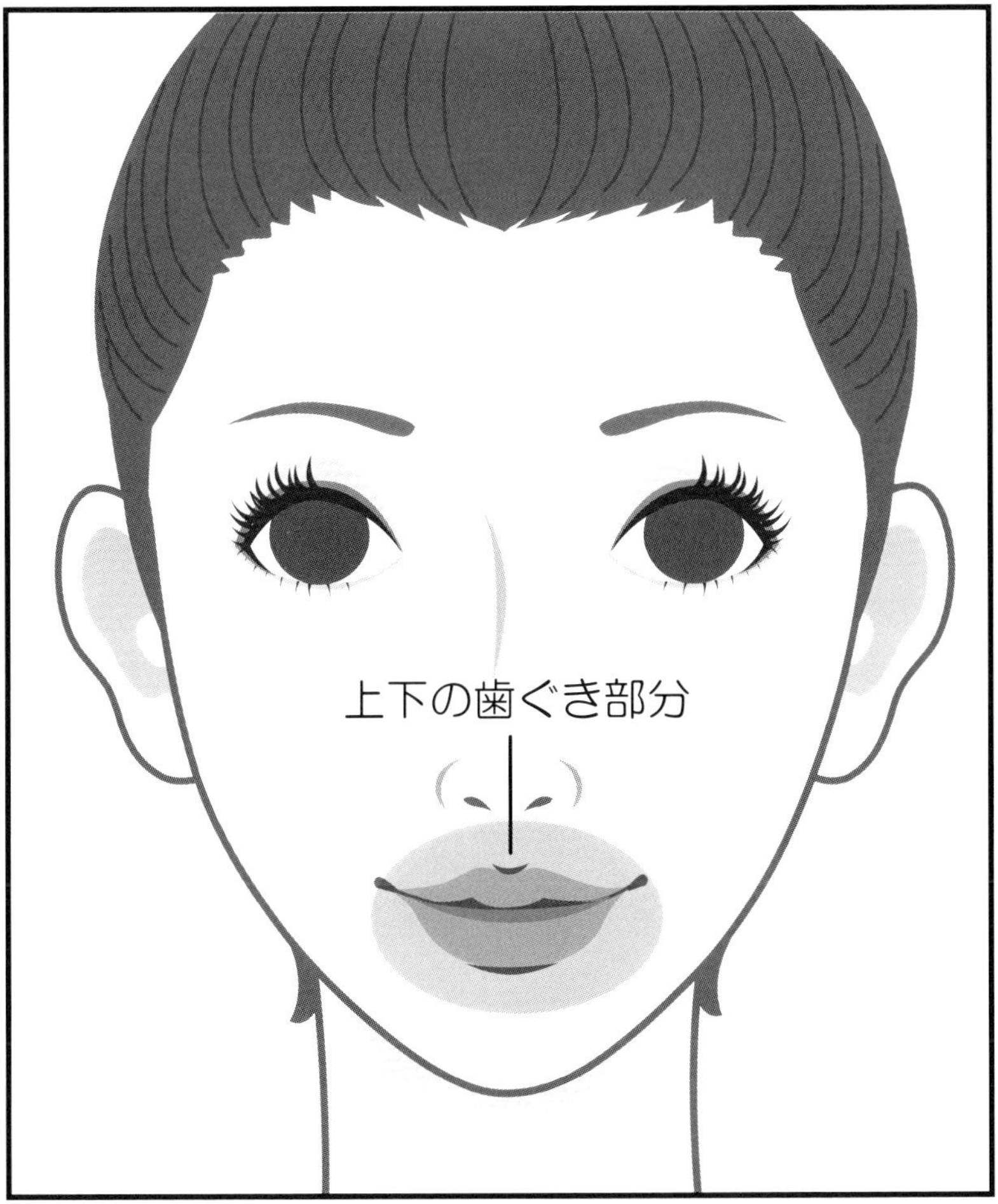

Point

唇の上下、歯ぐきの部分を親指以外の四本の指で軽くたたく。

歯槽膿漏を予防するリンパ・マッサージ

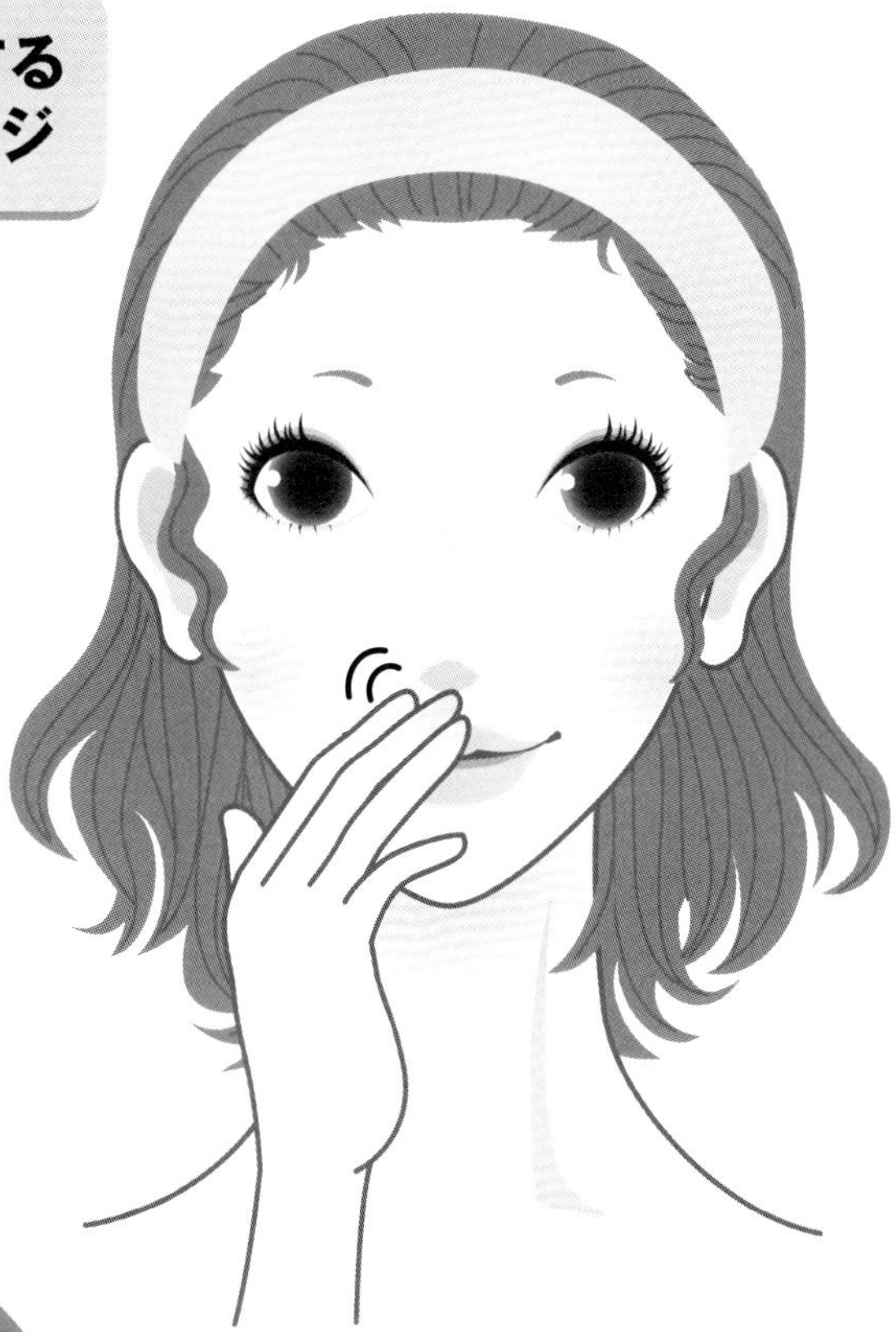

1

唇の上下の部分を、歯ぐきを刺激するように四本の指で二分ほど軽くたたく。上が終わったら下を。

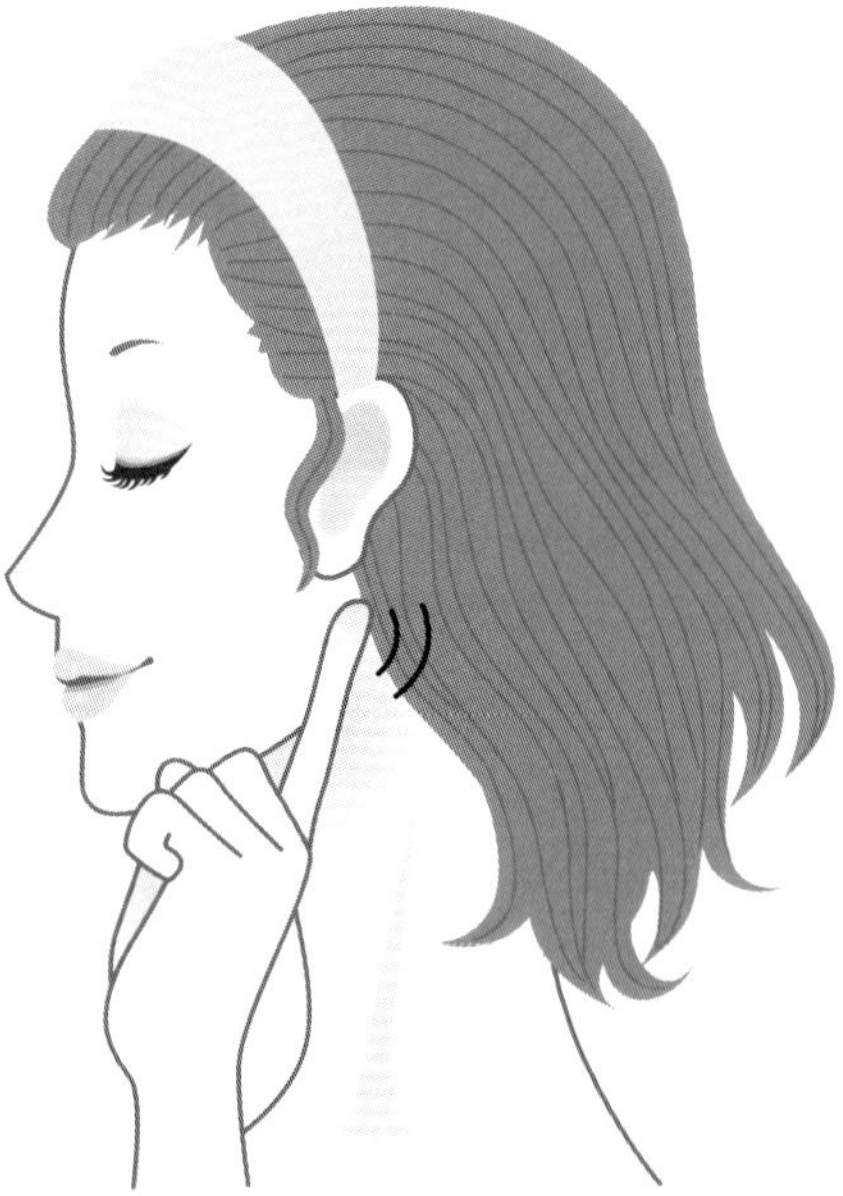

2

耳の下側にある「翳風」のツボを両側とも指で強く押す

★耳の下を顎骨に沿って指先でたどり、指先が入り込む場所が「翳風」（111ページ参照）

12 うっとおしい鼻づまりが消えるマッサージ

鼻づまりがひどくなると息苦しさだけでなく、集中力や記憶力も低下するといわれています。また、鼻がつまっていると、眠るときにどうしても口を開けることが多くなり、乾燥でのどや気管支を痛める原因にもなります。慢性の鼻づまりの場合は、蓄膿症を発症している事例が多いので口臭などにも気を配らなければなりません。

顔の中心部の骨には鼻に通じる空洞があり、ここで空気の出入りが行われています。ところが、ウイルスによる感染やアレルギーで鼻の粘膜がはれると、空気の出し入れがうまくできなくなり、空道内で雑菌が繁殖し、膿のような分泌物が蓄積してしまいます。これが蓄膿症です。

鼻づまりを解消するには、鼻筋マッサージをするとともに副腎に刺激を与えることがおすすめです。野球選手が鼻すじにテープを貼るのも、鼻づまりをとり、呼吸がよくなるからです。

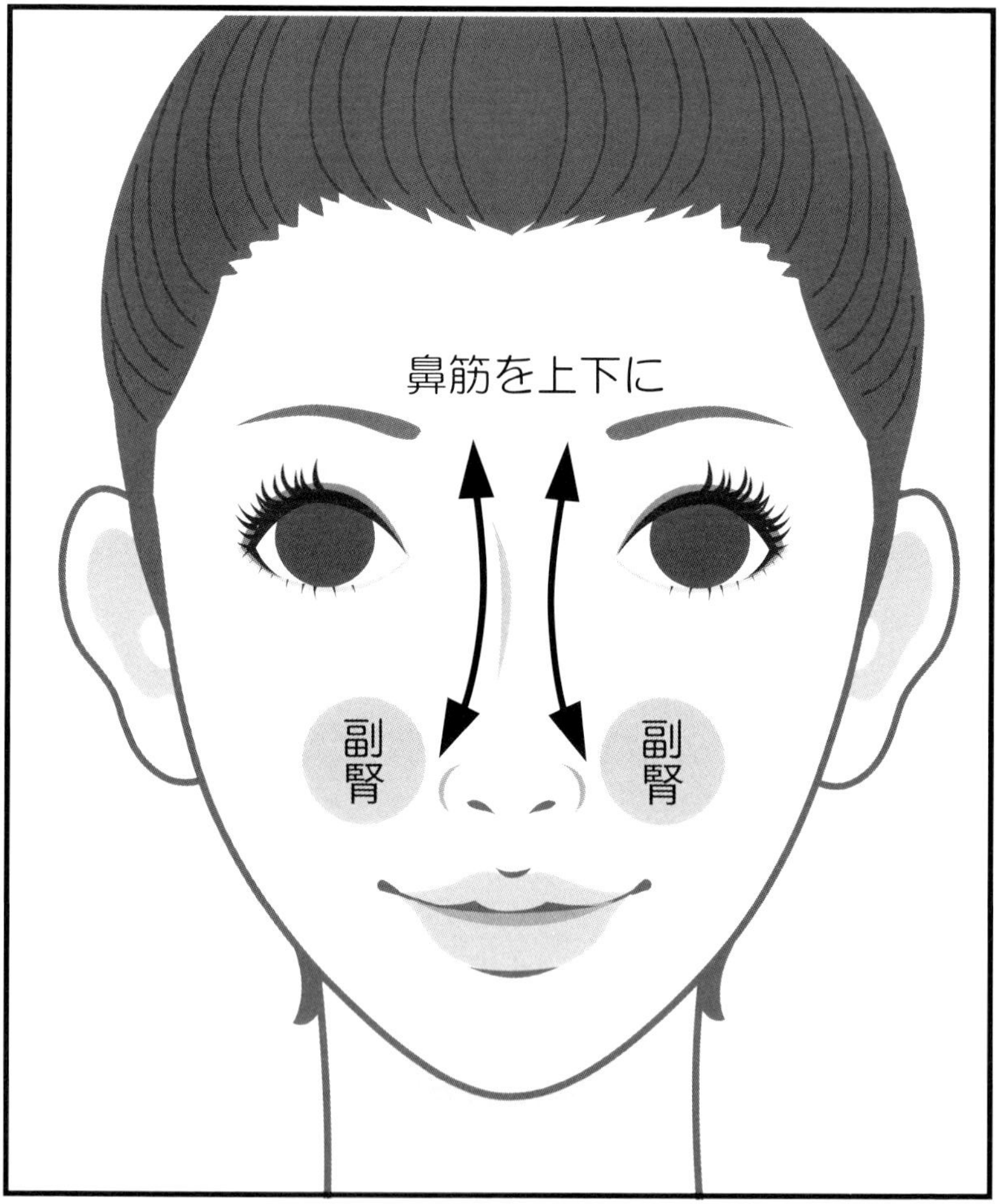

Point

ほほの「副腎」への刺激と鼻筋を上下によくマッサージすること。

鼻づまりが消える リンパ・マッサージ

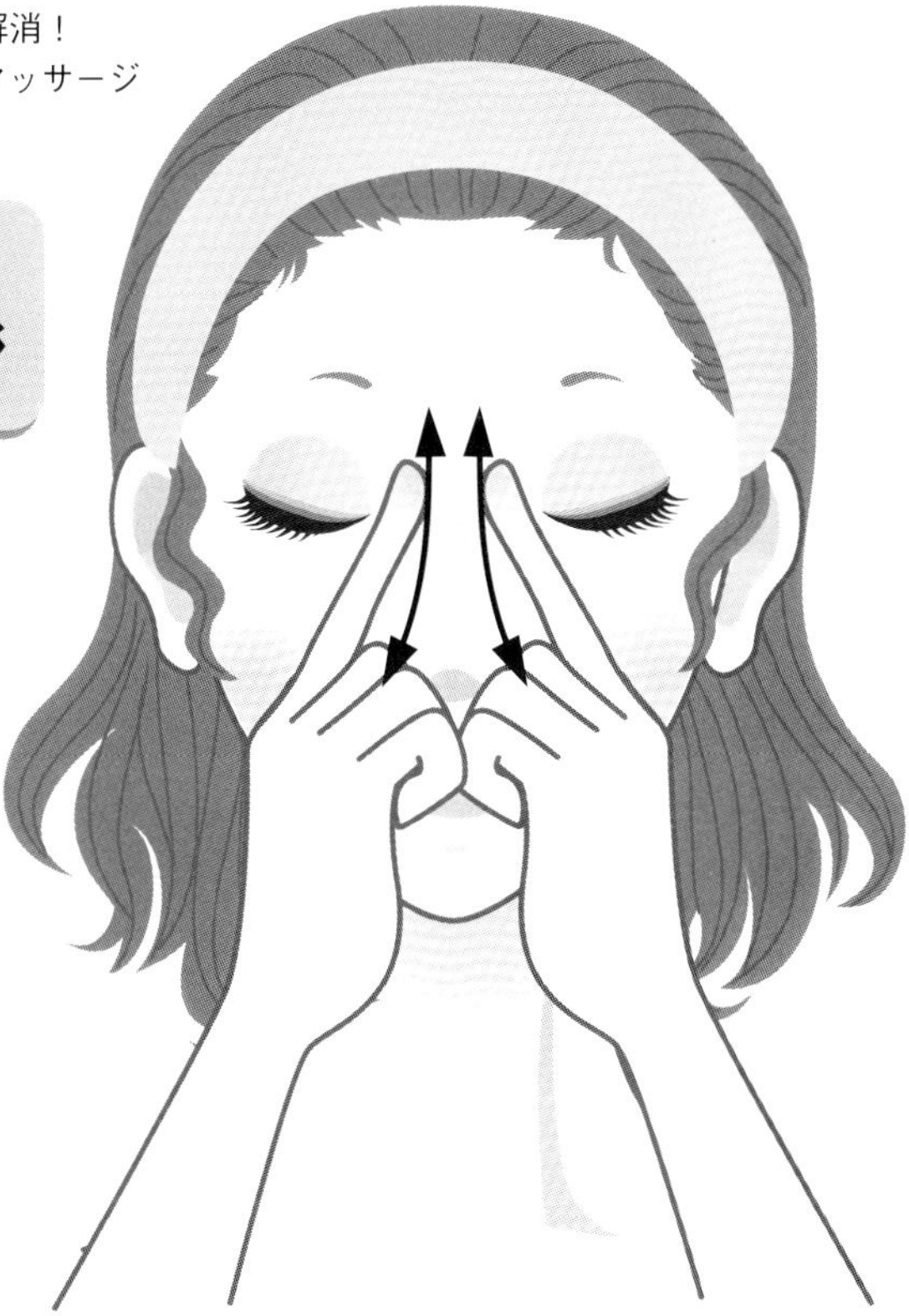

1

鼻筋に沿って、両手の人差し指で上下に軽くさする。一回二～三分続ける。

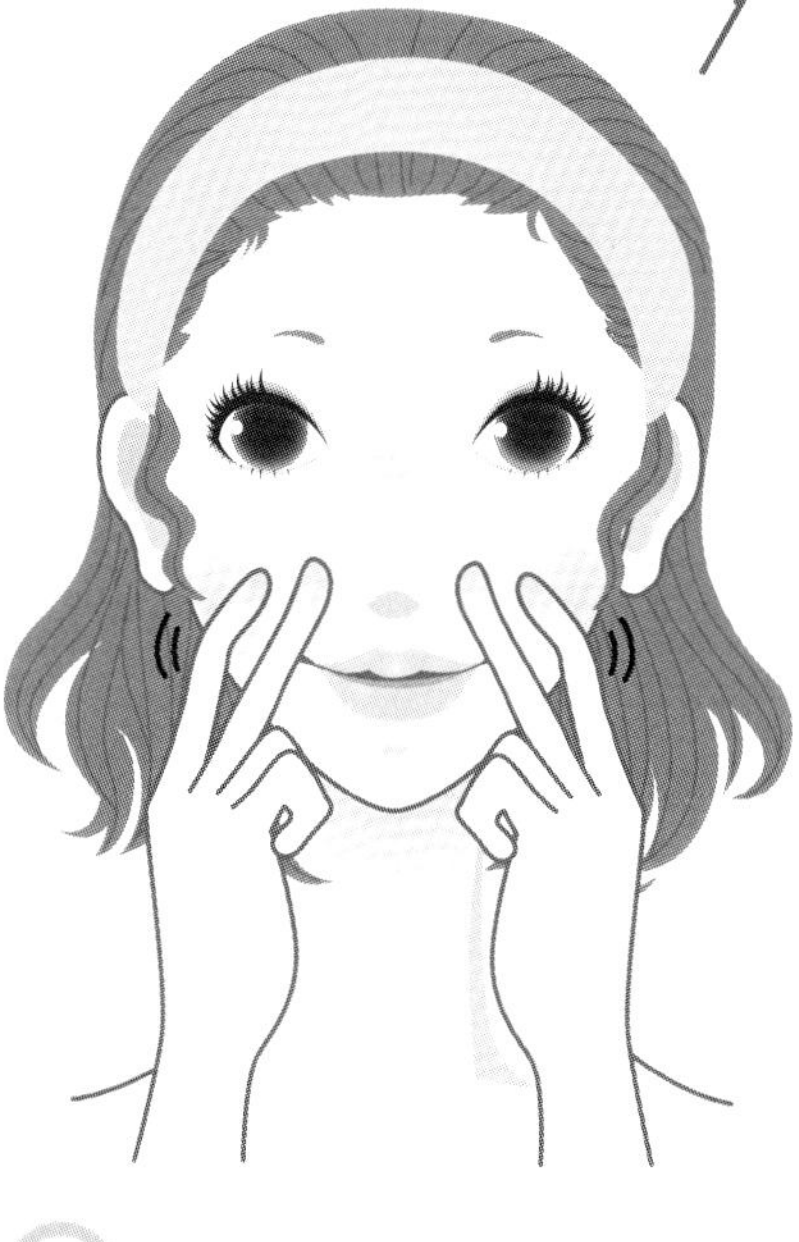

2

鼻の両側とほほを二本指で交互に軽くたたく。四本指で全体をもんでもよい。「副腎」のマッサージ。

13 肩こりを直しモデルのような「姿勢美人」に変身！

慢性的な肩こりに悩んでいる人は数知れません。

肩こりは筋肉疲労の一種で、筋肉の疲労で硬くなると、筋肉全体が硬くなります。すると、肩の血液の循環が悪くなり、こり症状が起こるのです。過労だけではなく、ストレスで肩こりになるケースもあり、最近、若い人にも肩こりに悩む人が増えているのも、このストレスが原因だと考えられます。

肩こりを解消するためには「肩」や「副腎」に影響を及ぼすリンパ・マッサージや1章の首・肩のリンパ・マッサージなども併せて続けることです。また、肩こりは目の疲労とも関係していますから、眼の疲れを解消するリンパ・マッサージ（112ページ参照）も併せて実行してください。ゆっくりと入浴したり、肩周辺に熱めのシャワーを掛けたりするのも効果的です。

それでも治らない頑固な肩こりの場合には、高血圧症などの病気の可能性もあるので、専門医の診断を仰いでください。

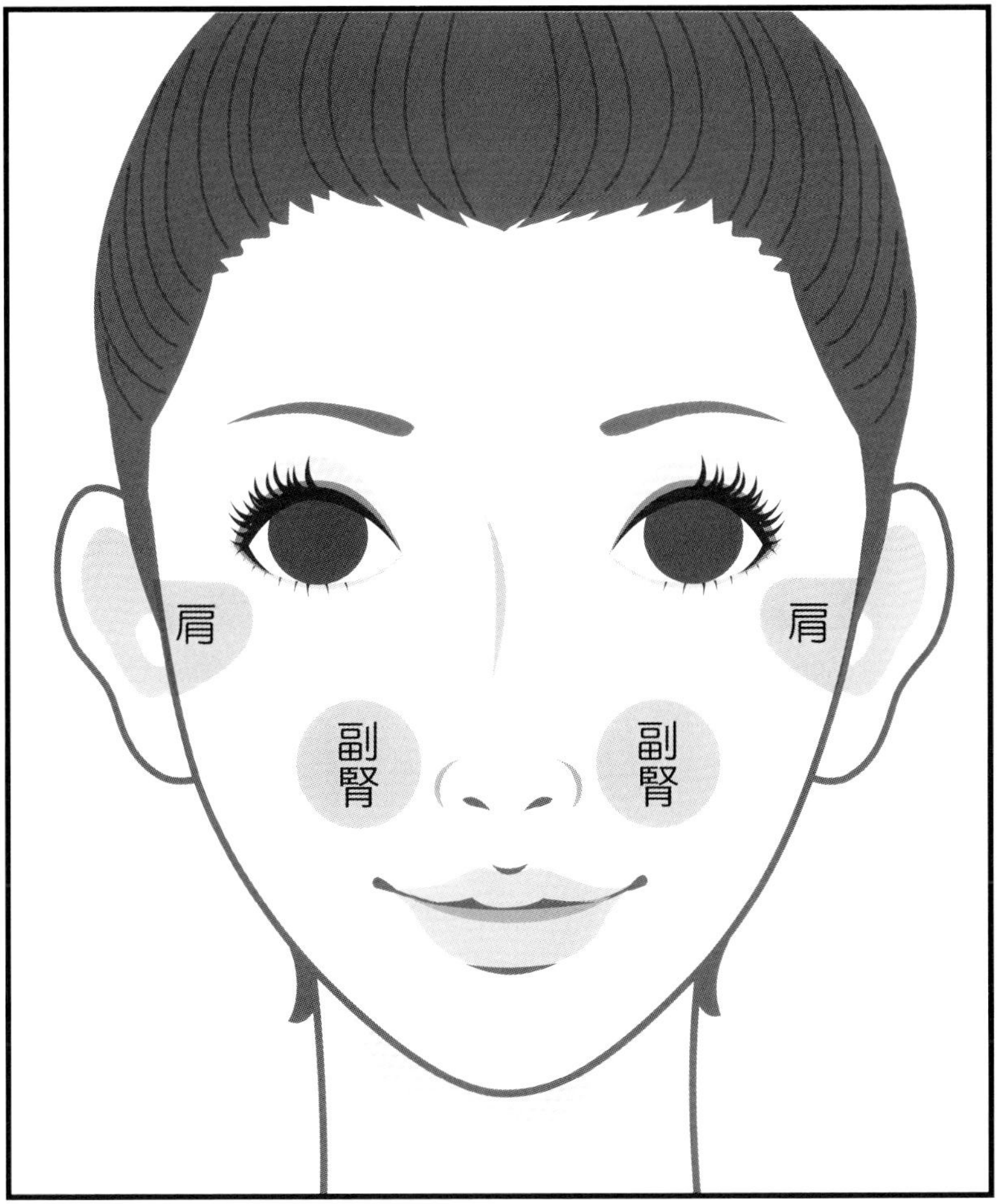

Point

耳のわきにある「肩」のゾーンとほほの「副腎」がポイント。

肩こりをなくすリンパ・マッサージ

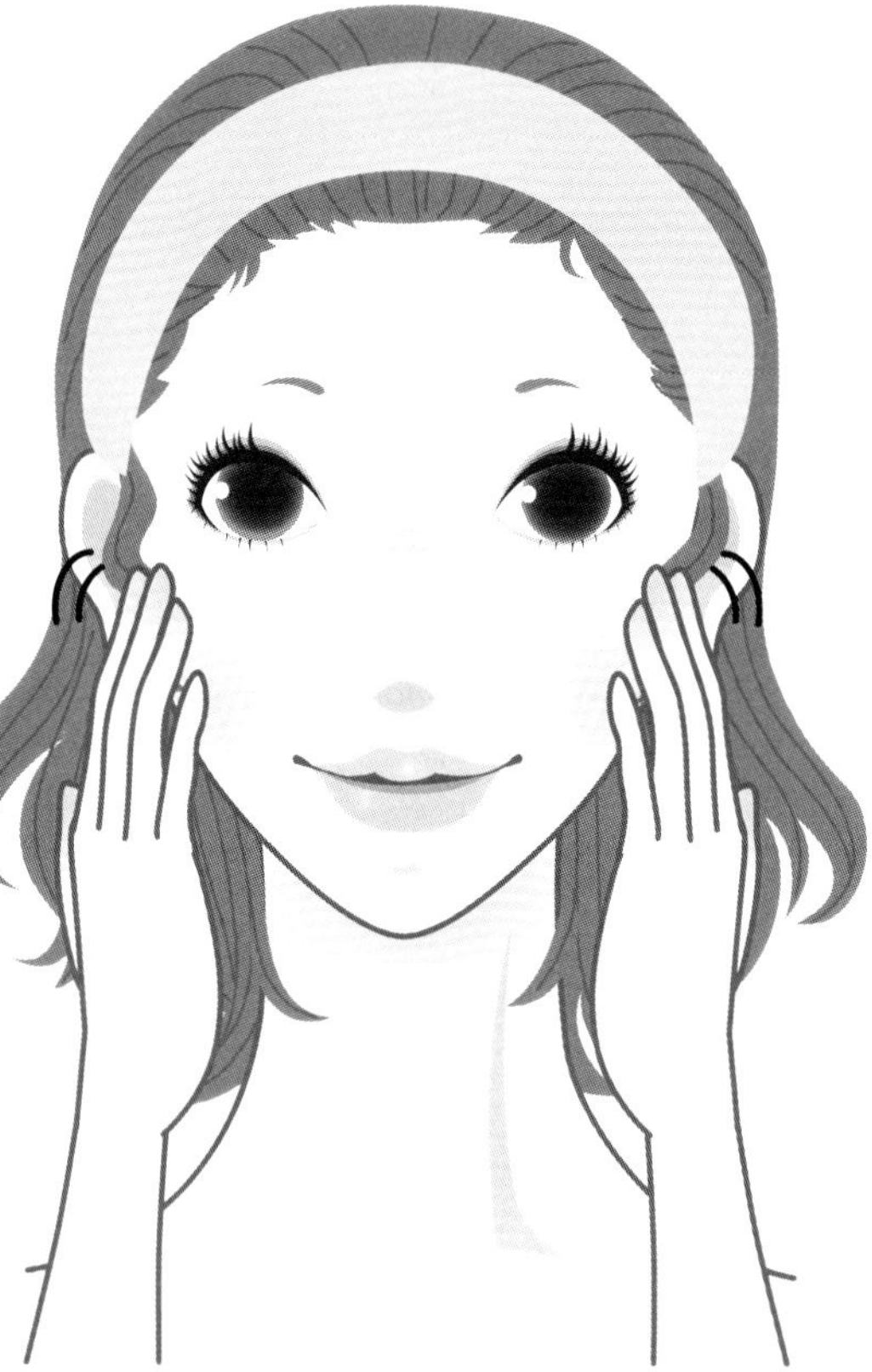

1

耳の横の部分を人差し指・中指・薬指の三本でマッサージ。
二本指で上下にマッサージしてもよい。

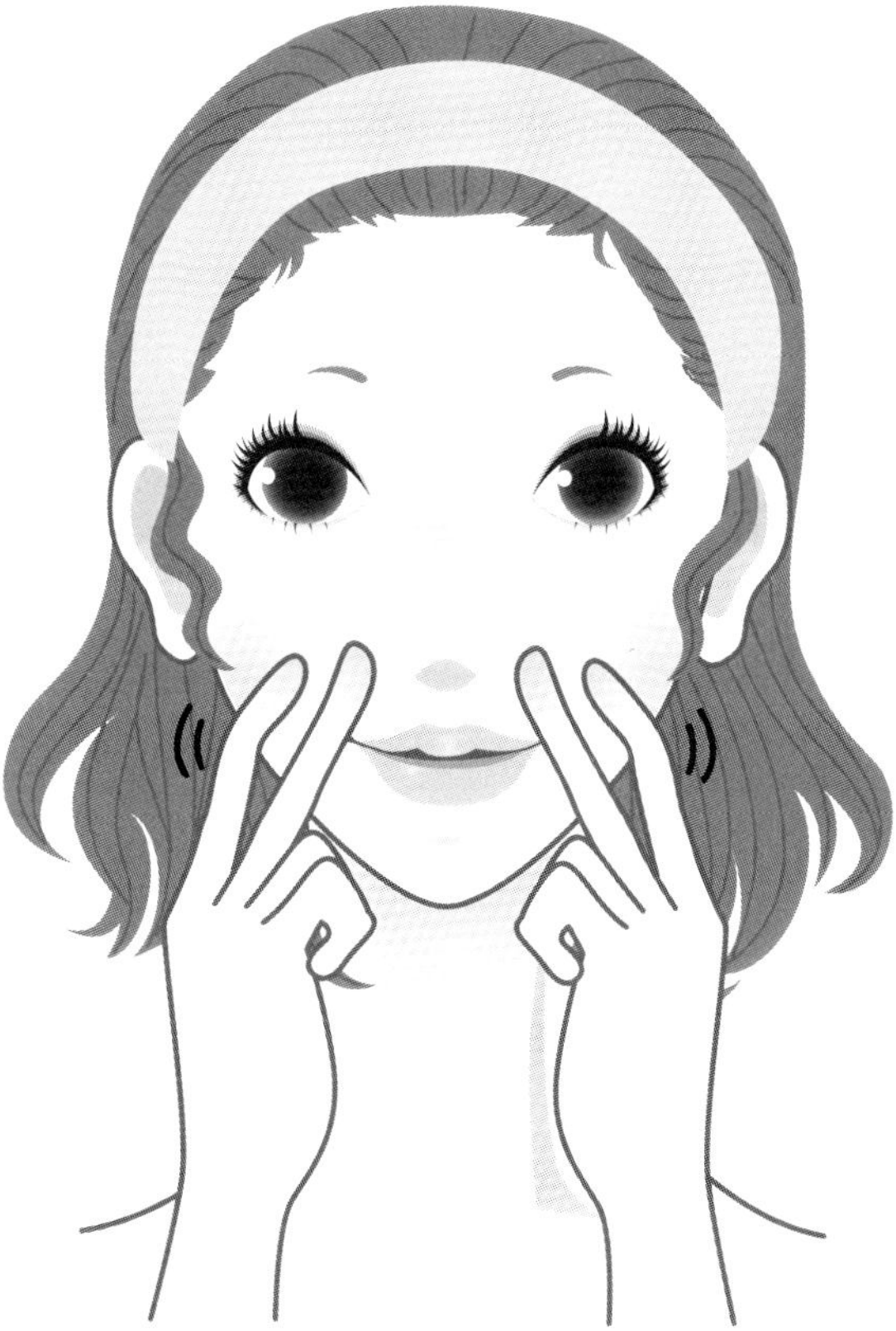

2

鼻の両脇を人差し指・中指の二本で交互にたたく。三本指で軽くもんでもよい。

14 顔にあらわれた腰の異常とサヨナラするマッサージ

そもそも、背骨と骨盤のつなぎめである腰椎には非常に大きな負担がかかっており、これが腰痛を招いています。また、姿勢の悪い人ほど腰痛に悩む人が多く、腰を反らすような姿勢をとっていると腰痛になりやすいといえます。この腰の異常が顔にあらわれます。顔が鏡で見てどちらか少し曲がっている人は腰椎、脊椎の以上に注意することです。言いかえると、腰を直せば顔のバランスもよくなるのです。ぜひ前著、『足と手のリンパ・ツボ世界一やさしい速効デトックス』で腰痛対策のツボを刺激してみてください。女性に多いのも腰痛の特徴で、月経異常や妊娠・出産などで腰痛を起こすケースが多いのですが、これは骨盤内の血流の悪化が原因です。

顔の「腰」と「副腎」のポイントに作用するリンパマッサージが最も有効です。また、鼻の脇などのリンパ・マッサージはホルモン・バランスを整えるのに効果を発揮します。

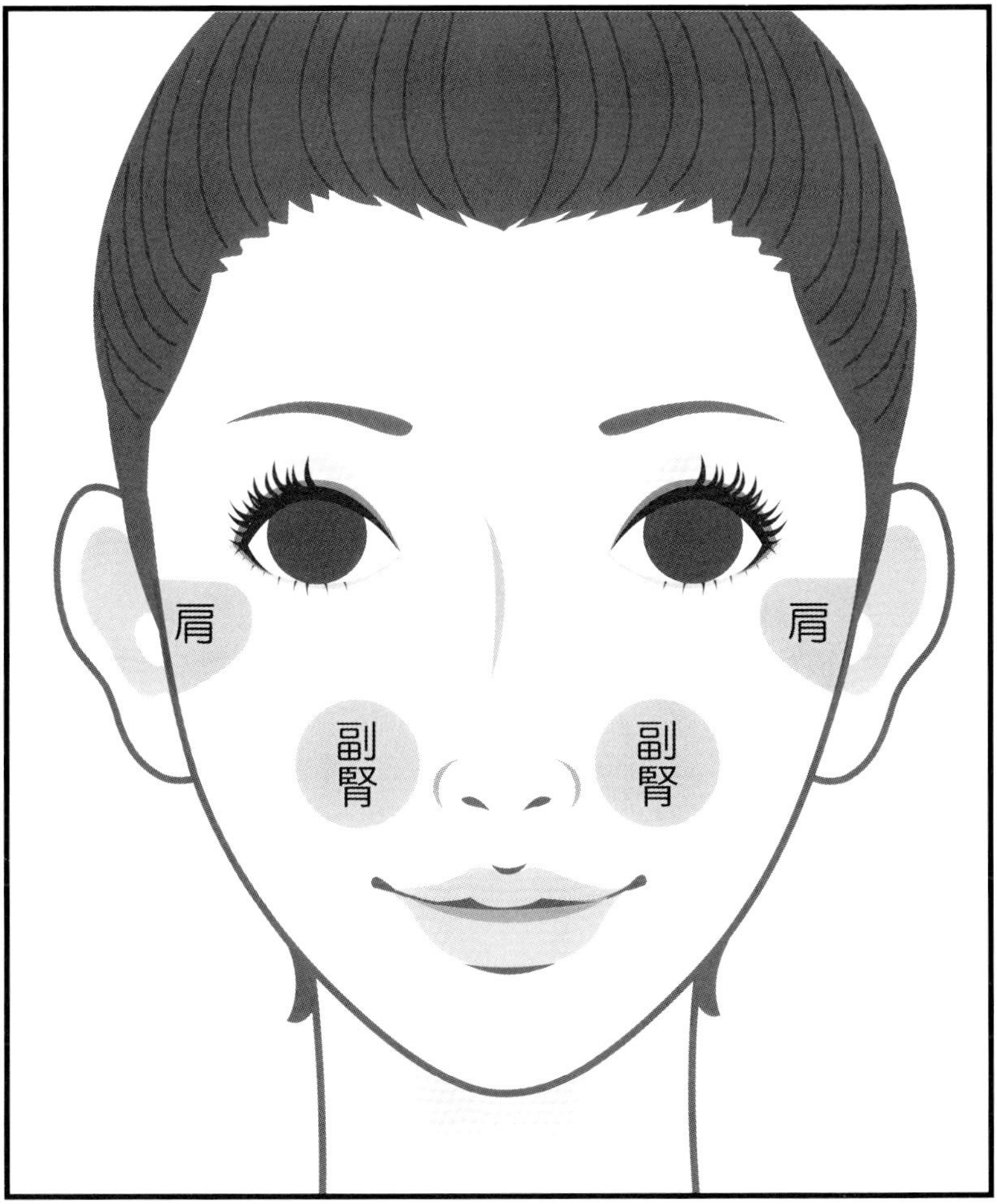

Point

あごのつけ根付近にある「腰」とほほの「副腎」をよくマッサージ。

つらい腰痛のときのリンパ・マッサージ

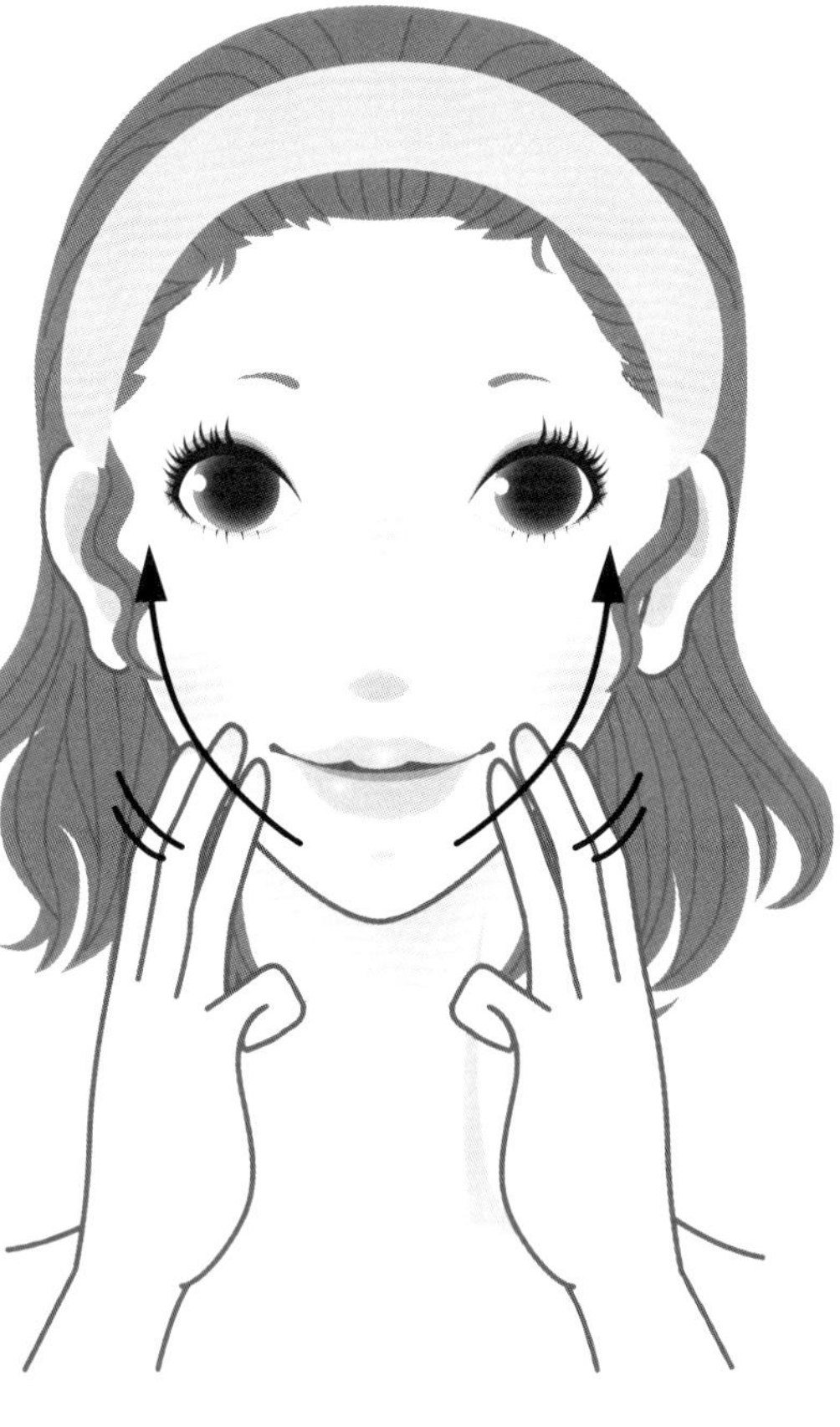

1

あごを下から上に三本指か手のひらでマッサージ。両側の耳のつけ根（あごのつけ根あたり）を丹念に。

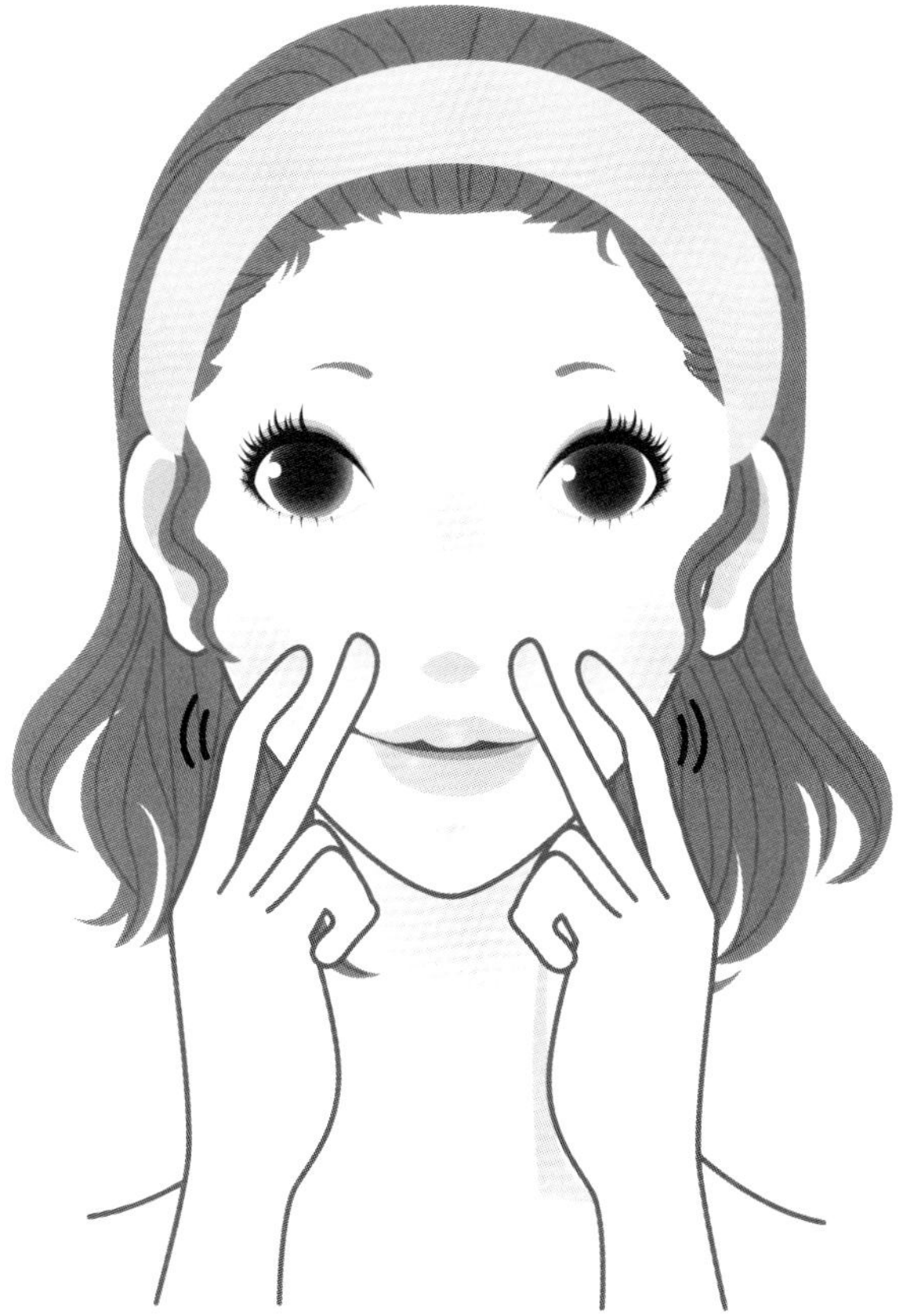

2

鼻の両わきからほほにかけて、二本指で交互にたたく。

15 フケとは無縁の美しい髪をつくるマッサージ

美顔をつくるリンパ・マッサージによって美顔・小顔を獲得しても、髪がフケだらけではせっかくの美貌も泣いてしまいます。「フケ？　私は毎日シャンプーしているから、そんな心配は不要よ」と胸を張る人も、実は目立たないフケがある場合が多いのです。

フケは皮脂の一種で、頭皮に付着した汚れた皮脂がはがれ落ちたものです。頭皮から分泌される皮脂は髪に潤いと柔らかさをもたらしますが、皮脂の量が多すぎると汚れがこびりつきやすくなり、微生物の温床となってしまうのです。

また中性脂肪の量に比例してフケも増えますから、毎日の洗髪によって余分な皮脂を洗い流すと同時に、中性脂肪を減らすために脂肪分を控えた食生活に改善することも必要になります。

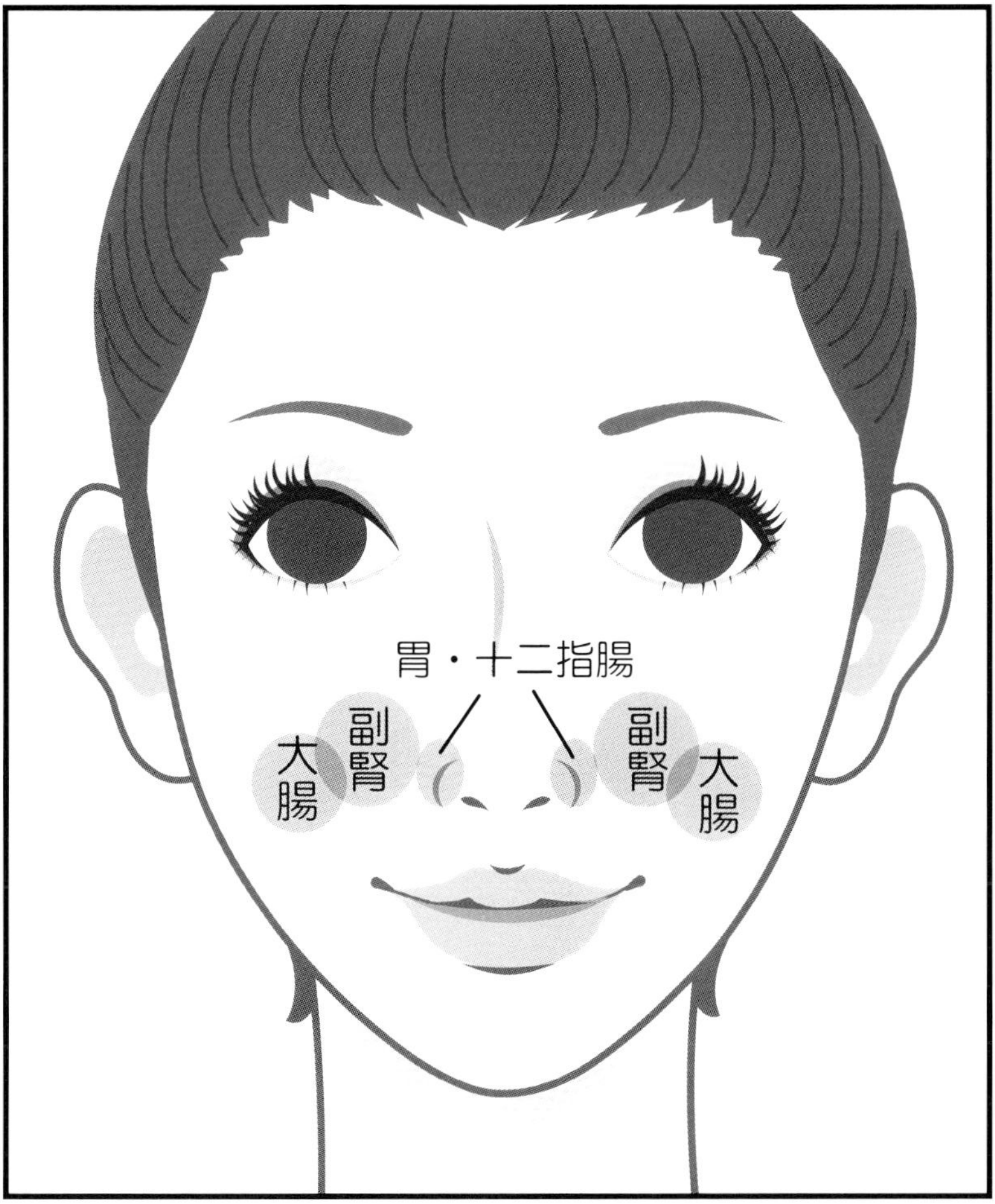

Point

ほぼ全体。「副腎」を中心に「胃・十二指腸」「大腸」をよくマッサージ。

フケ症だって治る リンパ・マッサージ

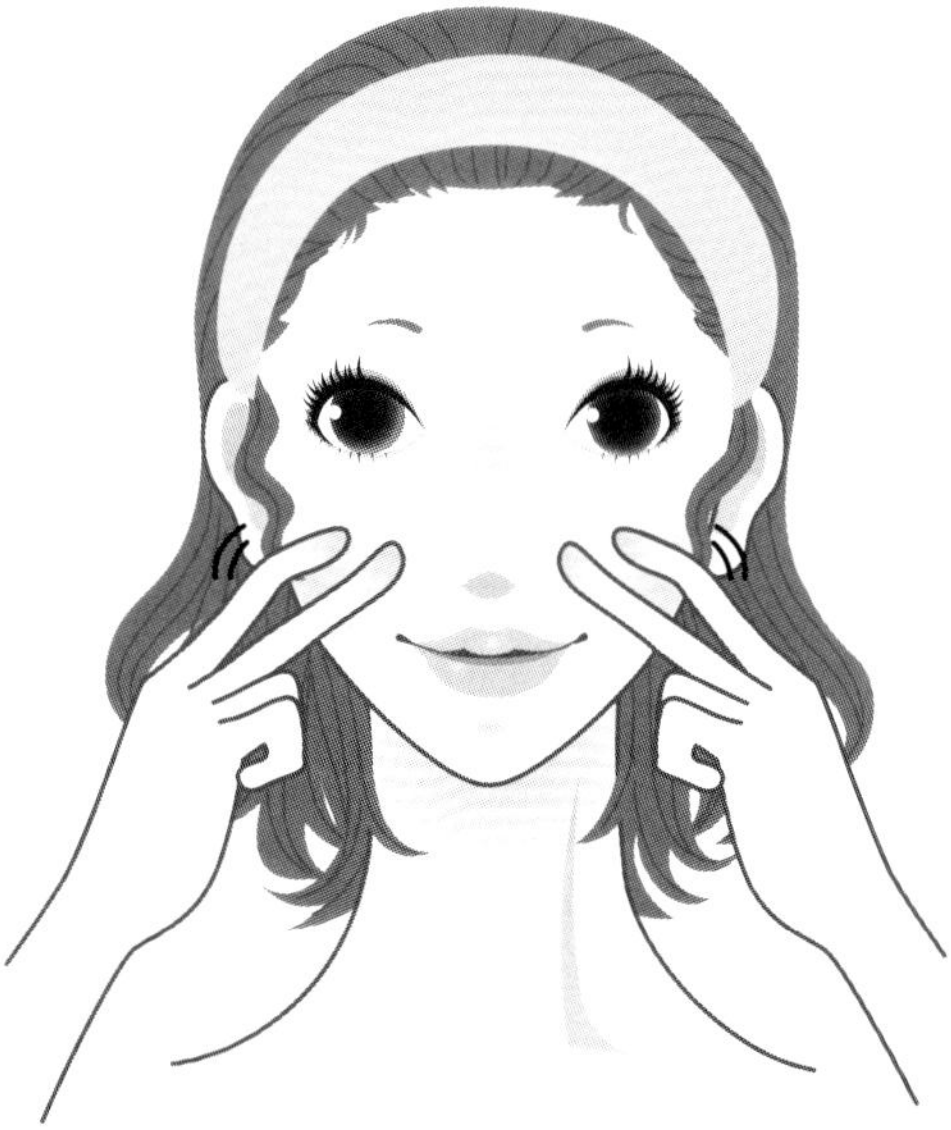

1

ほほ全体を二本指で交互に軽くたたく。四本指でさすってもよい。

2

鼻の両側にある「胃・十二指腸」のゾーンを二本指でもむ。二分ほど行う。

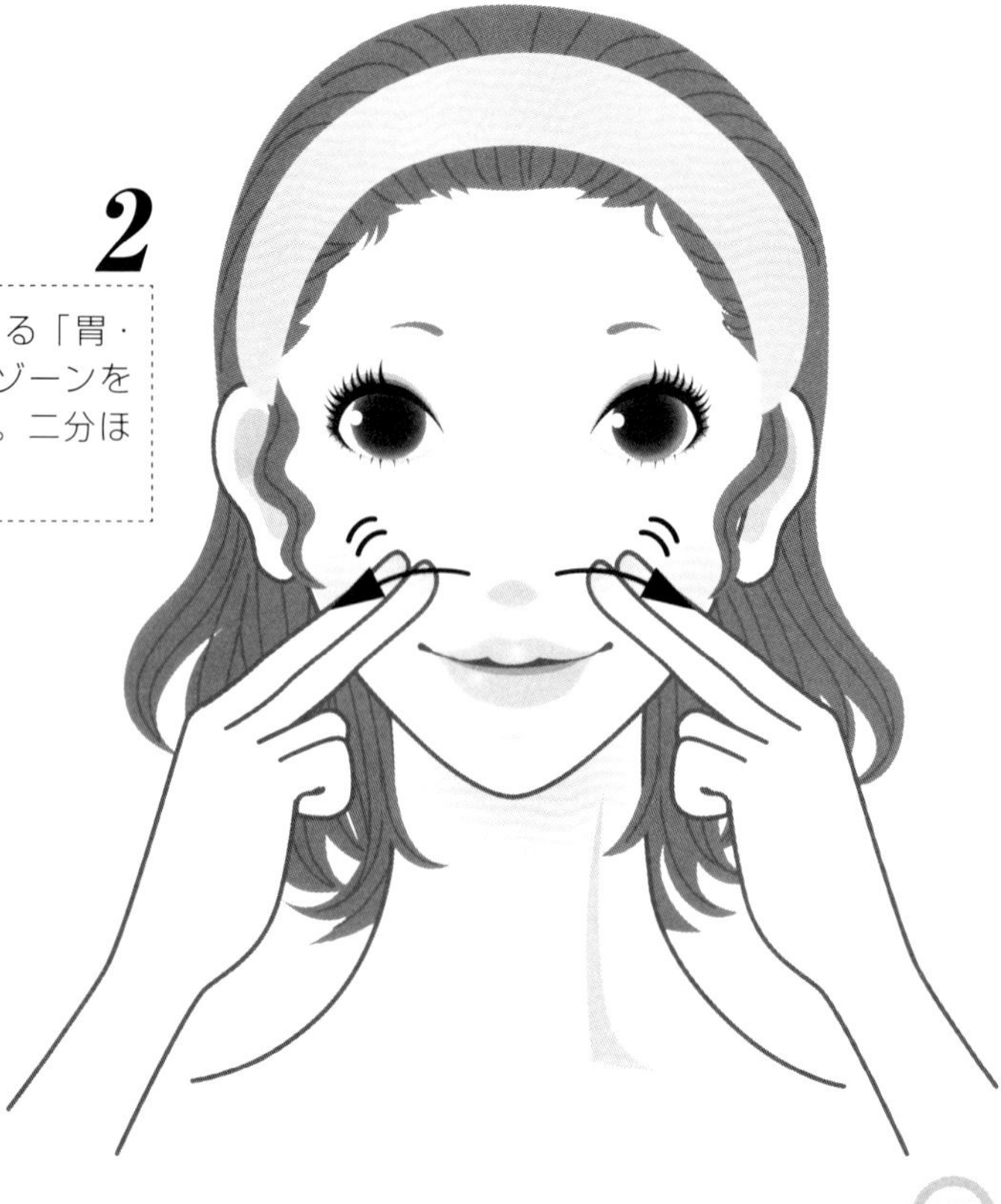

16 美しい髪に変わる ホルモン・バランス改善マッサージ

時間をかけてセットした髪に、一本だけ白髪が混じっていると実によく目立ちます。せっかく美容院でお気に入りのヘアカラーに染めてもらっても、白髪があると台無し。

特に若い女性にとって、白髪は美しい髪の大敵なのです。

白髪は、何らかの理由でメラニン（褐色の色素）を含まない髪ができてしまう状態です。

年齢を経るにしたがってメラニンの生成が減少するのは避けられないことですが、二〇代や三〇代で一気に白髪が増える場合は、ホルモン・バランスの乱れが原因であると考えられます。

仕事上の悩みや、対人関係のトラブルがあると白髪が増えるといわれていますが、ストレスによってホルモン・バランスが乱れ、その結果として白髪が増えているのです。

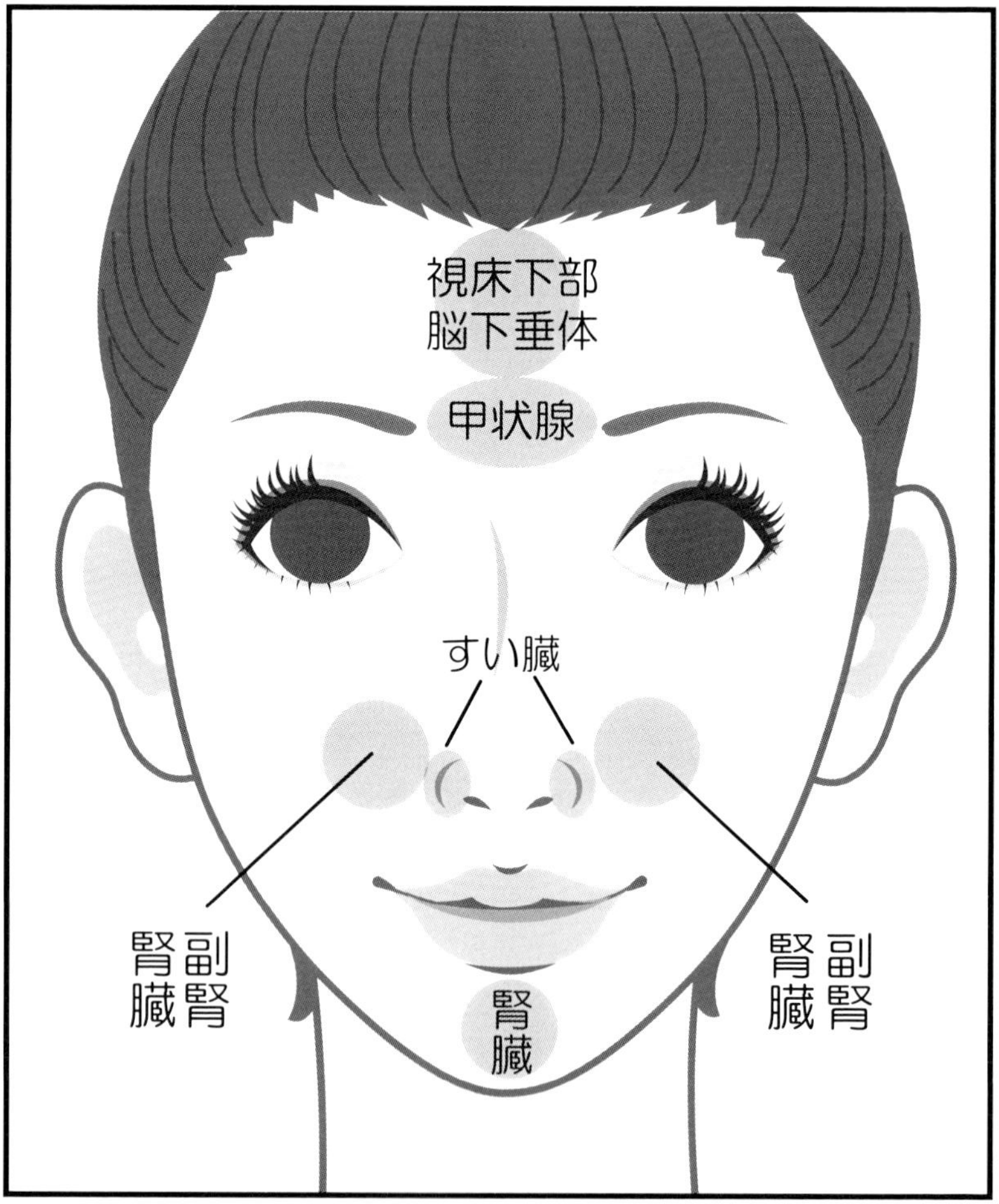

Point

「脳下垂体」などの基本ゾーン、ほほと口の下側にある「腎臓」のゾーンと首の後ろ側のツボをよくマッサージ。

白髪を減らす リンパ・マッサージ

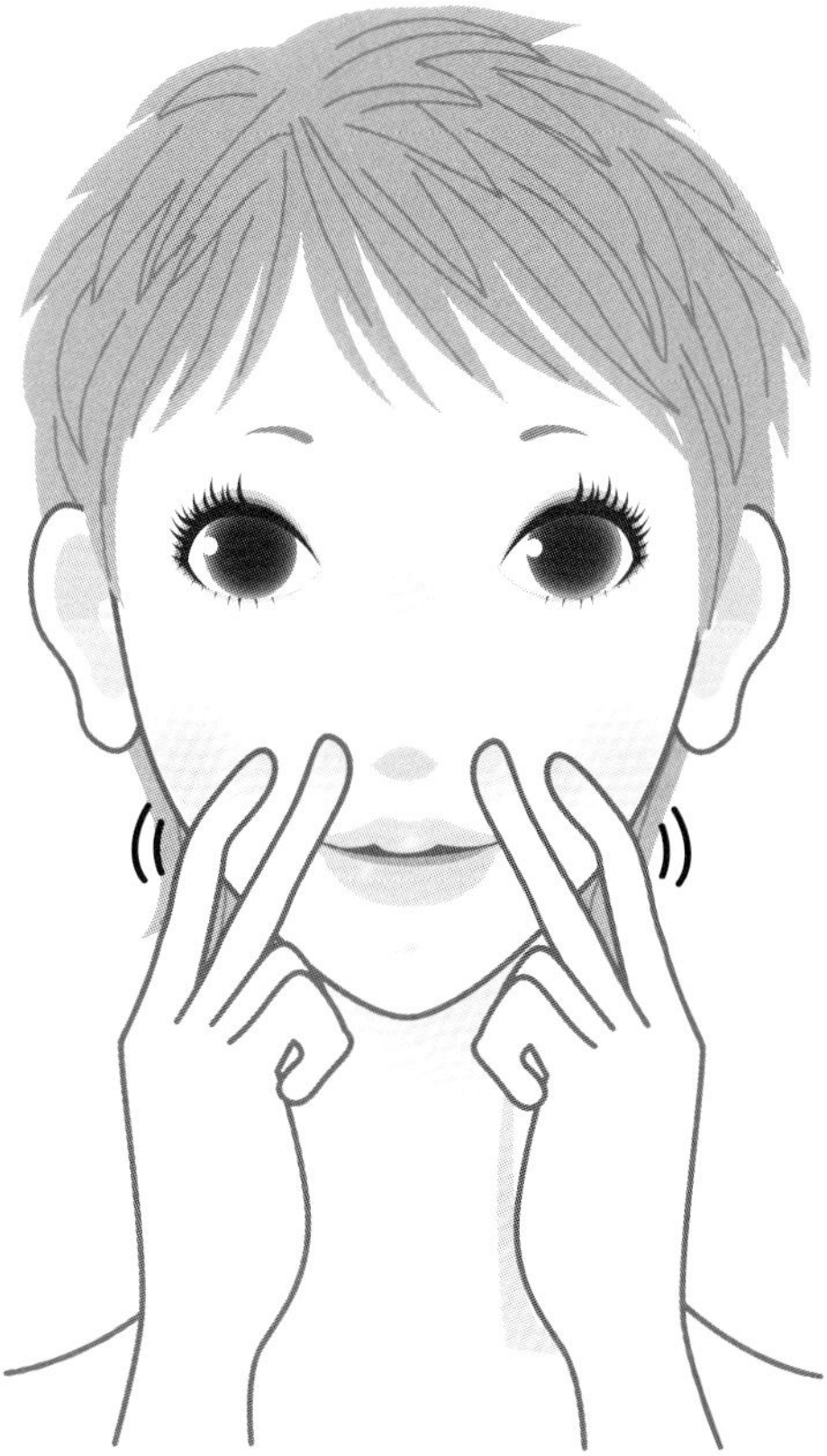

1

ほほを人差し指と中指を交互に使って軽くたたく。終わったら口の下側の「腎臓」のゾーンを三本指でマッサージ。

白髪を減らし、また予防するためにはホルモン・バランスを整えることが必要になります。
そのためには「脳下垂体」をはじめ、「甲状腺」「副腎・腎臓」「すい臓」などの「基本ポイント」を刺激するリンパ・マッサージが効果的です。また、首の後ろ中央には白髪と抜け毛を防ぐツボがあるので、ここも同時にマッサージしましょう。

2

首の後ろをもむ。首を後ろに曲げてシワができる部分にツボがある。中央の骨の部分をマッサージ（★）。

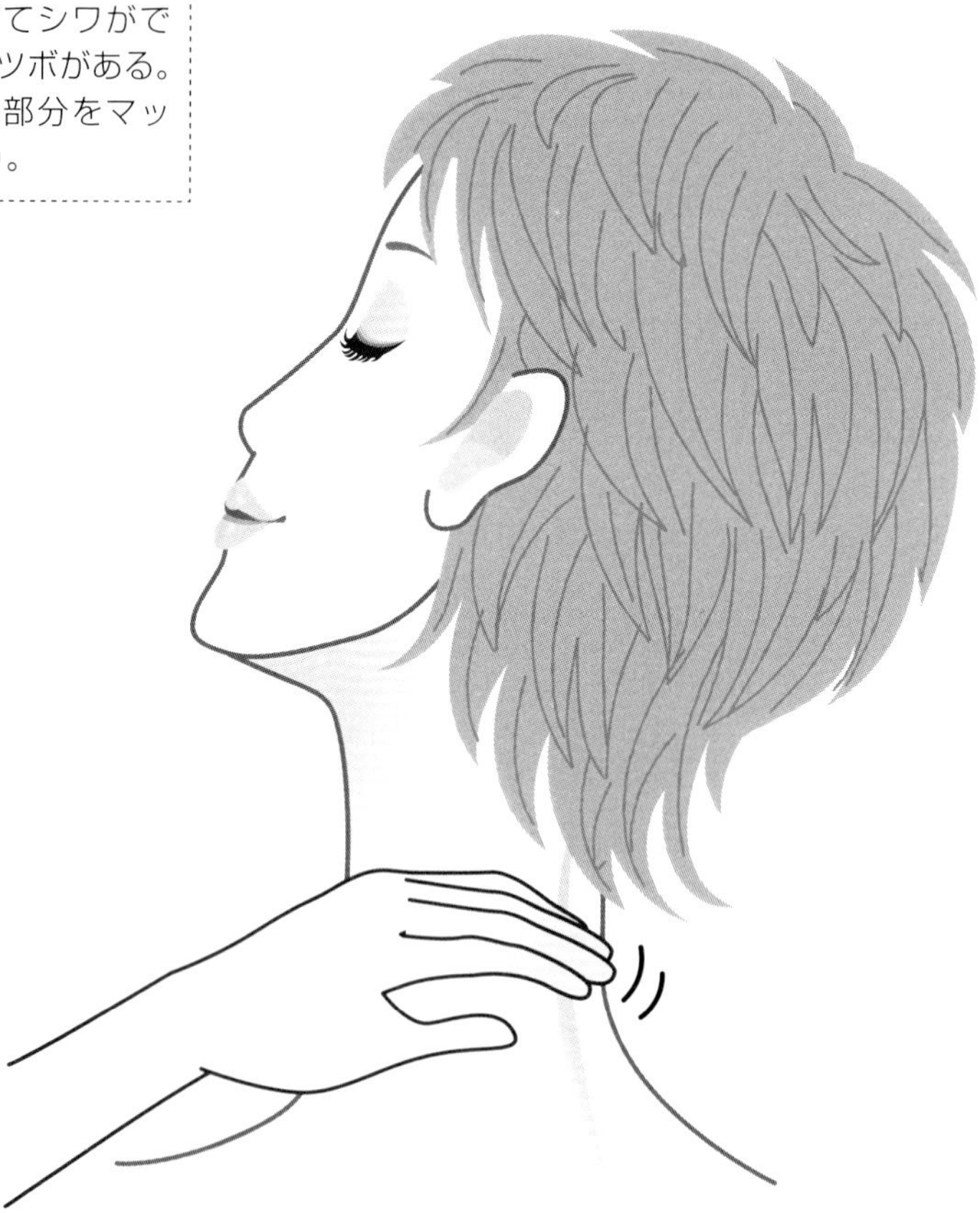

★両手を使っても片手で行ってもよい。ベネット氏もこの方法で白髪を防いだ。

17 消化器系のわるい人に、軽減するマッサージ

消化器系のわるい人は、便秘や下痢をしやすいです。したがって、毎日普通の便が出るように食生活に注意し、腹筋など適度な運動をすることが求められます。また、「過敏性腸症候群」という症状になると、便秘と下痢を繰り返すようになりますから、大腸の調子が悪く、便秘がちで、なおかつ下痢もするようなら専門医の診察を受けるようにしましょう。

肌荒れやニキビは胃とか甲状腺の影響もありますので、「消化器系」ポイントへのリンパ・マッサージが効果的です。頬にある「副腎」「小腸・大腸」に影響を及ぼすリンパ・マッサージをしたら、続いて鼻の下にある「大腸」へのリンパ・マッサージを行います。これらのリンパ・マッサージを続けることで消化器系が正常に働くようになり、自然に排便しやすい体内状況が維持できます。

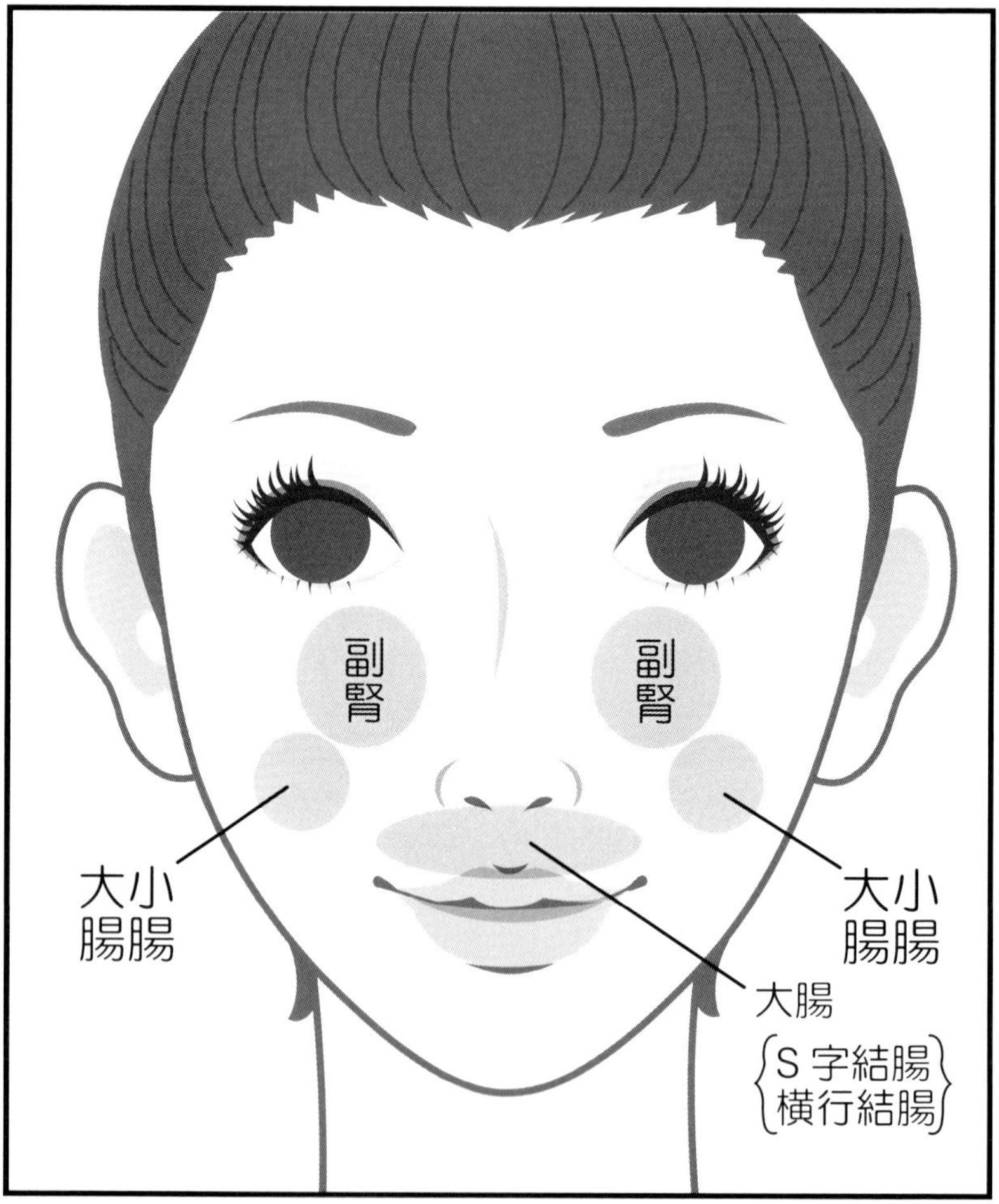

Point

ほほの「副腎」「小腸・大腸」と鼻の下の「大腸（正確にはS字結腸と横行結腸）」へのマッサージを。

消化器系のわるい人を治す リンパ・マッサージ

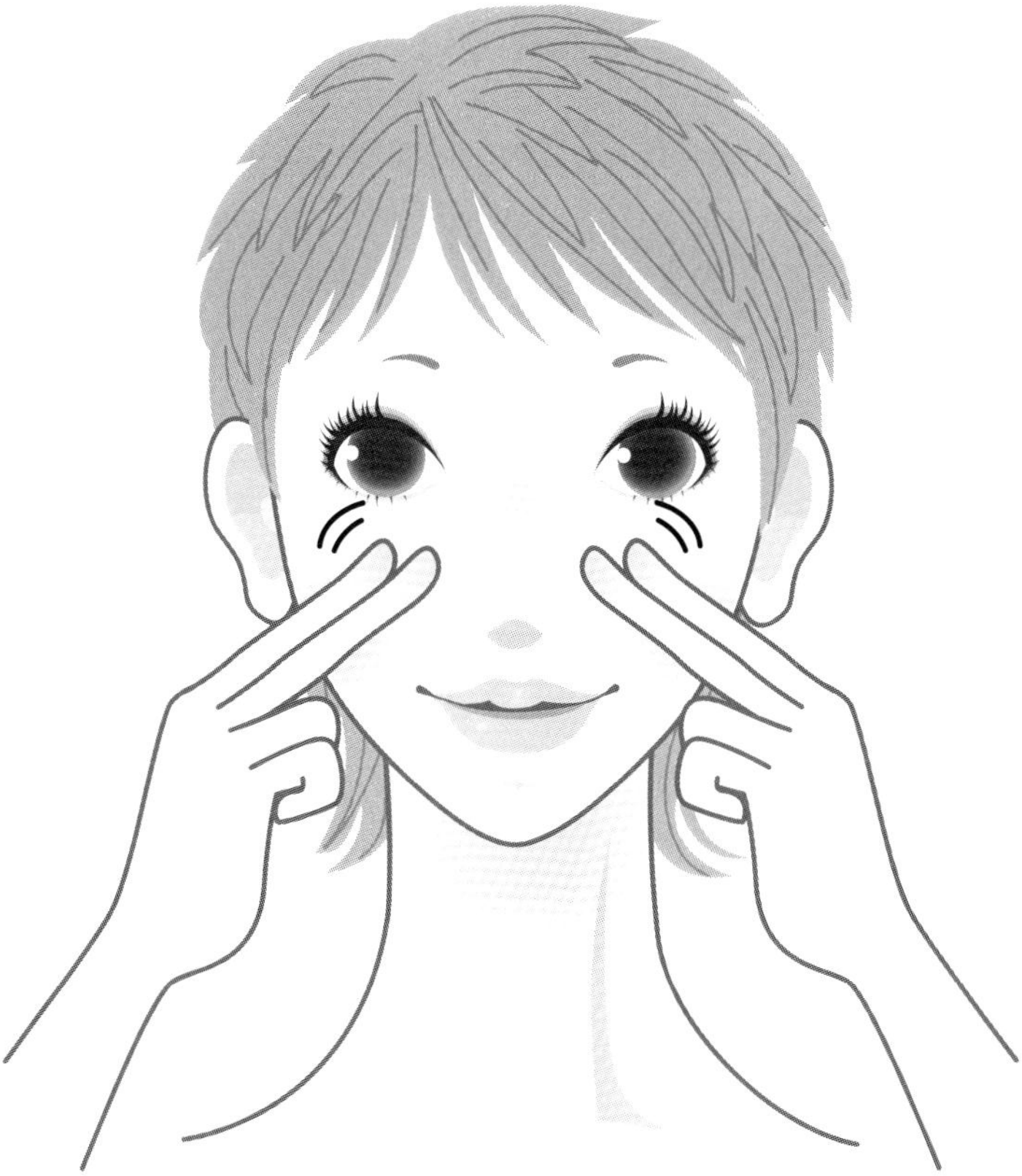

1

ほほを二本指で軽くもむ。できれば「副腎」のゾーンだけでなく、ほほ全体を広めに刺激する。

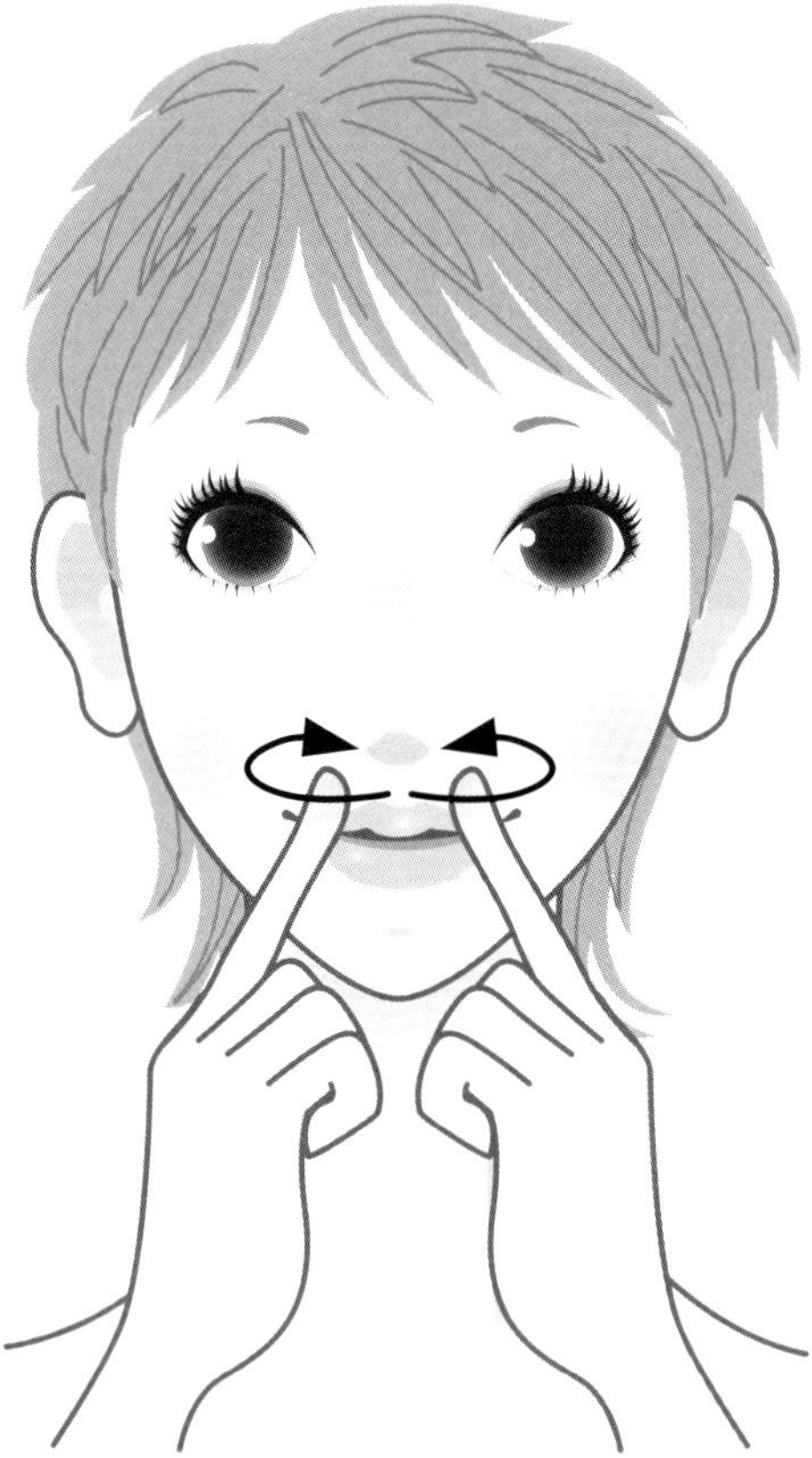

2

鼻の下の「大腸」のゾーンを両手の人差し指を使って、外から内になぞるようにマッサージ。

18 ぜんそく体質を変えていくために リンパ・マッサージ

ぜんそくの主な原因はアレルギーで、アレルギー反応によって放出されたヒスタミンという物質が気管支内を収縮させ、発作を起こしやすくさせます。発作は夜に起こることが多く、睡眠不足になって体力を消耗し、アレルゲンに対する免疫力も低下します。その結果、またぜんそくを起こしやすいという悪循環に陥りやすいのです。

ぜんそくの最良の治療法は体質改善をすることであり、西洋医学の医師たちのなかにも鍼灸や漢方薬の服用など、東洋医学の治療法を取り入れる動きが増えています。この観点からも、全身のリンパ・マッサージと併せて顔のリンパ・マッサージをするのもやわらげるために有効です。

ぜんそく対策には朝の散歩も効果的です。ただし、寒い時期は気管支を刺激するので、マスクをするなど防寒対策を十分に心がけましょう。

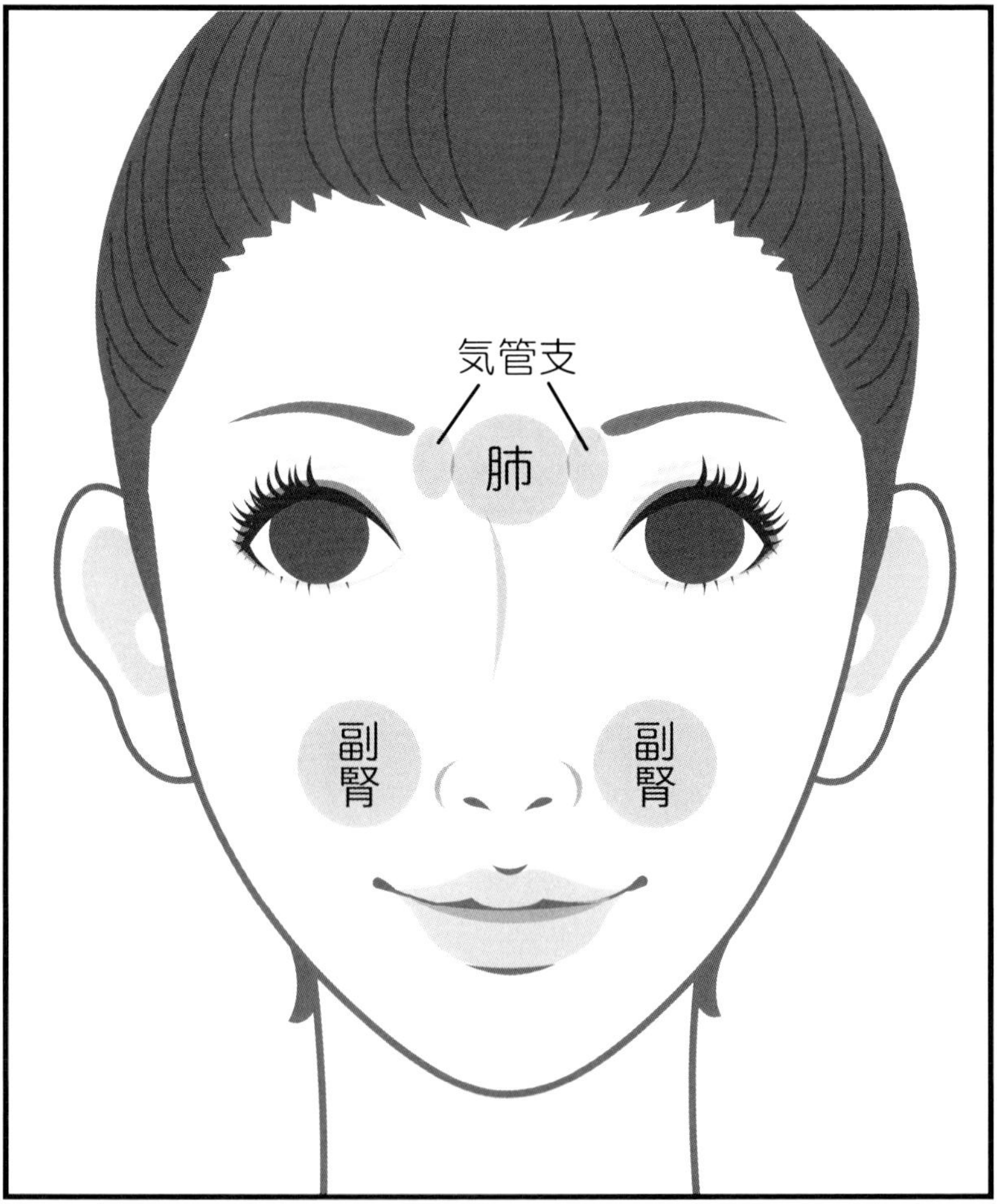

Point

眉間にある「肺」と「気管支」、ほほにある「副腎」のゾーンがポイント。

ぜんそく体質を改善するリンパ・マッサージ

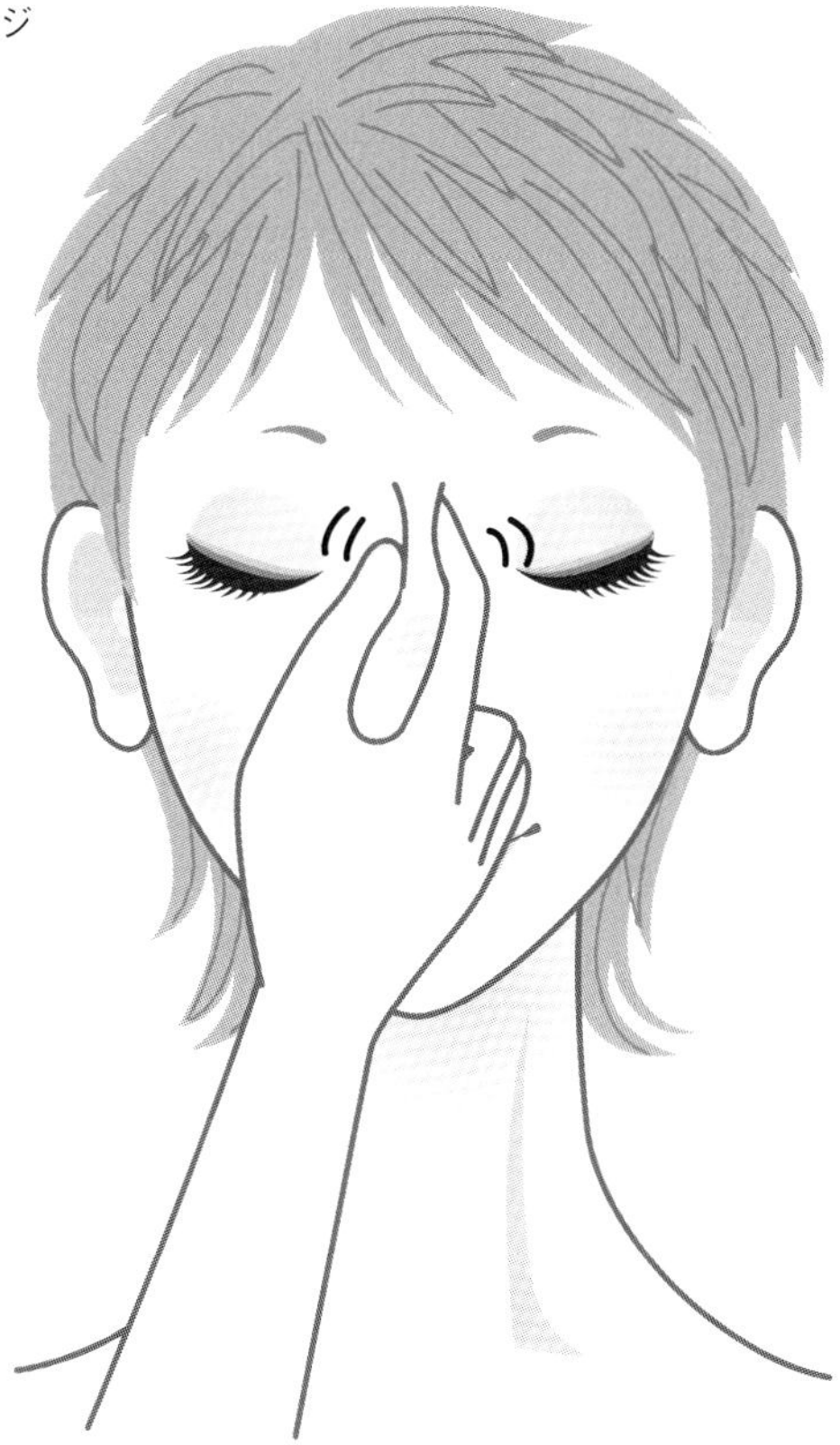

1

目と目の間を片手でつまむようによくもむ。両手の中指を使ってマッサージしてもよい。

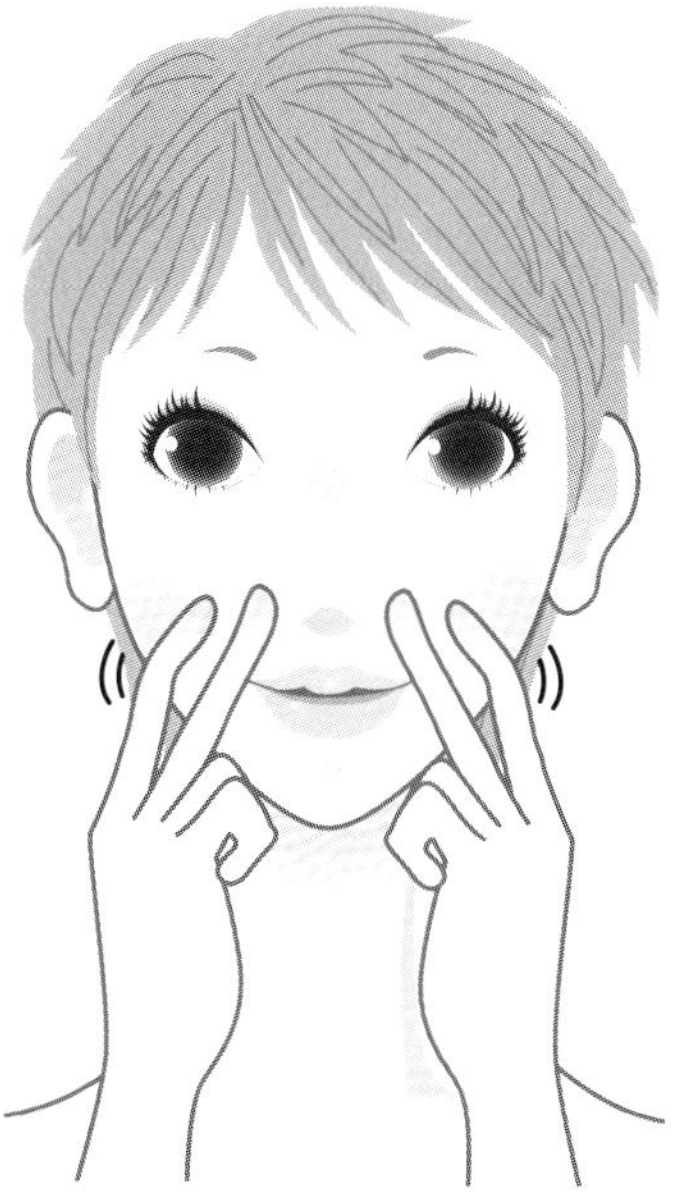

2

鼻のわきからほほにかけて二本指で交互に軽くたたく。

19 のどの調子をよくさせるリンパ・マッサージ

「せきが止まらない」「痰が出て困る」と、のどの不調を訴える人が少なくありません。アレルギー症状によって、のどの調子を悪くしている人も増えています。

せきや痰は、のどに入った異物を外に排出するための自然な反応です。その炎症の刺激によって抗体ができ、細菌と戦ってくれるのです。つまり扁桃腺は細菌が体内に入り込む前に退治しようとする重要な役割を担っているのです。その扁桃腺を正常な状態にし、せきや痰を予防するには「のど」「肺」「気管支」など、「呼吸器系」に関係のあるポイントへのリンパ・マッサージがおすすめです。眉間のこれらのポイントをマッサージするときには、中指をうまく使うとより効果が上がります。また、「肝臓」を刺激するポイントの目の下をよくマッサージすると、のどの調子がよくなります。このとき、指で軽く叩くようにリンパ・マッサージすると、さらに効果的です。

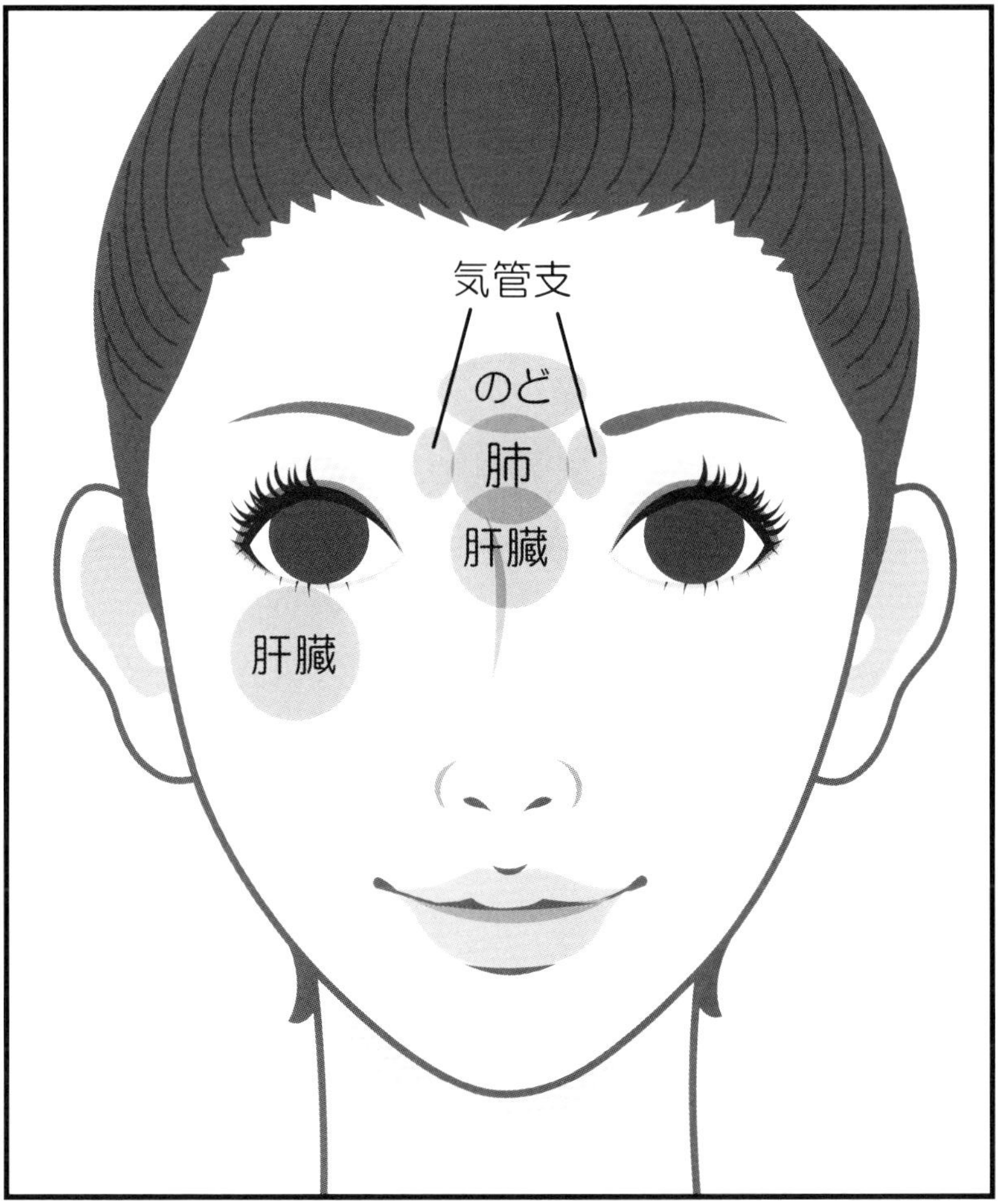

Point

眉間にある「のど」「肺」「気管支」「肝臓」（これは右目の下にもある）のゾーンがポイント。

のどの障害へのリンパ・マッサージ

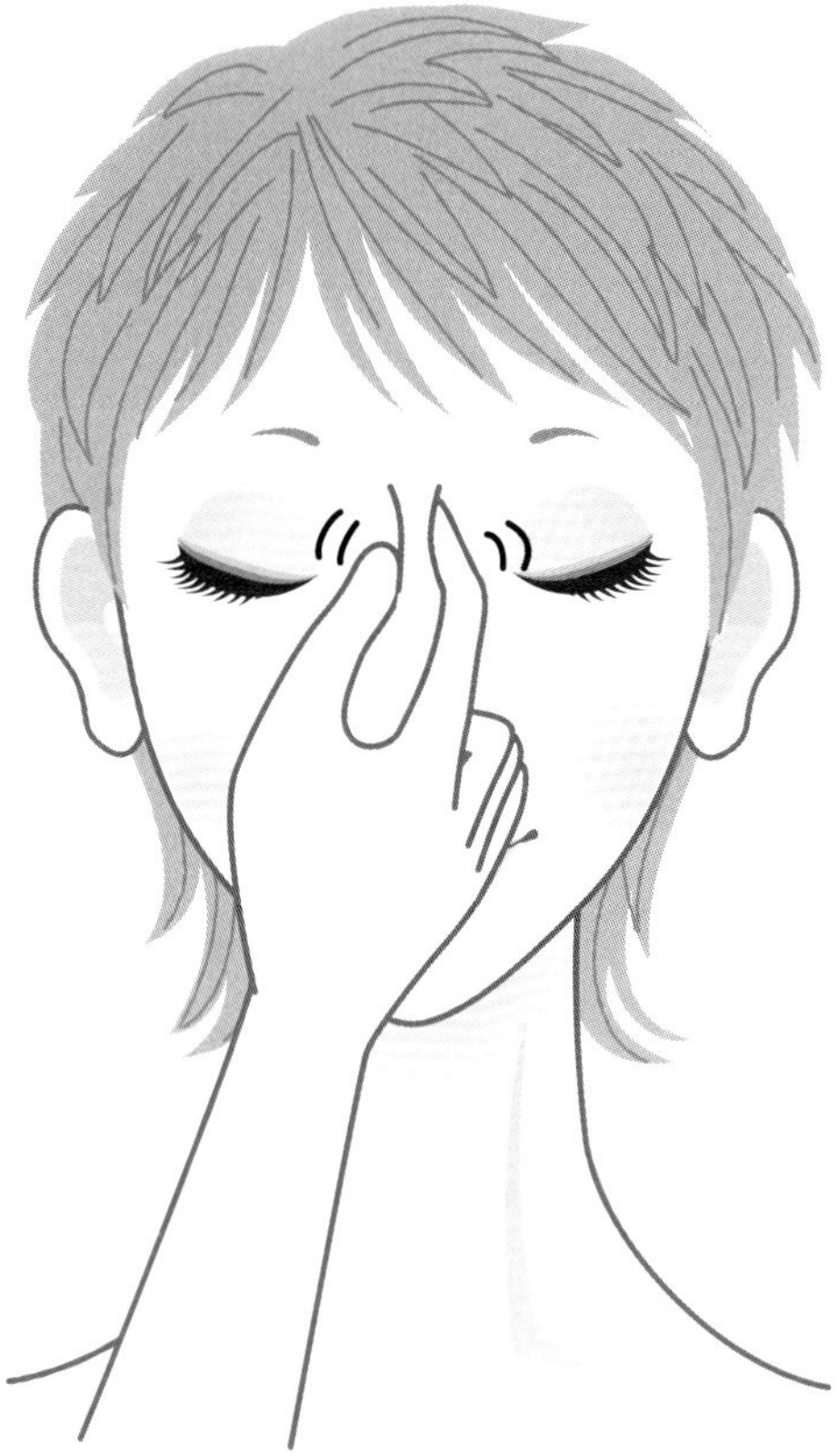

1

目と目の間を片手でつまむようによくもんだら、少し広めに三本指でもむ。両手の中指を使ってマッサージしてもよい。

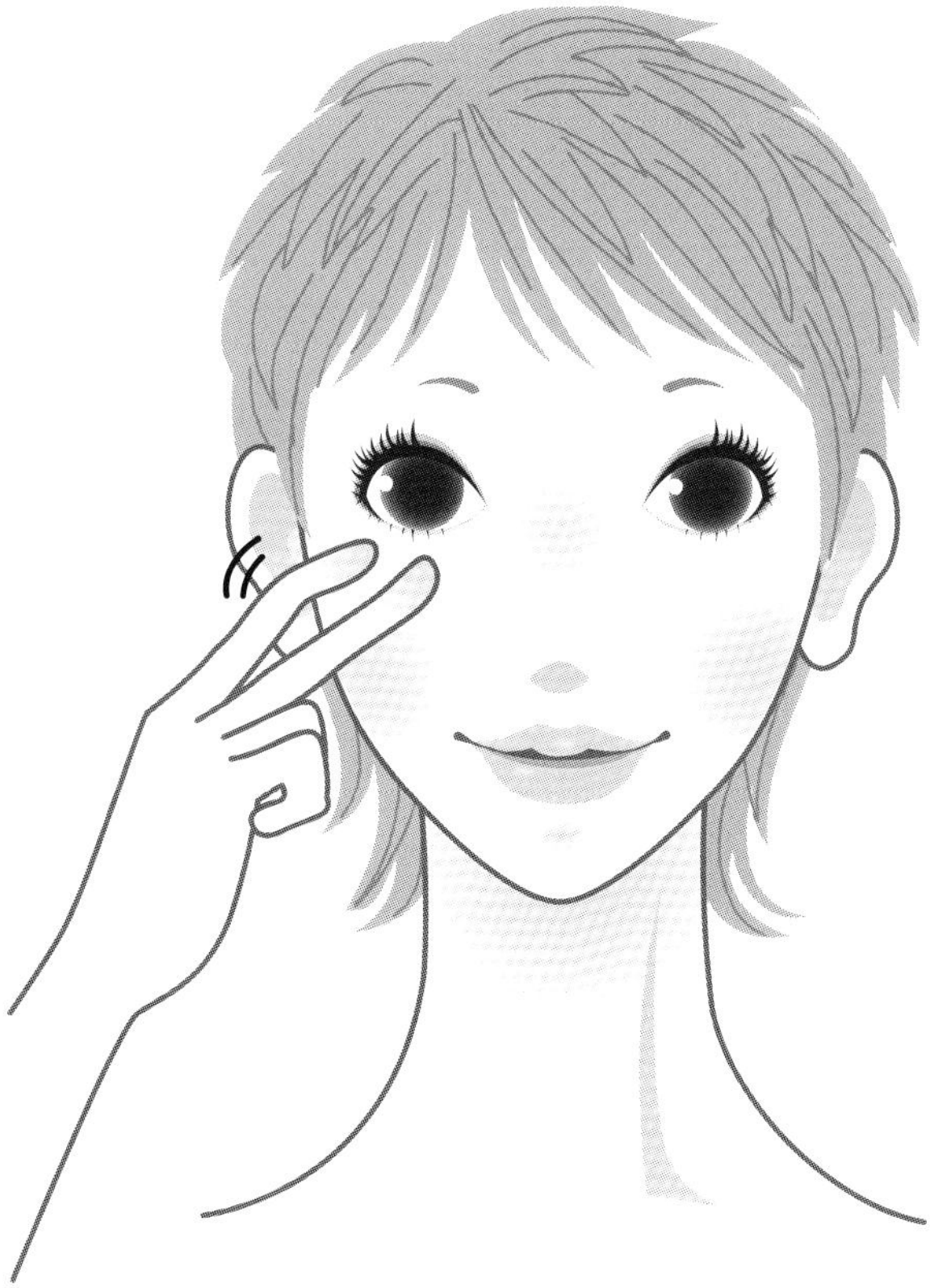

2

右側の目の下あたり（「肝臓」）を二本指で交互に軽くたたく。一分ほど行う。

20

ストレスでダメージを受けた肌はこの方法で再生できる！

せっかくキレイな目鼻立ちをしているのに、肌にブツブツやシミができている女性が少なくありません。俗に「色の白いは七難隠す」といわれますが、白くてスベスベの肌は女性の憧れであり、美しい肌を得ようとさまざまな美容法が用いられています。

しかし、美肌は体の内部からももたらされます。特に胃と肌の関連性は強く、胃の状態が悪化すると肌に吹き出物やシミができやすくなります。

胃の最大の敵はストレスです。ストレスが増すと自律神経が刺激され、胸やけなどの症状が出てきます。胃を健康な状態にするには「視床下部・脳下垂体」「甲状腺」などのポイントをマッサージして、ストレスを解消するとともに、ストレスに負けない抵抗力をつけてください。さらに、「胃・十二指腸」を活性化させるリンパマッサージを行い、胃を元気にさせましょう。

一日に三〜五回、一回の目安は五分くらい行ってください。

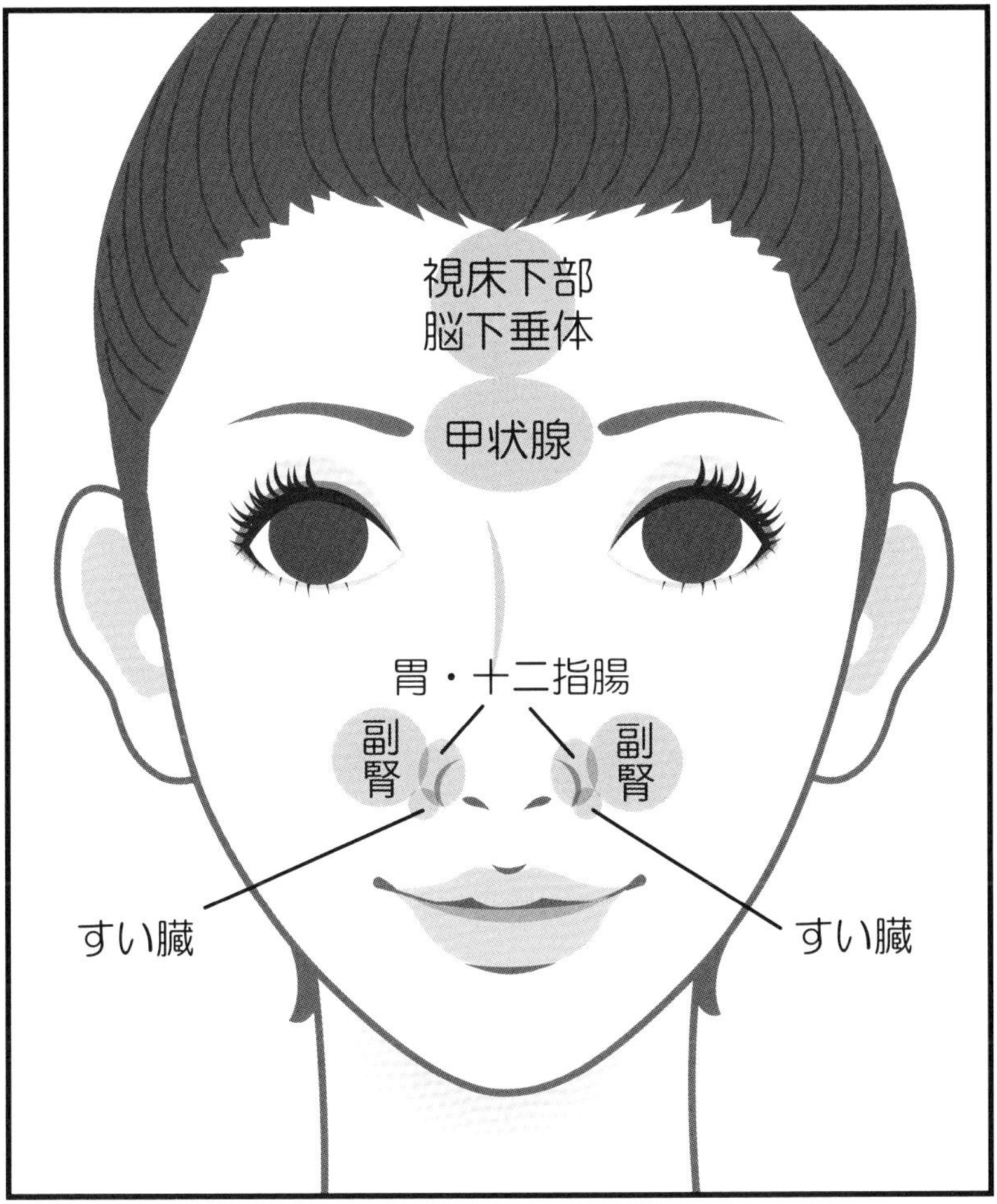

Point

額の「視床下部・脳下垂体」と眉間の「甲状腺」、鼻の両わきからほほにかけての「胃・十二指腸」「すい臓」「副腎」のゾーンがポイント。

ストレスに負けない胃の強化
リンパ・マッサージ

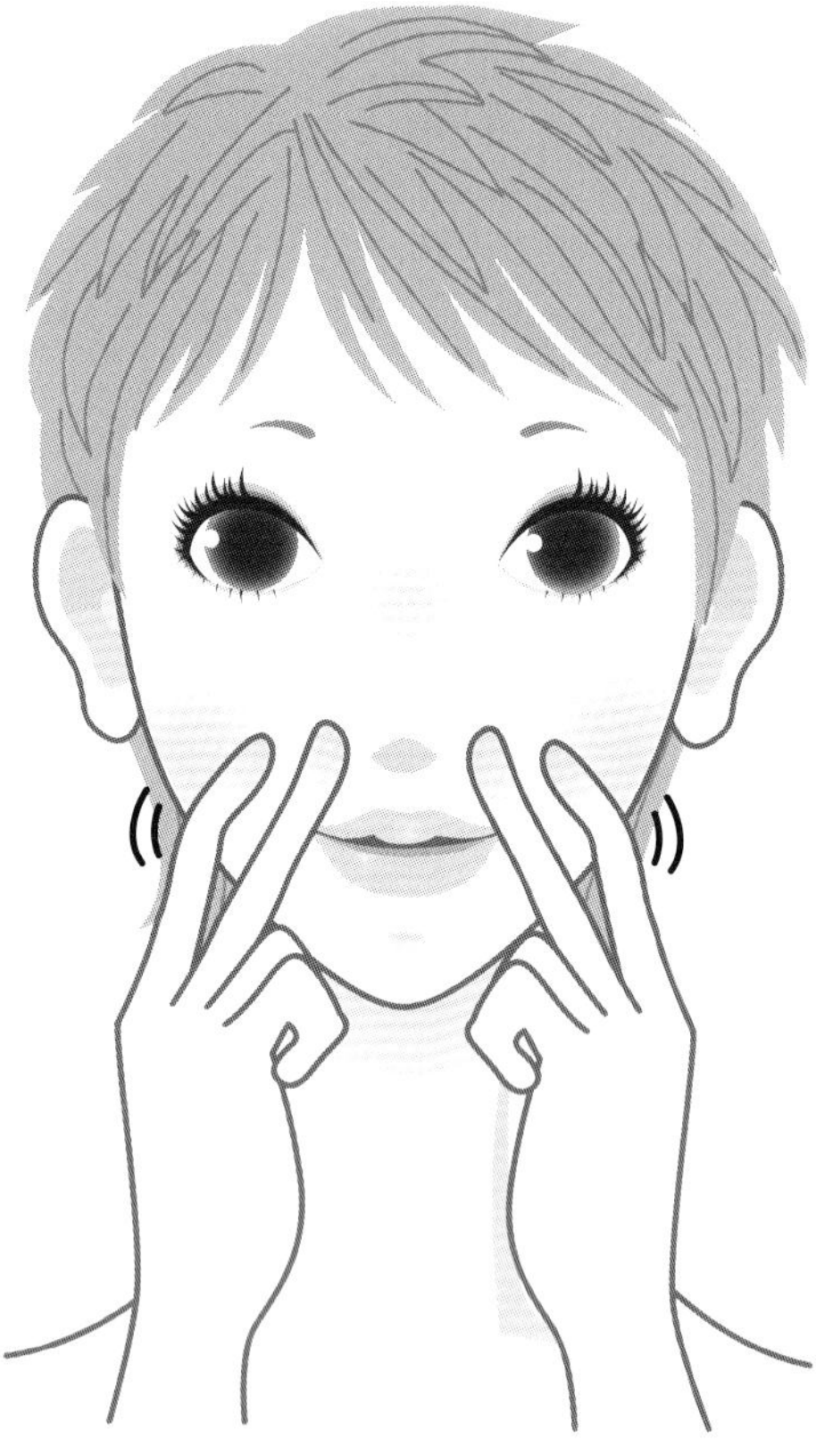

1

額を両手でマッサージしたら、次に両側のほほを二本指で交互に軽くたたく。

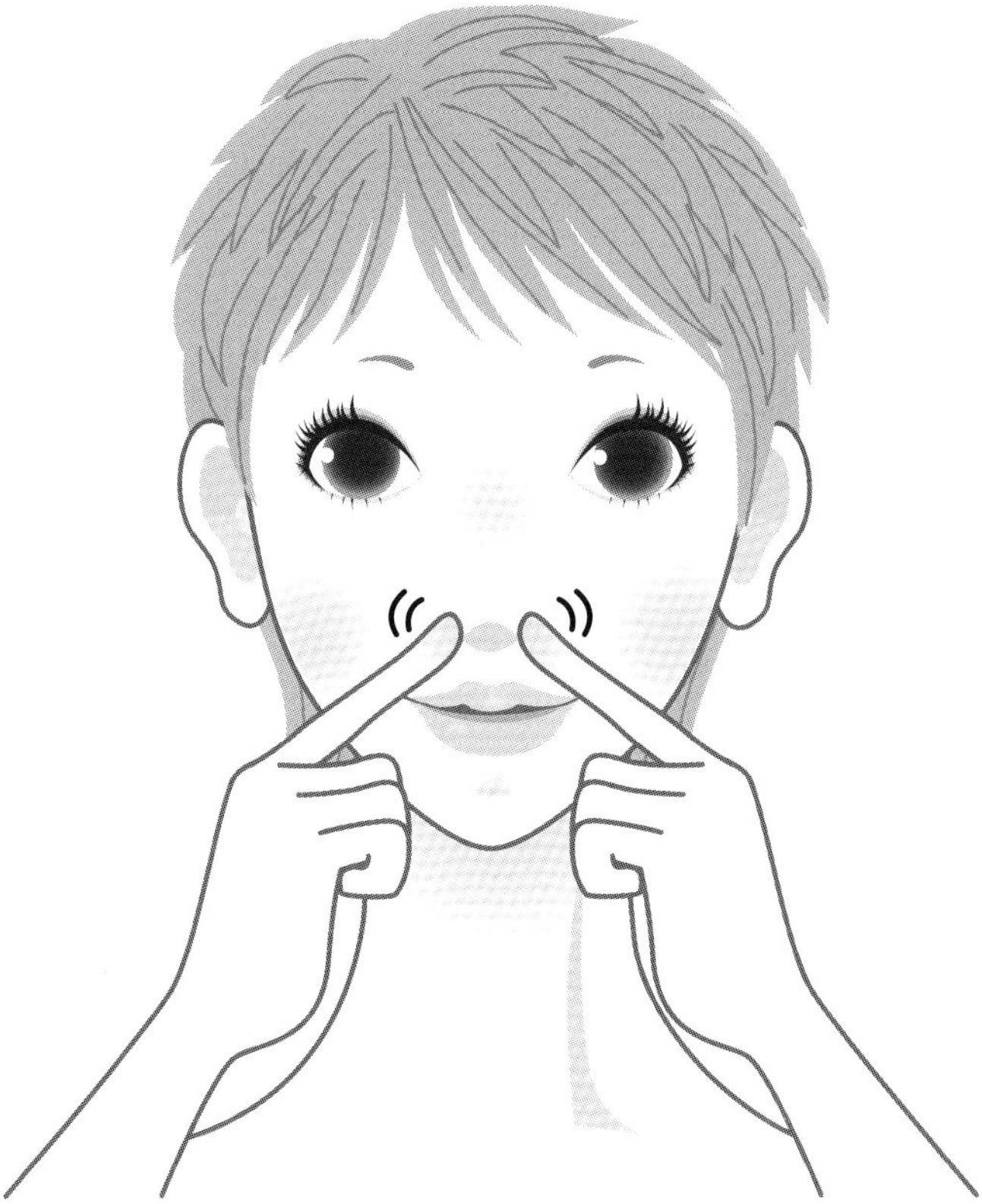

2

鼻の両脇を両手の人差し指を使って、押し込むようにもむ。
二本指でたたいてもよい。

21

肝機能の低下で出来た〝くすみ顔〟をこれで解消！

肝臓の機能が低下すると、全身の倦怠感や疲労感、微熱、腹痛、腹部膨満感などを招きます。

また、くすんだような顔色になるため美容にとっても大敵です。ストレスやお酒、脂肪のとりすぎで肝臓を悪くするケースがあります。当然、顔にその悪い反応がくすみとなってあらわれてしまいます。肝斑としてシミになってあらわれる場合もあります。

眉間の下と、右目の下にある「肝臓」のポイントを入念にリンパ・マッサージしましょう。

また、鼻の両脇のポイントは叩くようにすると効果的です。お酒を飲む前などに行うと、肝臓に負担をかけずにお酒が楽しめます。

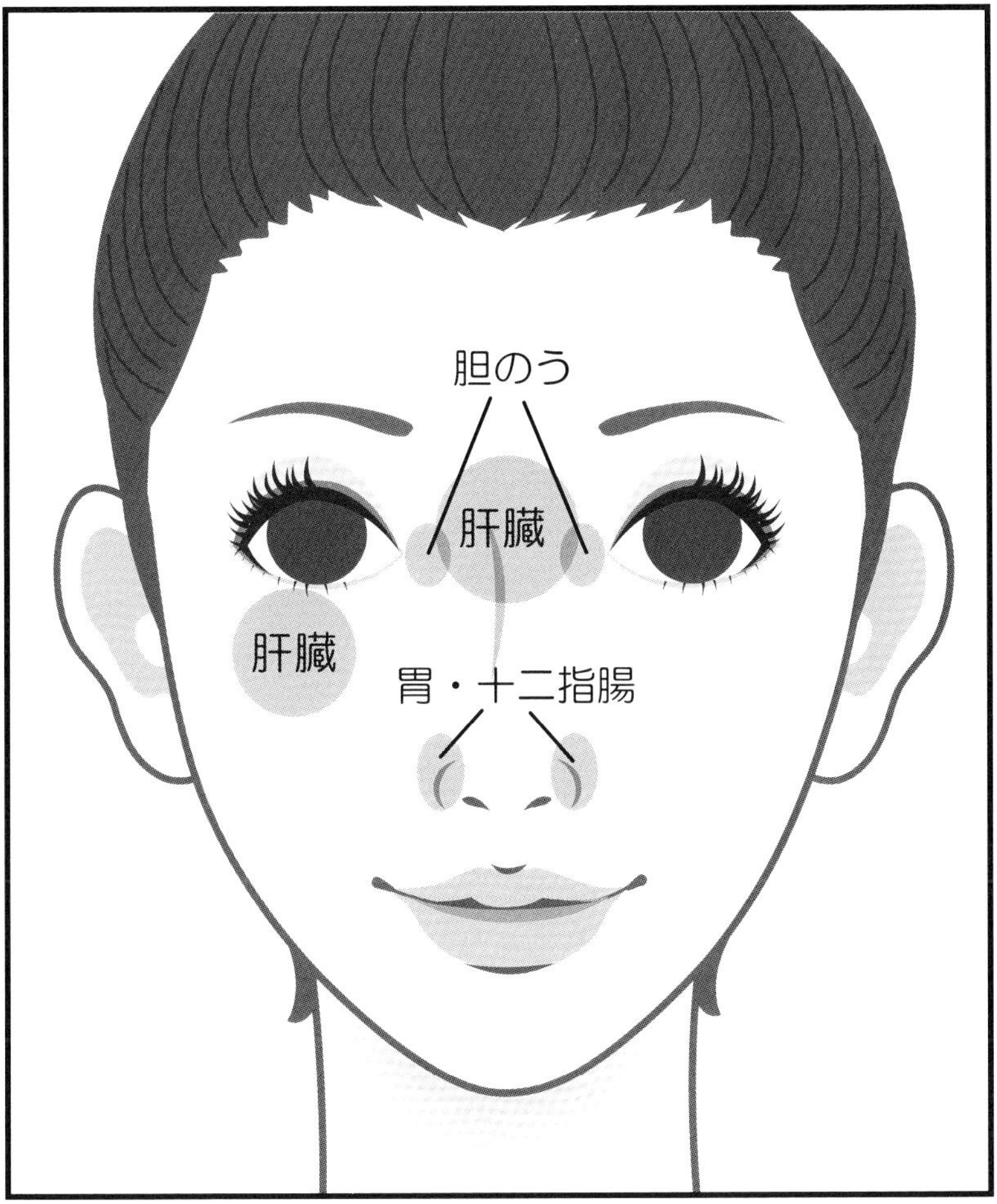

Point

眉間の下と右目下にある「肝臓」と鼻筋の上側に位置する「胆のう」、下側の「胃・十二指腸」のゾーンがポイント。

肝臓を守るためのリンパ・マッサージ

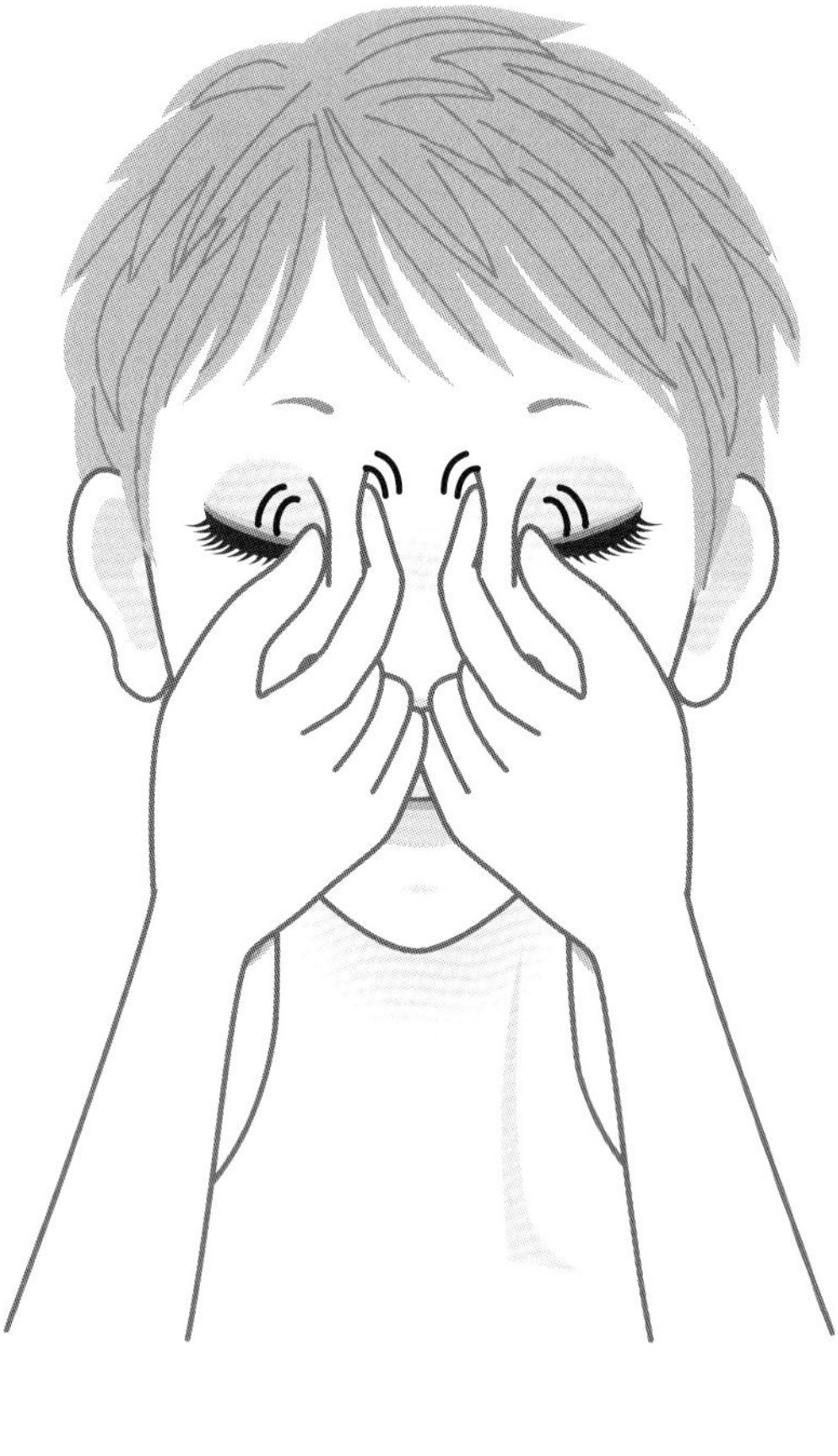

1

眉間と鼻筋の両側を両手の人差し指で押すようにもむ。「胆のう」のゾーンは親指と人差し指でつまむ。

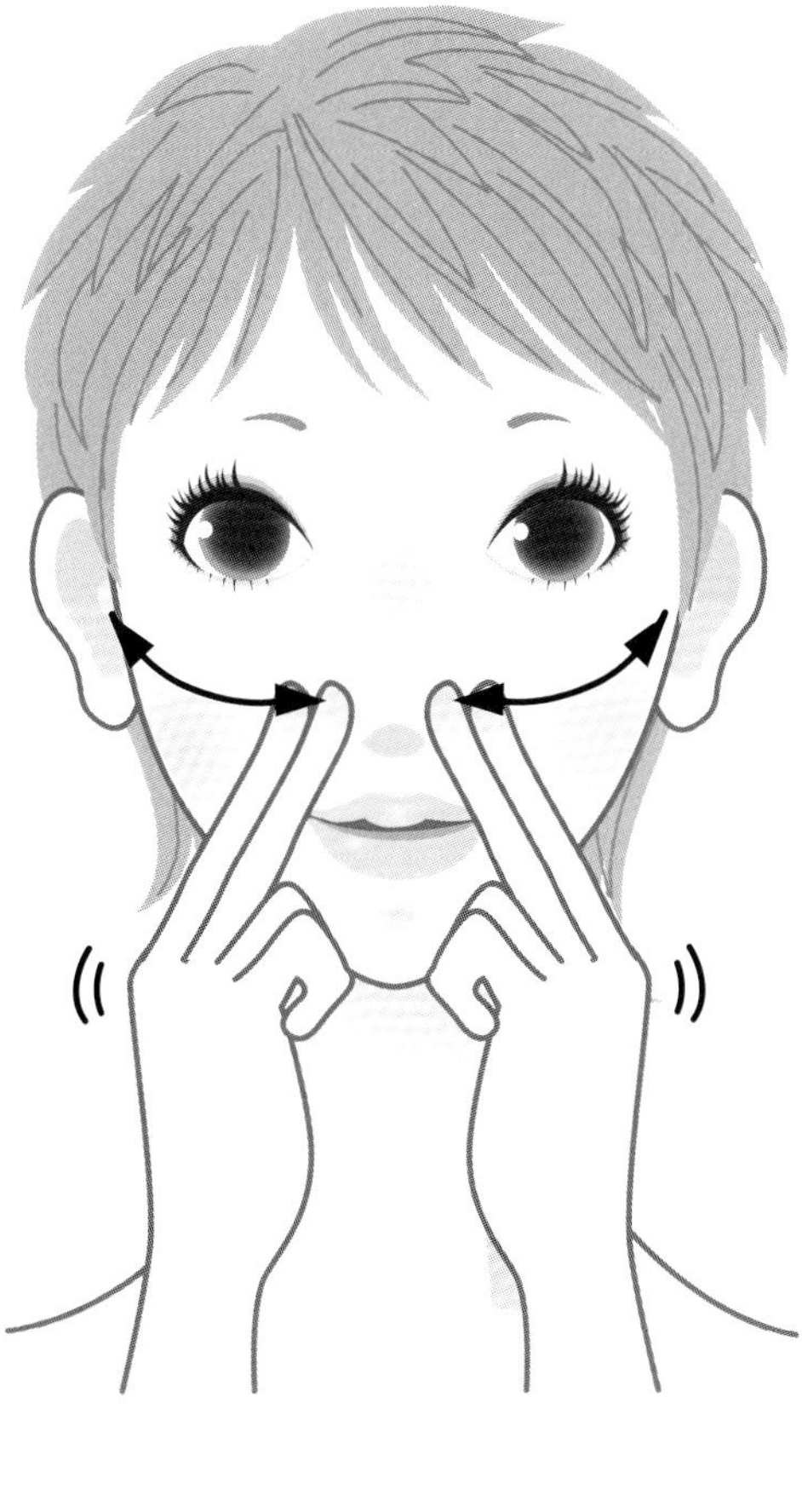

2

鼻の両わきからほほのあたりにかけてを、二本指でこする。
交互に軽くたたいてもよい。

著者紹介

五十嵐康彦（いがらしやすひこ）

1941年横浜生まれ。

1954年頃より、ヒマラヤの聖者ヨギに強くひかれ、ヨーガを独習。

1965年、沖正弘氏に師事。ヨーガの本格的な指導を受けた後、ヨーロッパ・アジア諸国をめぐり、「ゾーンセラピー（反射帯治療」）と出合う。その海外での豊富な臨床例をもとに、足ウラ健康法の先駆けとして活躍。指圧師。日本に初めてリフレクソロジーを紹介する。本書は永遠の“若さ”を読者にプレゼントするが、著者自身も15～20才位若くみえると周囲を驚かしている。

主な著書に「足ツボ・リンパマッサージ」（高橋書店）、「リフレクソロジー大全」（家の光協会）、「即効 足のゾーンセラピー小百科」(主婦の友社）「大図解リフレクソロジー」、「チョット ヨガ」「足と手のリンパ・ツボ 世界一やさしい速効デトックス」（共に小社刊）ほか、ベストセラー多数。

数々の健康書で日本、韓国、中国を含めると累計350万部に及び、専門家の間でも、“自然療法の天才”の呼び声が高い。内外で著名なリフレクソロジストである。30数年前、五十嵐反射帯治療院を横浜、東京で開設後、執筆活動に打ち込む。その一方、テレビ、雑誌、講演活動と普及につとめ、現在にいたる。

カバーデザイン
&本文イラスト ・ みやかわ さとこ

本文デザイン ・ ハッシィ

“顔《かお》”の美《うつく》しさは
“首《くび》”のマッサージが最大《さいだい》の近道《ちかみち》だった！

2009年8月14日　第1刷発行

著　者　五十嵐《いがらし》　康彦《やすひこ》
発行者　尾　嶋　四　朗
発行所　株式会社　青萠堂

〒162-0808　東京都新宿区天神町13番地
Tel 03－3260－3016
Fax 03－3260－3295
印刷／製本　中央精版印刷株式会社

ISBN978-4-921192-61-7 C2077